Fluorescence-Guided Neurosurgery

Neuro-oncology and Cerebrovascular Applications

荧光引导神经外科学

神经肿瘤学与脑血管应用

原著 [美] Constantinos G. Hadjipanayis　　[德] Walter Stummer

主审 袁贤瑞　　　主译 刘 庆 姜维喜

中国科学技术出版社

·北京·

图书在版编目（CIP）数据

荧光引导神经外科学：神经肿瘤学与脑血管应用 /(美) 康斯坦丁诺斯・G. 哈德吉帕纳伊 (Constantinos G. Hadjipanayis), (德) 沃尔特・斯图默 (Walter Stummer) 原著 ; 刘庆 , 姜维喜主译 . —北京 : 中国科学技术出版社 , 2021.2

书名原文 : Fluorescence–Guided Neurosurgery : Neuro-oncology and Cerebrovascular Applications

ISBN 978-7-5046-8929-0

Ⅰ . ①荧… Ⅱ . ①康… ②沃… ③刘… ④姜… Ⅲ . ①神经组织肿瘤—神经外科手术 Ⅳ . ① R739.405.6

中国版本图书馆 CIP 数据核字 (2020) 第 253534 号

著作权合同登记号 : 01–2020–7272

Copyright © 2019 Thieme Medical Publishers, Inc., New York, USA

Original title：*Fluorescence-Guided Neurosurgery : Neuro-oncology and Cerebrovascular Applications*

By Constantinos G. Hadjipanayis and Walter Stummer

《荧光引导神经外科学：神经肿瘤学与脑血管应用》（第 1 版）英文原版由美国纽约的 Thieme Medical Publishers, Inc. 于 2019 年出版，版权归其所有。作者：[美] 康斯坦丁诺斯・G. 哈德吉帕纳伊（Constantinos G. Hadjipanayis），[德] 沃尔特・斯图默（Walter Stummer）。

策划编辑	焦健姿　王久红
责任编辑	黄维佳
装帧设计	佳木水轩
责任印制	李晓霖

出　　版	中国科学技术出版社
发　　行	中国科学技术出版社有限公司发行部
地　　址	北京市海淀区中关村南大街 16 号
邮　　编	100081
发行电话	010-62173865
传　　真	010-62179148
网　　址	http://www.cspbooks.com.cn

开　　本	889mm×1194mm　1/16
字　　数	303 千字
印　　张	11.5
版　　次	2021 年 2 月第 1 版
印　　次	2021 年 2 月第 1 次印刷
印　　刷	天津翔远印刷有限公司
书　　号	ISBN 978-7-5046-8929-0 / R·2651
定　　价	158.00 元

译校者名单

主　　审　袁贤瑞

主　　译　刘　庆　姜维喜

副 主 译　唐国栋　袁　健

译 校 者　（以姓氏笔画为序）

马千权　王祥宇　龙文勇　向　烽　刘　庆　刘定阳

李　玥　李　洋　李昊昱　李毅锋　苏　君　杜　璨

肖　凯　肖　遥　肖　群　肖格磊　何　毅　汪浚泉

张　弛　张　超　张丰启　张星树　陈奕宏　罗　美

赵子进　姜维喜　秦超影　袁　健　唐国栋　凌　敏

黄　蒙　彭　刚　彭仁君　谭　军　潘奕旻

内容提要

　　本书引进自世界知名的 Thieme 出版社，是一部荧光引导应用于神经外科领域的权威著作。本书共 20 章，从原理、优势、研究及手术过程等方面详细介绍了多种荧光素在不同疾病中的应用，包括 5-ALA 与荧光素等造影剂在胶质瘤、脑膜瘤、颅内转移瘤及其他神经肿瘤切除术中的应用，吲哚菁绿在脑动脉瘤夹闭术及脑动静脉畸形切除术中的应用；还涵盖了荧光引导技术在小儿肿瘤及髓内肿瘤切除术中的应用，探讨了荧光引导技术与术中影像（如 iMRI）的结合应用，以及可实现肿瘤靶向诊断性成像及治疗的荧光基团和其他可视化技术（如共聚焦显微镜、拉曼光谱等）。本书内容系统实用，图片清晰丰富，阐释详细，可帮助神经外科医生术中实时识别肿瘤边界、评估血管通畅程度，是一部需要开展荧光引导的神经外科医生的实用参考宝典。

主译简介

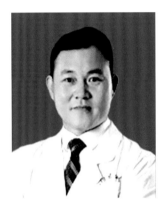

刘　庆　医学博士，留美博士后，主任医师，中南大学升华学者特聘教授，博士研究生导师。担任湖南省颅底外科与神经肿瘤研究中心主任、中南大学神经外科研究所副所长、中南大学湘雅医院神经外科副主任兼颅底神经外科主任，兼任欧美同学会医师协会颅底外科分会副主任委员、中国非公立医疗机构协会神经外科专委会副主任委员、湖南省医学会神经外科专业委员会副主任委员、中国医师协会神经外科分会颅底外科专委会专家、中国医药教育协会神经外科专委会常委、湖南省抗癌协会神经肿瘤委员会副主任委员、中华医学会神经外科分会青年委员会秘书长、《中国耳鼻咽喉颅底外科杂志》副主编、《Chinese Neurosurgical Journal》等杂志编委和审稿专家、国家自然科学基金项目评审专家。入选湖南省高层次卫生人才"225"工程学科骨干人才，被评为"湖南省青年岗位能手"。年完成各类复杂颅脑肿瘤手术500余例，疗效达国内领先水平，尤其在复杂颅底肿瘤、丘脑脑干肿瘤、深部胶质瘤等领域有独到的见解和较深的学术造诣。主持或主要参与国家十二五、十三五科技支撑计划项目、国家自然科学基金项目10余项。以第一或通讯作者在 Neuro-oncology、Journal of Neurosurgery、Neurosurgery 等国内外核心期刊发表学术论著60余篇，主译《神经外科医师手册》《脊索瘤》专著2部。获湖南省科技成果奖2项。

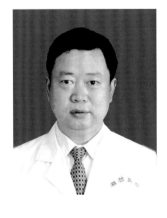

姜维喜　医学博士，主任医师，八年制医学博士研究生导师、硕士研究生导师。湖南省医学会神经外科专业委员会主任委员，中南大学神经外科研究所常务副所长，中南大学湘雅医院神经外科教研室副主任，中华医学会神经外科分会脑血管组委员，中国医师协会神经介入分会委员，中国医师协会神经介入分会出血性脑血管病专业委员会委员，国家卫生计生委脑卒中防治专家委员会常委，中国卒中学会复合介入神经外科分会常委兼秘书长，湖南省医学会介入医学专业委员会副主任委员，湖南省介入放射质量控制委员会副主任委员，湖南省健康服务业协会脑与脑健康分会理事长。参与国家"十二五""十三五"重大科技专项多项，主持负责省部级课题5项。获省部级科技成果进步奖7项。领导建立"中南大学颅内动脉瘤大数据库"及"家族遗传性颅内动脉瘤基因库"并取得初步成果。主编或参编教学辅导书及专著4部，以第一作者或通讯作者在 Neuro-oncology、Frontiers in Pharmacology、Investigational New Drugs 等国内外期刊发表论文10余篇，其中SCI收载论文5篇。

原书编者名单

原　著

Constantinos G. Hadjipanayis, MD, PhD
Professor and Site Chair
Department of Neurosurgery
Mount Sinai Downtown Union Square/Beth Israel
Professor of Oncological Sciences
Icahn School of Medicine at Mount Sinai
Director of Neurosurgical Oncology
Mount Sinai Health System
New York, New York

Walter Stummer, MD, PhD
Professor and Chairman
Department of Neurosurgery
University of Münster
Münster, Germany

参编者

Harish Babu, MD, PhD
Resident Neurosurgeon
Department of Neurosurgery
Cedars-Sinai Medical Center
Los Angeles, California, USA

Mitchel S. Berger, MD, FACS, FAANS
Berthold and Belle N. Guggenhime Professor
Chairman, Department of Neurological
　Surgery
Director, Brain Tumor Center
University of California San Francisco
San Francisco, California, USA

David Bervini, MD, MAdvSurg
Attending Physician
Department of Neurosurgery
Bern University Hospital, Inselspital
University of Bern
Bern, Switzerland

Jeffrey N. Bruce, MD
Edgar M. Housepian Professor
Department of Neurological Surgery
Columbia University College of Physicians
　and Surgeons
New York, New York, USA

Jan-Karl Burkhardt, MD
Fellow
Department of Neurosurgery
NYU Langone Medical Center
New York, New York, USA

Pramod Butte, MBBS, PhD

Assistant Professor/Research Scientist I
Department of Neurosurgery
Cedars-Sinai Medical Center
Los Angeles, California, USA

Paul A. Clark, PhD
Associate Scientist
Department of Neurological Surgery
University of Wisconsin – Madison
Madison, Wisconsin, USA

Jan Coburger, Priv. doz. Dr. med. habil.
Oberarzt
Department of Neurosurgery
University of Ulm
Günzburg, Bavaria, Germany

Jan Frederick Cornelius, MD
Assistant Professor, Vice-Chairman
Klinik für Neurochirurgie
Universitätsklinikum Düsseldorf
Heinrich Heine Universität
Düsseldorf, Nordrhein-Westfalen, Germany

Randy S. D'Amico, MD
Resident
Department of Neurosurgery
Columbia University Medical Center
New York, New York, USA

Ricardo Díez Valle, MD, PhD
Consultant
Department of Neurosurgery
Clinica Universidad de Navarra
Pamplona, Spain

Toshiki Endo, MD, PhD
Deputy Director
Department of Neurosurgery
Kohnan Hospital
Sendai, Miyagi, Japan

Joseph F. Georges, DO, PhD
Resident Physician
Department of Neurosurgery
Philadelphia College of Osteopathic Medicine
Philadelphia, Pennsylvania, USA

Isabelle M. Germano, MD, MBA
Professor of Neurosurgery, Neurology,
　Oncological Sciences
Department of Neurosurgery
Icahn School of Medicine at Mount Sinai
New York, New York, USA

Alexandra J. Golby, MD
Professor of Neurosurgery
Professor of Radiology
Harvard Medical School
Haley Distinguished Chair in the
　Neurosciences
Associate Surgeon
Brigham and Women's Hospital
Department of Neurosurgery
Boston, Massachusetts, USA

Constantinos G. Hadjipanayis, MD, PhD
Professor and Site Chair
Department of Neurosurgery
Mount Sinai Downtown Union Square/Beth
　Israel

Professor of Oncological Sciences
Icahn School of Medicine at Mount Sinai
Director of Neurosurgical Oncology
Mount Sinai Health System
New York, New York, USA

Seunggu Jude Han, MD
Assistant Professor
Department of Neurological Surgery
Oregon Health and Sciences University
Portland, Oregon, USA

Nils Hecht, MD
Attending Neurosurgeon
Department of Neurosurgery
Charité - Universitätsmedizin Berlin
Berlin, Germany

Todd C. Hollon, MD
Neurosurgery Resident
Department of Neurosurgery
University of Michigan
Ann Arbor, Michigan, USA

Tomoo Inoue, MD, PhD
Department of Neurosurgery
Tohoku University Graduate School of
   Medicine
Sendai, Miyagi, Japan

Steven N. Kalkanis, MD
Chair and Professor
Department of Neurosurgery
Henry Ford Health System
Detroit, Michigan, USA

Marcel A. Kamp, MD
Consultant
Department of Neurosurgery
Heinrich-Heine-University
Düsseldorf, Germany

Remi A. Kessler, BA
Medical Student
Department of Neurosurgery
Icahn School of Medicine at Mount Sinai
New York, New York, USA

Barbara Kiesel, MD
Department of Neurosurgery
Medical University Vienna
Vienna, Austria

David Scott Kittle, PhD
Medical Device Engineer
Blaze Bioscience, Inc
Seattle, Washington, USA

John S. Kuo, MD, PhD
Inaugural Chair and Professor
Department of Neurosurgery
Surgical Director, Mulva Clinic for the
   Neurosciences
Dell Medical School
The University of Texas at Austin
Austin, Texas, USA

Nikita Lakomkin, BA
Research Associate
Department of Neurological Surgery
Icahn School of Medicine at Mount Sinai
New York, New York, USA

Darryl Lau, MD
Resident Physician
Department of Neurological Surgery
University of California, San Francisco
San Francisco, California, USA

Michael T. Lawton, MD
Professor & Chairman
Department of Neurosurgery
President & CEO
Chief of Vascular & Skull Base Neurosurgery
Robert F. Spetzler Endowed Chair in
   Neurosciences
Barrow Neurological Institute
Phoenix, Arizona, USA

John Y.K. Lee, MD, MSCE
Associate Professor
Department of Neurosurgery &
   Otolaryngology
Perelman School of Medicine
University of Pennsylvania
Philadelphia, Pennsylvania, USA

Adam N. Mamelak, MD, FAANS
Professor
Department of Neurosurgery
Cedars-Sinai Medical Center
Los Angeles, California, USA

Justin R. Mascitelli, MD
Cerebrovascular Fellow
Department of Neurosurgery
Barrow Neurological Institute
Phoenix, Arizona, USA

Dennis M. Miller, PhD
SVP Development
Blaze Bioscience, Inc
Seattle, Washington, USA

Ramin A. Morshed, MD
Resident Physician
Department of Neurosurgery
University of California San Francisco
San Francisco, California, USA

Peter Nakaji, MD
Professor of Neurological Surgery
Department of Neurological Surgery
Barrow Neurological Institute
Phoenix, Arizona, USA

Justin A. Neira, MD
Resident
Department of Neurological Surgery
Columbia University Medical Center
New York, New York, USA

Daniel A. Orringer, MD
Assistant Professor
Department of Neurosurgery
University of Michigan
Ann Arbor, Michigan, USA

Julia E. Parrish-Novak, PhD
Vice President of Research
Blaze Bioscience, Inc.
Seattle, Washington, USA

Andreas Raabe, MD
Professor and Chairman
Department of Neurosurgery
University of Bern
Bern, Switzerland

Marion Rapp, MD
Consultant
Department of Neurosurgery
University Hospital Heinrich Heine
   University
Düsseldorf, Germany

David W. Roberts, MD
Professor, Active Emeritus
Department of Surgery (Neurosurgery)
Dartmouth-Hitchcock Medical Center
Lebanon, New Hampshire, USA

Michael Sabel, MD, PhD
Professor
Department of Neurosurgery
University Hospital Duesseldorf
Düsseldorf, Germany

Ryan D. Salinas, MD, MS
Resident Physician
Department of Neurosurgery

University of Pennsylvania
Philadelphia, Pennsylvania, USA

Nader Sanai, MD
Professor
Department of Neurological Surgery
Barrow Neurological Institute
Phoenix, Arizona, USA

Christina E. Sarris, MD
Neurosurgery Resident
Department of Neurosurgery
Barrow Neurological Institute
Phoenix, Arizona, USA

Philippe Schucht, MD
Professor
Department of Neurosurgery
University Hospital Bern
Bern, Switzerland

Sunil Singhal, MD
Associate Professor of Surgery
Department of Surgery
University of Pennsylvania Perelman School
    of Medicine
Philadelphia, Pennsylvania, USA

Hans-Jakob Steiger, MD, PhD
Chairman and Director
Department of Neurosurgery
Heinrich-Heine-Universität
Düsseldorf, Germany

Walter Stummer, MD, PhD
Professor and Chairman

Department of Neurosurgery
University of Münster
Münster, Germany

Teiji Tominaga, MD, PhD
Professor and Chairman
Department of Neurosurgery
Tohoku University Graduate School of
    Medicine
Sendai, Miyagi, Japan

Peter Vajkoczy, MD
Full Professor and Chairman
Department of Neurosurgery
Charité - Universitätsmedizin Berlin
Berlin, Germany

Pablo A. Valdes Quevedo, MD, PhD
Neurosurgery Resident
Department of Neurosurgery
Harvard Medical School/Brigham and
    Women's Hospital
Boston, Massachusetts, USA

Jamey P. Weichert, PhD
Associate Professor
Department of Radiology
University of Wisconsin
Madison, Wisconsin, USA

Lars Wessels, MD
Department of Neurosurgery
Charité - Universitätsmedizin Berlin
Berlin, Germany

Georg Widhalm, MD, PhD
Associate Professor
Department of Neurosurgery
Medical University Vienna
Vienna, Austria
University of California, San Francisco
San Francisco, California, USA

Johannes Wölfer, Priv.-Doz. Dr. med.
Chief Physician
Department of Neurosurgery
Hufeland Klinikum GmbH
Mühlhausen, Thuringia, Germany

Frank J. Yuk, MD
Resident Physician
Department of Neurological Surgery
Mount Sinai Health System
New York, New York, USA

Ryan D. Zeh, BS
Medical Student
The Ohio State University College of
    Medicine
Columbus, Ohio, USA

Ray R. Zhang, PhD
Departments of Neurological Surgery and
    Radiology
University of Wisconsin – Madison
Madison, Wisconsin, USA

 致谢

谨以本书献给我的妻子 Lorraine，她一直支持我、鼓励我，还有我的 3 个孩子 Panikos、Athena 和 Elias。

——**Constantinos G. Hadjipanayis**

献给我们有机会治疗的诸位患者。愿这本书有助于改进我们的工作。

——**Walter Stummer**

序

神经外科的发展历程充满创造力和智慧，兼具借鉴或与众不同的新发现，使得其技术能够时刻应对充满挑战性的工作。手术显微镜、电凝技术、立体定向及由其发展而来的影像导航、放射外科、术中脑干诱发电位和相关神经监测技术、动脉瘤血管内治疗（仅举几例）等都增强了外科医生更好地治疗患者的能力。外科荧光引导技术也应运而生，并已成为改善手术效果的 1 级证据，神经外科学界因此兴奋不已。

Fluorescence-Guided Neurosurgery: Neuro-oncology and Cerebrovascular Applications 是该领域的一部权威著作。本书由两位业界权威专家共同编著，围绕荧光技术及其应用进行了全面讨论。德国的 Walter Stummer 教授很早就发现 5- 氨基酮戊酸（5-ALA）产生的原卟啉Ⅸ（PpⅨ）荧光在胶质瘤手术中的潜力，为 2006 年开展的具有里程碑意义的多机构研究奠定了扎实的基础，并持续推进我们对术中荧光技术应用的理解。与此同时，美国的 Constantinos Hadjipanayis 教授也在坚定地为其前体药物获得监管审批而努力，并持续倡导这一技术。他们运用该领域的专业知识及对这一技术在神经外科中作用的权威性见解，一同构思并促成了本书的创作。

自 1947 年 Moore 报道了应用荧光素识别恶性肿瘤以来，只有少量荧光剂问世。5-ALA 的前体转化为荧光基团 PpⅨ，在肿瘤中大量蓄积，与其他手段相比，在选择性方面极大改善了诊断效果。荧光素的应用最早始于眼科学，在美国使用 5-ALA 时无须 IND 申请，使得在神经肿瘤治疗中应用 5-ALA 可以进行重新研究，用于血管显示的吲哚菁绿已获批单独应用。这三种对荧光技术起到支撑作用的制剂是如何在临床实践中被有经验的外科医师所应用的，将会在本书中进行全面介绍。此外，具有分子水平靶向特异性肿瘤潜力的新荧光基团及其令人欣喜的发展也在书中有所涉及。

5-ALA 和荧光素在神经外科中最初被应用于高级别胶质瘤，但如今这些荧光剂在其他肿瘤手术中的作用也已被认识到并正在研究中。书中还介绍了 5-ALA 和荧光素在低级别胶质瘤、脑膜瘤、转移瘤、脊柱肿瘤和小儿肿瘤中的作用，以及吲哚菁绿在血管疾病和肿瘤治疗中的应用。书中涵盖众多其他技术（如共聚焦显微镜）的扩大应用范围，还有与荧光技术密切相关的拉曼光谱，以及将荧光与其他手术辅助设备整合等重要且实用的内容，表明本书具有很全面的综合性。

面对荧光引导所取得的成果，人们有时会低估这项技术，认为其发展和应用正处于早期阶段。该技术有很大潜力通过新的荧光基团和新的成像工具将其适用性拓展到更广泛的应用领域。在这个令人兴奋的领域里，本书将呈现并建立最高水平的图景。

David W. Roberts, MD
Professor, Active Emeritus
Department of Surgery (Neurosurgery)
Dartmouth-Hitchcock Medical Center
Lebanon, New Hampshire

（肖　遥　译，唐国栋　校）

译者前言

神经外科疾病往往累及重要的神经血管结构，术中能够区分正常与异常结构的可视化及定位技术至关重要。即使是经验最为丰富的神经外科医生仅凭显微镜或神经内镜等可视化工具仍难以确定某些浸润性肿瘤如低级别胶质瘤的边界；一些先进的术中定位技术（如神经导航）往往会因术中脑组织飘移而在切除过程中失去其初始精度，而术中 MRI 既费时又昂贵，因此无法广泛使用。针对目前技术的局限性及神经外科医生的需求，荧光引导技术应运而生，该技术的实时、可靠、快速、可重复、无创、低成本等优势使得其得到迅猛发展。目前，最新手术显微镜配备的荧光平台染色肿瘤组织边界清晰，正常组织一目了然，其荧光血管造影可分辨出亚毫米级别血管。荧光引导神经外科技术将会被世界大多数神经外科医生重用。

Fluorescence-Guided Neurosurgery：Neuro-oncology and Cerebrovascular Applications 是目前该领域的最权威著作，其作者均为该技术的先驱，其中 Stummer 教授于 1998 年首次将 5-ALA 应用于恶性胶质瘤手术，为后续的临床研究奠定了坚实的基础，Andreas Raabe 教授最先在手术中应用荧光剂吲哚菁绿（ICG）来实时评估血管解剖及血流动力特点。本书共 20 章，从原理、优势、研究及手术过程等方面详细介绍了多种荧光素在不同疾病中的应用，涵盖了成人和儿童的多种肿瘤类型，并配有大量高清图片。在每章开头都设有摘要和关键词，帮助读者阅读各章时对内容概况有大致的了解。全书内容翔实，文字简练，图文并茂，兼具科学性与实用性于一体，希望该书中译本的出版能进一步普及荧光引导技术在神经外科领域的应用，让患者从手术中获得更大的益处。

最后衷心感谢中国科学技术出版社将本书的翻译工作交予我们。本书的译者多数为中南大学湘雅医院青年神经外科医生，此外还有来自北京大学第三医院的马千权医生，他们绝大部分都有国外访学经历且翻译经验丰富，但由于译者人数众多，翻译风格略有不同，加之中外专业术语及表述习惯有所差异，书中可能存在一些疏漏之处，敬请读者批评指正。

原书前言

在任何手术过程中，能够区分正常和异常结构的成像和定位技术都是至关重要的。神经外科医生目前依靠手术显微镜或内镜等成像工具，在手术过程中获得了更好的影像画面和放大的手术视野。Theodore Kurze 医生于 1967 年将手术显微镜引入神经外科，Victor Lespinasse 医生于 1910 年发明了神经内镜。虽然这些工具在 50 多年前就被引入神经外科，但几十年后的今天，它们才成为神经外科医生常规使用的主流工具。神经外科的另一个新进展是在 20 世纪 90 年代初引入的无框架立体定向神经导航，用于脑内结构的定位和影像引导的神经外科手术。神经导航在术前影像（MRI 或 CT）的基础上提供了术中脑内异常结构的定位信息。手术显微镜、神经内镜和神经导航引发了神经外科的技术革命，可以说是根本模式的转变。更好的成像和定位技术使得复杂神经外科疾病的成功治疗成为可能，同时将患者的病死率降至最低。影像引导的显微神经外科或内镜神经外科已成为世界范围内神经外科医生进行颅脑手术的标准操作。

随着荧光引导手术（FGS）的兴起，我们正在见证神经外科新模式的转变。我们可以使用在脑组织中直接产生荧光显影的试剂来进一步实时标记异常结构。1947 年，G. E. Moore 医生注意到，在静脉注射荧光素后，术中可通过荧光观察到患者脑部的恶性肿瘤。Walter Stummer 医生于 1998 年首次描述了使用改良的手术显微镜和 5- 氨基酮戊酸（5-ALA）对高级别胶质瘤（HGG）患者进行荧光引导手术。2003 年，Andreas Raabe 医生最先描述了使用荧光剂吲哚菁绿（ICG）来显示术野中血管内的血流。FGS 技术，即我们所熟知的 ICG 视频血管造影，被神经外科医生应用于动脉瘤手术，以确认夹闭是否合适。

2007 年欧洲药品管理局（EMA）批准 5-ALA 用于切除高级别胶质瘤，宣告全球荧光引导神经外科的诞生。一项里程碑式的 3 期随机临床试验显示出 5-ALA FGS 的效果，由于能够更好地实时显示肿瘤，神经外科医生可以多切除一倍的肿瘤组织。10 年后，2017 年，5-ALA（Gleolan）作为在胶质瘤术中有利于实时监测和恶性组织显影的造影剂，被美国食品药品管理局（FDA）批准上市。

自 Stummer 医生首次描述在患者中使用 5-ALA FGS 以来，已过去 20 余年了。与手术显微镜、神经内镜和神经导航一样，5-ALA FGS 需要经过数年才能成为神经外科广泛应用的新技术。现在，我们正处于神经外科领域内的关键时间点，荧光引导的神经外科手术将被全世界的大多数神经外科医生所采用。书中汇集了目前荧光引导神经外科在神经肿瘤学和脑血管外科中的所有应用。感谢本书的所有作者，他们都是创建荧光引导神经外科学新领域的专家。书中还提供了术中组织成像的关键分析。除了 5-ALA，书中还讨论了不同的荧光基团（如荧光素和 ICG）及其应用。本书还覆盖了多种肿瘤类型（成人和儿童）和 FGS 在脑血管病中的应用；讨论了 FGS 与术中影像（如 iMRI）的结合应用；还介绍了新的用于 FGS 的靶向荧光基团和其他成像技术（如共聚焦显微镜、拉曼光谱)。

荧光引导神经外科学的前景是光明的，因为更新的成像技术和荧光基团将以更具靶向性的方式，更好地对组织荧光进行显像。随着越来越多的神经外科医生使用 FGS，其他应用也将在神经外科中持续发展。

Constantinos G. Hadjipanayis, MD, PhD

Walter Stummer, MD, PhD

（肖　遥　译，唐国栋　校）

参考文献

[1] Kriss TC, Kriss VM. History of the operating microscope: from magnifying glass to microneurosurgery. Neurosurgery 1998;42(4):899–907, discussion 907–908 PubMed

[2] Davis L. In: Neurological Surgery. Philadelphia: Lea and Febiger; 1936

[3] Barnett GH, Kormos DW, Steiner CP,Weisenberger J. Use of a frameless, armless stereotactic wand for brain tumor localization with two-dimensional and three-dimensional neuroimaging. Neurosurgery 1993;33(4):674–678 PubMed

[4] Kuhn T. The Structure of Scientific Revolutions. 2nd ed. Chicago: University of Chicago Press; 1962/1970a

[5] Moore GE. Fluorescein as an Agent in the Differentiation of Normal and Malignant Tissues. Science 1947;106(2745):130–131 PubMed

[6] Stummer W, Stocker S, Wagner S, et al. Intraoperative detection of malignant gliomas by 5-aminolevulinic acid-induced porphyrin fluorescence. Neurosurgery 1998;42(3):518–525, discussion 525–526 PubMed

[7] Raabe A, Beck J, Gerlach R, Zimmermann M, Seifert V. Near-infrared indocyanine green video angiography: a new method for intraoperative assessment of vascular flow. Neurosurgery 2003;52(1):132–139, discussion 139 PubMed

[8] Raabe A, Nakaji P, Beck J, et al. Prospective evaluation of surgical microscopeintegrated intraoperative near-infrared indocyanine green videoangiography during aneurysm surgery. J Neurosurg 2005;103(6):982–989 PubMed

[9] Stummer W, Pichlmeier U, Meinel T, Wiestler OD, Zanella F, Reulen HJ; ALAGlioma Study Group. Fluorescence-guided surgery with 5-aminolevulinic acid for resection of malignant glioma: a randomised controlled multicentre phase III trial. Lancet Oncol 2006;7(5):392–401 PubMed

[10] Stummer W, Reulen HJ, Meinel T, et al; ALA-Glioma Study Group. Extent of resection and survival in glioblastoma multiforme: identification of and adjustment for bias. Neurosurgery 2008;62(3):564–576, discussion 564–576 PubMed

[11] https://www.fda.gov/downloads/AdvisoryCommittees/Committees Meeting Materials/Drugs/MedicalImagingDrugsAdvisory Committee/UCM557136.pdf

目 录

第 1 章　荧光引导神经外科概述及展望 ··· 001

　　一、何为荧光引导手术 ·· 001

　　二、什么是荧光 ·· 001

　　三、当前应用于临床的荧光造影剂 ·· 003

　　四、激发光源 ·· 004

　　五、临床研究中的靶向荧光团 ·· 005

　　六、未来手持式技术 ·· 005

　　七、双荧光标记和荧光引导手术 ·· 005

　　八、代谢成像与荧光引导手术结合 ·· 005

　　九、荧光引导手术及肿瘤边缘 ·· 006

第 2 章　脑组织术中成像的设计和评估 ··· 009

　　一、概述 ·· 009

　　二、监管问题 ·· 010

　　三、实用方法 ·· 011

　　四、结论 ·· 014

第 3 章　5-ALA 在高级别胶质瘤中的应用 ·· 016

　　一、背景 ·· 016

　　二、5-ALA 荧光的临床前数据 ·· 017

　　三、临床应用 ·· 018

第 4 章　5-ALA 在复发高级别胶质瘤中的应用 ·· 026

　　一、概述 ·· 026

　　二、使用 5-ALA 的注意事项 ·· 027

　　三、对切除范围的影响 ·· 027

　　四、对无进展生存期、总生存期及发病率的影响 ································ 028

　　五、复发肿瘤的荧光显影与肿瘤组织学的关联 ·································· 028

六、结论 ··· 030

第 5 章　5-ALA 在低级别胶质瘤中的应用 ·· 032

一、概述 ··· 032

二、低级别胶质瘤 ··· 032

三、低级别神经胶质瘤中的 5-ALA ·· 033

四、目前 5-ALA 引导的可视化技术在可疑 LGG 中的适应证 ···························· 036

五、展望 ··· 036

六、结论 ··· 038

第 6 章　术中荧光引导在脑膜瘤切除术中的应用 ·· 041

一、概述 ··· 041

二、5-ALA 诱导的原卟啉Ⅸ ··· 041

三、吲哚菁绿 ·· 044

四、荧光素 ··· 044

五、结论 ··· 045

第 7 章　5-ALA 在脑转移瘤中的应用 ·· 047

一、概述 ··· 047

二、脑转移瘤手术切除的证据 ·· 047

三、标准的手术技术与相关问题 ··· 048

四、5-ALA 衍生的荧光检测脑转移瘤的原理 ·· 048

五、脑转移瘤的 5-ALA 荧光 ··· 049

六、应用脑转移瘤的 5-ALA 荧光能否改善手术切除程度 ································ 049

七、脑转移瘤的 5-ALA 荧光预测因子 ·· 050

八、5-ALA 荧光是评估局部复发风险的标志 ·· 050

九、结论 ··· 051

第 8 章　5-ALA 和吲哚菁绿荧光引导下切除脊髓髓内肿瘤 ··························· 053

一、概述 ··· 053

二、方案 ··· 053

三、5-ALA 应用于室管膜瘤手术 ··· 054

四、5-ALA 应用于星形细胞瘤手术 ·· 055

五、吲哚菁绿应用于血管性肿瘤（如血管母细胞瘤和海绵状血管瘤）⋯⋯⋯⋯⋯⋯⋯⋯ 058

六、结论 ⋯⋯⋯⋯⋯⋯⋯⋯⋯⋯⋯⋯⋯⋯⋯⋯⋯⋯⋯⋯⋯⋯⋯⋯⋯⋯⋯⋯⋯⋯⋯⋯ 059

第 9 章　5-ALA 在小儿脑肿瘤、其他成人脑肿瘤及光动力治疗中的作用 ⋯⋯⋯⋯⋯⋯ 061

一、概述 ⋯⋯⋯⋯⋯⋯⋯⋯⋯⋯⋯⋯⋯⋯⋯⋯⋯⋯⋯⋯⋯⋯⋯⋯⋯⋯⋯⋯⋯⋯⋯⋯ 061

二、小儿肿瘤 ⋯⋯⋯⋯⋯⋯⋯⋯⋯⋯⋯⋯⋯⋯⋯⋯⋯⋯⋯⋯⋯⋯⋯⋯⋯⋯⋯⋯⋯⋯ 062

三、其他成人肿瘤类型 ⋯⋯⋯⋯⋯⋯⋯⋯⋯⋯⋯⋯⋯⋯⋯⋯⋯⋯⋯⋯⋯⋯⋯⋯⋯⋯ 063

四、光动力治疗 ⋯⋯⋯⋯⋯⋯⋯⋯⋯⋯⋯⋯⋯⋯⋯⋯⋯⋯⋯⋯⋯⋯⋯⋯⋯⋯⋯⋯⋯ 065

五、结论 ⋯⋯⋯⋯⋯⋯⋯⋯⋯⋯⋯⋯⋯⋯⋯⋯⋯⋯⋯⋯⋯⋯⋯⋯⋯⋯⋯⋯⋯⋯⋯⋯ 067

第 10 章　荧光素引导下切除神经肿瘤 ⋯⋯⋯⋯⋯⋯⋯⋯⋯⋯⋯⋯⋯⋯⋯⋯⋯⋯⋯⋯ 070

一、发展史 ⋯⋯⋯⋯⋯⋯⋯⋯⋯⋯⋯⋯⋯⋯⋯⋯⋯⋯⋯⋯⋯⋯⋯⋯⋯⋯⋯⋯⋯⋯⋯ 070

二、高级别胶质瘤 ⋯⋯⋯⋯⋯⋯⋯⋯⋯⋯⋯⋯⋯⋯⋯⋯⋯⋯⋯⋯⋯⋯⋯⋯⋯⋯⋯⋯ 071

三、转移瘤 ⋯⋯⋯⋯⋯⋯⋯⋯⋯⋯⋯⋯⋯⋯⋯⋯⋯⋯⋯⋯⋯⋯⋯⋯⋯⋯⋯⋯⋯⋯⋯ 073

四、颅内病变：脑膜瘤、脓肿和淋巴瘤 ⋯⋯⋯⋯⋯⋯⋯⋯⋯⋯⋯⋯⋯⋯⋯⋯⋯⋯⋯ 073

五、剂量与给药途径 ⋯⋯⋯⋯⋯⋯⋯⋯⋯⋯⋯⋯⋯⋯⋯⋯⋯⋯⋯⋯⋯⋯⋯⋯⋯⋯⋯ 074

六、不良反应 ⋯⋯⋯⋯⋯⋯⋯⋯⋯⋯⋯⋯⋯⋯⋯⋯⋯⋯⋯⋯⋯⋯⋯⋯⋯⋯⋯⋯⋯⋯ 074

七、荧光手术显微镜与临床批准 ⋯⋯⋯⋯⋯⋯⋯⋯⋯⋯⋯⋯⋯⋯⋯⋯⋯⋯⋯⋯⋯⋯ 075

八、展望 ⋯⋯⋯⋯⋯⋯⋯⋯⋯⋯⋯⋯⋯⋯⋯⋯⋯⋯⋯⋯⋯⋯⋯⋯⋯⋯⋯⋯⋯⋯⋯⋯ 075

九、结论 ⋯⋯⋯⋯⋯⋯⋯⋯⋯⋯⋯⋯⋯⋯⋯⋯⋯⋯⋯⋯⋯⋯⋯⋯⋯⋯⋯⋯⋯⋯⋯⋯ 076

第 11 章　荧光素和高级别胶质瘤 ⋯⋯⋯⋯⋯⋯⋯⋯⋯⋯⋯⋯⋯⋯⋯⋯⋯⋯⋯⋯⋯⋯ 078

一、概述 ⋯⋯⋯⋯⋯⋯⋯⋯⋯⋯⋯⋯⋯⋯⋯⋯⋯⋯⋯⋯⋯⋯⋯⋯⋯⋯⋯⋯⋯⋯⋯⋯ 078

二、荧光素在 HGG 中的分子机制 ⋯⋯⋯⋯⋯⋯⋯⋯⋯⋯⋯⋯⋯⋯⋯⋯⋯⋯⋯⋯⋯ 079

三、技术因素 ⋯⋯⋯⋯⋯⋯⋯⋯⋯⋯⋯⋯⋯⋯⋯⋯⋯⋯⋯⋯⋯⋯⋯⋯⋯⋯⋯⋯⋯⋯ 079

四、荧光素引导下切除对高级别胶质瘤切除范围及预后的影响 ⋯⋯⋯⋯⋯⋯⋯⋯⋯ 080

五、荧光素染色的敏感性和特异性 ⋯⋯⋯⋯⋯⋯⋯⋯⋯⋯⋯⋯⋯⋯⋯⋯⋯⋯⋯⋯⋯ 080

六、未来发展方向 ⋯⋯⋯⋯⋯⋯⋯⋯⋯⋯⋯⋯⋯⋯⋯⋯⋯⋯⋯⋯⋯⋯⋯⋯⋯⋯⋯⋯ 082

七、结论 ⋯⋯⋯⋯⋯⋯⋯⋯⋯⋯⋯⋯⋯⋯⋯⋯⋯⋯⋯⋯⋯⋯⋯⋯⋯⋯⋯⋯⋯⋯⋯⋯ 082

第 12 章　第二窗口期吲哚菁绿：近红外光学显像术中识别脑肿瘤 ⋯⋯⋯⋯⋯⋯⋯⋯ 084

一、SWIG 概述 ⋯⋯⋯⋯⋯⋯⋯⋯⋯⋯⋯⋯⋯⋯⋯⋯⋯⋯⋯⋯⋯⋯⋯⋯⋯⋯⋯⋯⋯ 084

二、临床前研究 ⋯⋯⋯⋯⋯⋯⋯⋯⋯⋯⋯⋯⋯⋯⋯⋯⋯⋯⋯⋯⋯⋯⋯⋯⋯⋯⋯⋯⋯ 085

三、第二窗口期吲哚菁绿在人体其他系统的同行评审研究 ⋯⋯⋯⋯⋯⋯⋯⋯⋯⋯⋯ 085

四、脑肿瘤中的普遍研究及发现 ·· 087

五、SWIG 应用于脑肿瘤研究 ·· 088

六、SWIG 的潜在优势 ·· 091

七、SWIG 的局限性 ·· 091

八、结论 ·· 092

第 13 章 用于术中肿瘤可视化的靶向烷基磷酸胆碱类似物 ··································· 093

一、概述 ·· 094

二、荧光性烷基磷酸胆碱类似物 1501、1502 ·· 094

三、烷基磷酸胆碱的作用机制 ·· 096

四、利用双重标记的碘代 –1502 类似物进行多模成像 ·· 096

五、其他用于肿瘤个体化诊断及治疗的 APC 类似物 ·· 098

六、总结与未来发展方向 ·· 098

七、处于临床试验阶段的肿瘤选择性荧光团 ·· 099

第 14 章 Tozuleristide 荧光引导手术在脑肿瘤中的应用 ····································· 101

一、概述 ·· 101

二、荧光引导胶质瘤手术造影剂 ··· 102

三、近红外成像在荧光引导手术中的优势 ·· 102

四、靶向荧光 ··· 102

五、蝎氯毒素 ··· 103

六、Tozuleristide ·· 103

七、后续研究 ··· 108

八、Tozuleristide 荧光引导手术前景 ·· 109

第 15 章 共聚焦显微镜 ·· 112

一、概述 ·· 112

二、宽视场显微镜与肿瘤手术 ·· 112

三、高分辨率术中显微镜 ·· 114

四、结论 ·· 118

第 16 章 荧光引导手术、术中影像和脑功能定位（iMRI、DTI 和脑皮质功能定位） ········· 122

一、荧光引导手术和术中 MRI ··· 122

二、荧光引导手术和脑功能定位 ··· 128

第 17 章　拉曼光谱学和脑肿瘤 ·· 133
　　一、概述 ·· 133
　　二、自发拉曼散射概述 ··· 134
　　三、相干拉曼散射显微镜概述 ··· 135
　　四、展望 ·· 141

第 18 章　吲哚菁绿在脑动脉瘤手术中的应用 ··· 142
　　一、概述 ·· 142
　　二、吲哚菁绿血管造影 ··· 144
　　三、结论 ·· 148

第 19 章　吲哚菁绿视频血管造影在脑动静脉畸形治疗中的应用 ····················· 151
　　一、概述 ·· 151
　　二、术中 DSA ··· 152
　　三、吲哚菁绿视频血管造影 ·· 152

第 20 章　吲哚菁绿与脑血运重建 ·· 161
　　一、概述 ·· 161
　　二、ICG 作为脑血管重建质量把控的工具 ··· 161
　　三、吲哚菁绿在不同旁路移植术中的应用 ··· 163

第1章　荧光引导神经外科概述及展望

Current Fluorescence-guided Neurosurgery and Moving Forward

Remi A. Kessler　　Frank J. Yuk　　Constantinos G. Hadjipanayis　**著**

李　玥 **译**

赵子进 **校**

摘要： 本章主要介绍荧光引导神经外科最新进展及未来发展方向。介绍荧光和荧光引导手术（FGS）的概念；总结目前应用于临床的荧光造影剂，包括5-氨基乙酰丙酸、荧光素和吲哚菁绿；讨论每种荧光造影剂的激发源；介绍临床研究中针对肿瘤组织的靶向荧光团。未来发展方向部分主要探讨了更先进的手持式肿瘤荧光检测设备、双荧光团成像、与FGS结合的代谢成像及肿瘤边界检测等。

关键词： 荧光；近红外成像；荧光引导神经外科；荧光引导手术（FGS）；荧光团；荧光素钠；5-氨基乙酰丙酸（5-ALA）；吲哚菁绿（ICG）；显微手术

一、何为荧光引导手术

从正常结构中发现异常病变的能力是任何外科亚专业应具备的专业素养。术中显像增强技术提供了更加清晰的肿瘤轮廓，从而让外科医生可以实施更好、更安全的切除。染色技术早已用于识别组织样本结构及生物进程，但术中肿瘤组织的实时识别更依赖于组织放大倍数和光照强度[1]。在过去20年中，异常肿瘤组织或血流荧光显影技术作为一种显像增强方法被引入神经外科领域。荧光造影剂的光学成像可对脑组织进行灵敏性和特异性检测。荧光引导手术（FGS）的应用依赖于光学造影剂的使用，患者术前或术中使用造影剂，其选择性积聚在肿瘤组织或血管

中。FGS可提供实时图像引导，提升术中对脑肿瘤和血流的可视化程度，不受制于神经导航和脑组织移位[2-5]。在此概述性章节中，我们将简明探讨目前神经外科用于神经肿瘤和神经血管成像的荧光造影剂。同时，我们也将探讨目前具备荧光显像功能的手术显微镜及新技术，以推动FGS的发展。

二、什么是荧光

某些分子具有吸收光能的特性，吸收后导致其处于高能量状态，即激发态。一旦处于激发态，被吸收的能量会随着时间的推移而衰减，从而释放光能，即荧光。荧光团是一种能发出荧光

的分子。当其处于低能基态时荧光团不会发出荧光。当外部光源照射荧光团时，其可以吸收能量达到激发态；根据光源能量和波长的不同，存在多种激发态。由于在高能状态下不稳定，荧光团会很快恢复到更低的能量状态并发出荧光。这段极短的耗时称为激发期。每种荧光造影剂含有一种最大的荧光，或者说含有可以被特定波长的光所激发的最大数量的荧光团（图1-1）。此外，还存在荧光激发光谱使得荧光团可吸收并发射较大范围的波长[6]。光褪色现象是指荧光团在连续激发状态下荧光强度随时间的推移而衰减的过程[7]。

近红外荧光（NIR）

近红外荧光是利用荧光的光学成像技术进一步吸收和发射特定波长范围为700～900nm的近

红外（NIR）光谱中的光[8, 9]。NIR特别适用于最大化深度穿透组织。激发波长低于700nm的荧光剂[如原卟啉Ⅸ（PpⅨ）、5-氨基乙酰丙酸的荧光细胞内代谢物（5-ALA）和荧光素钠]，典型的组织穿透深度小于1cm，且组织吸收率低。血红蛋白、脂质、黑色素等组织的光吸收可产生可见光谱700nm范围内的自发荧光。波长的增加可导致光散射和光吸收的减少。在近红外光谱中可以忽略生物分子和溶剂的干扰，近红外光可以更深地穿透组织。这种特性可用于探测几厘米深度的成像信号。尤其重要的是，700nm及以上辐射的近红外荧光保留了血液吸收和组织散射时的弱荧光背景，可以对显露的肿瘤进行光学探测[10, 11]。目前神经外科使用的近红外荧光的试剂是吲哚菁绿（ICG）。

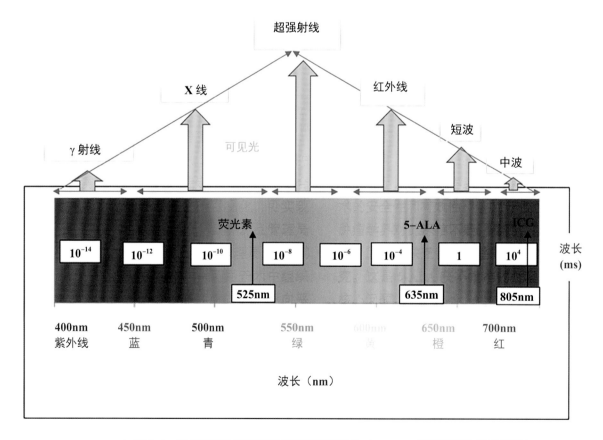

▲ 图 1-1　用于神经外科荧光团的荧光发射波长（5-ALA、吲哚菁绿和荧光素钠）

三、当前应用于临床的荧光造影剂

（一）5- 氨基乙酰丙酸

5- 氨基乙酰丙酸（5-ALA，商品名 Gliolan 或 Gleolan）是血红蛋白代谢过程中产生的天然代谢物。它是一种口服性前体药物，能迅速穿透血脑屏障（BBB）并积聚在脑肿瘤内[4]。被胶质瘤细胞吸收后，5-ALA 在细胞内代谢成为荧光代谢产物原卟啉 IX（Pp IX）（图 1–2）[12]。随着肿瘤细胞内 Pp IX 水平升高，在 405nm 蓝光激发下，恶性肿瘤组织可显示出 635nm 紫红色荧光（704nm 次级峰）[13, 14]。大多数高级别胶质瘤呈现无空隙的红色荧光，而在有肿瘤细胞浸润的正常脑组织边缘可见粉红色荧光。口服 5-ALA 后，肿瘤组织的荧光可持续 8h 以上。5-ALA 及其代谢物 Pp IX 在胶质瘤细胞内积蓄机制主要包括多种酶和铁螯合酶水平的降低，以及三磷酸腺苷结合盒亚家族 B 成员 6 转运蛋白（ABCB6）清除细胞能力的下降[15]。其中，铁螯合酶是一种在 Pp IX 中加入铁元素后产生亚铁血红素的酶。5-ALA 诱导的荧光也受肿瘤血管分布、血脑屏障通透性、肿瘤细胞增殖活性和细胞密度的影响[4]。5-ALA 是唯一经美国食品药品管理局（FDA）和欧洲药品管理局

（EMA）批准的用于胶质瘤术中肿瘤组织实时检测和观察的光学显像剂。目前世界范围内，在用于中枢神经系统肿瘤荧光引导手术的所有荧光剂中，5-ALA 是研究最广泛的一种。5-ALA 产生的组织荧光对恶性肿瘤的识别具有较高敏感性、特异性和准确率（90% 以上）[16-23]。特别是 5-ALA 可用于术中识别增强 MRI 无明显强化的间变型胶质瘤和用于组织病理诊断[24]。5-ALA 本质上是无毒的，可用于切除原发胶质瘤（第 3 章）和复发高级别胶质瘤（第 4 章）、间变型弥漫性胶质瘤（第 5 章）、低级别胶质瘤（第 5 章）、脑膜瘤（第 6 章）、转移瘤（第 7 章）、室管膜瘤（第 8 章）以及包括儿童肿瘤在内的其他类型肿瘤（第 9 章）[2, 25]。一项具有里程碑意义的随机对照试验证明，使用 5-ALA 荧光引导手术可以更完整地切除高级别胶质瘤，提高患者的无进展生存期[26]。

（二）荧光素钠

荧光素钠是一种有机小分子盐，细胞外非特异性荧光团。目前已被 FDA 批准用于视网膜血管造影及超适应证用于脑肿瘤切除术。患者气管插管后、切皮前静脉注射荧光素钠，由于血脑屏障的破坏其在高级别胶质瘤中蓄积。脑肿瘤中荧光素钠的荧光为白光背景下呈现黄绿色[14]。荧光素

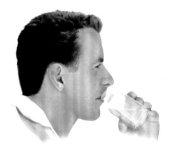

▲ 图 1-2　利用手术显微镜激发 5-ALA 代谢物、原卟啉 IX、进行术中肿瘤荧光及荧光实时成像引导手术

的激发峰值为 480nm（范围 465～490nm），而荧光辐射峰值为 525nm（范围 500～530nm）[14, 27]。如果术中出现干扰，荧光素会发生渗漏并在肿瘤周围正常脑组织及硬脑膜上出现非特异性组织荧光。全身给药后，荧光可持续 2～3h。此外，在使用荧光素钠时应小心谨慎，如果注射过快或浓度过高，可能会产生有害副作用[28, 29]。荧光素钠最初应用于高级别胶质瘤（第 10 章和第 11 章），但也见于其他脑肿瘤（第 10 章）[30-33]。

（三）吲哚菁绿（ICG）

吲哚菁绿是一种小的水溶性有机分子，可作为细胞外非特异性荧光团。吲哚菁绿是一种近红外荧光团，于 1956 年被 FDA 批准用于诊断心血管和肝功能异常。1975 年，FDA 批准其用于眼科血管造影。静脉注射后，ICG 在 1～2s 内结合蛋白，主要是球蛋白（α_1- 脂蛋白和白蛋白），滞留于血管内并维持正常血管渗透性。ICG 流仅持续约 15s。破坏的血脑屏障可以使 ICG 积聚在脑肿瘤中。ICG 的最大吸收或激发值为 805nm（范围 700～850nm），荧光辐射为 835nm（范围 780～950nm）。荧光由非增强摄像机记录，光学滤光片同时阻挡环境光和激发光，以仅能观察到 ICG 诱导的荧光。因而可实时观察动脉、毛细血管和静脉血管造影图像。ICG 血管造影已成为实时评估术中血管解剖和分析血流动力学的有效方法。ICG 主要用于脑血管手术中，特别是动脉瘤夹闭术（第 18 章）、动静脉畸形（AVM）（第 19 章）和颅内外（EC-IC）血管搭桥手术（第 20 章）[34-36]。最近，ICG 被用来检测血脑屏障破坏的脑肿瘤。由于其在注射后几分钟内即可将分子可视化，为了将其与传统的血管造影方法相区分，ICG 被著以"第二窗口"（SWIG），大剂量静脉注射后 24h 内保持显像（第 12 章）[37]。

四、激发光源

目前，在神经外科手术中最常用的激发光源是配有滤光器的手术显微镜，可以观察特定波长范围内的激发荧光（图 1-3）。该装置包括一个标准白光发射源和一个激发与观测低通和高通光学滤波器的组合元件。上述所提及的光学滤波器已商业化。为了实现 PpⅨ荧光可视化，手术显微

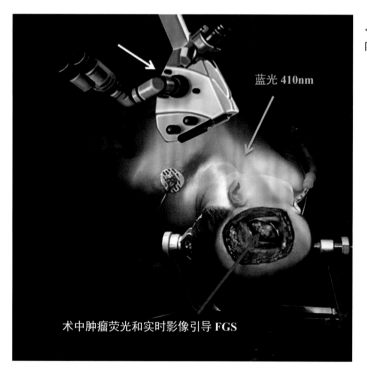

蓝光 410nm

术中肿瘤荧光和实时影像引导 FGS

◀ 图 1-3　5- 氨基乙酰丙酸经口服转化为细胞内荧光代谢物原卟啉Ⅸ

镜使用两个氙气光源。显微镜发出蓝光（405nm）激发 Pp IX，辐射出 480～730nm 范围的荧光。由于蓝光波长较短，脑组织和肿瘤组织的深度穿透性受限。发出的红色荧光所含能量不及蓝色激发光。因此，为了让手术医生能够看到 100% 的肿瘤红色荧光，必须使用过滤片来阻挡 90% 的蓝光。但由于手术医生仍需要光源来完成肿瘤切除，因此只有 90% 的蓝光被阻挡。荧光显微镜可以通过配备专用滤镜实现荧光成像。此类显微镜可实现蓝光激发和 540～690nm 辐射滤光片荧光成像。

对于近红外荧光可视化效果（如 ICG），光源内通过更换滤光片可将 700nm 可见光增加到 800nm。这种额外的近红外能量对于注射 ICG 后激发荧光至关重要。可视化 ICG 荧光效果取决于专用的黑白高灵敏近红外相机和一个 820～860nm 的过滤器，以显示医生肉眼所看不见的荧光。由于血液流动是一个动态过程，ICG 流动仅持续约 15s，需要在显微镜上添加录像软件。因此，外科医生可以使用慢动作再次播放功能，在荧光手术显微镜下，只需按下按钮即可循环播放血管荧光回路[38]。

五、临床研究中的靶向荧光团

（一）荧光烷基磷胆碱类似物 1501 和 1502

烷基磷酸胆碱（APC）是一类具有抗肿瘤活性的小磷脂分子。荧光 APC 类似物联合多模态融合技术新近应用于术中识别肿瘤边缘（第 13 章）。荧光 APC 可结合正电子发射断层成像（PET）用于无创定位、癌症分期及放射治疗[39, 40]。相同的 APC 主链可以与两个不同的荧光团（1501 和 1502）连接，其中 1502 涉及近红外荧光，专为 FGS 研发。APC 1502 已在临床前啮齿类动物模型中得到验证，其他形式的 APC 类似物目前正处于临床研发阶段[41]。

（二）Tozuleristide

Tozuleristide 是一种可以靶向脑肿瘤的近红外分子（第 14 章），由氯毒素、肿瘤靶向肽及吲哚菁绿组成[42]。Tozuleristide 已参与多个 I 期临床试验，尚未见毒副作用报道[43]。目前进一步临床试验正在进行，以明确其在胶质瘤荧光引导手术中的作用。扫描红外成像系统（SIRIS）是检测 Tozuleristide 在肿瘤组织中产生的近红外光的必要设备，研究证实 SIRIS 可以准确区分正常脑组织和肿瘤组织[44]。

六、未来手持式技术

目前手术显微镜荧光技术的灵敏度和识别度仍有限，在大多数低级别胶质瘤或弥漫浸润性胶质瘤中无法检测到可见荧光[4]。随着未来手持式技术的发展，荧光可视化程度以及肿瘤组织中荧光团敏感性显著提升。最近报道了一种能够超灵敏度检测 Pp IX 荧光的手持式光谱设备[5]。术中光谱学灵敏度至少比目前的手术显微镜高 3 个数量级，从而可对多达 1000 个肿瘤细胞进行超敏检测。在特异性方面，术中光谱法可区分脑肿瘤细胞与正常脑细胞，对比信号比率超过 100。最近研究表明，光纤探针定量检测 Pp IX 可用于术中观察无荧光的低级别胶质瘤[45]。共聚焦显微镜也是一种很有潜力的新技术，可以增强术中低级别胶质瘤的检出度[46]。相比于普通显微镜，其可以与特定的手持式探头联合使用，创造近距离手术操作空间。手持设备的出现增强了获取荧光信号的敏感性，让 Pp IX 在肿瘤组织中更加清晰可见，而目前普通手术显微镜无法实现。

七、双荧光标记和荧光引导手术

FGS 双重荧光标记利用了多重荧光团的优

势。目前已有科研团队开始研究 5-ALA 与荧光素在高级别胶质瘤患者中的协同作用。5-ALA 可以鉴别肿瘤，而荧光素可以提供瘤周正常脑组织荧光。对 6 例患者的初步研究发现，双重荧光标记提供了良好的背景信息，有利于 FGS 中 5-ALA 引导下的肿瘤识别和切除[47]。

八、代谢成像与荧光引导手术结合

胶质瘤作为高度浸润性肿瘤，其特征是浸润的肿瘤细胞可以从肿瘤本体向外延伸几厘米。目前，对比增强 MRI 是术前确定手术切除范围的主要方法。然而，对比增强不能完全确认肿瘤范围，导致局灶性肿瘤难以控制。全脑磁共振成像（sMRI）是一种术前成像技术，利用代谢改变 [胆

碱（Cho）、N- 乙酰天冬氨酸（NAA）] 来识别肿瘤浸润的区域[2]。sMRI 呈现的全脑代谢图可以覆盖术中神经导航以利于手术规划（图 1-4）。在高级别胶质瘤患者中，高分辨率 sMRI 和 5-ALA 荧光引导手术相结合可能会使肿瘤的切除更加彻底[48]。一项针对高级别胶质瘤的可行性研究指出通过 sMRI 识别肿瘤浸润区域并通过 5-ALA 荧光引导手术可以切除在常规增强 MRI 上显示为正常的肿瘤区域[48]。

九、荧光引导手术及肿瘤边缘

使用荧光引导手术可以识别高级别胶质瘤的浸润性边缘。特别是 5-ALA 荧光引导手术可以通过显微镜观察到的荧光强度来区分肿瘤与边缘[23]。5-ALA 荧光区中高强度的红紫色荧光提示

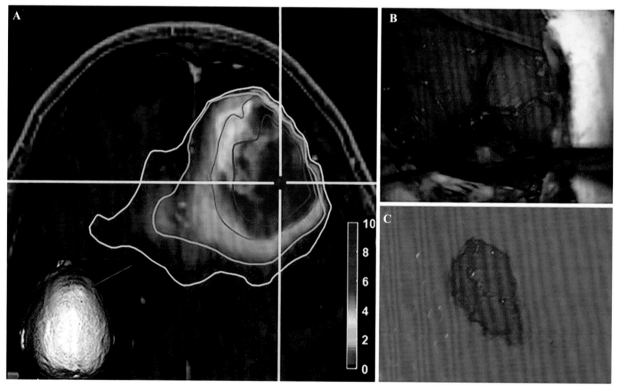

▲ 图 1-4　光谱磁共振和 5- 氨基乙酰丙酸（5-ALA）荧光引导手术（FGS）

A. 神经导航下的解剖学和代谢数据视图，包括高级别胶质瘤患者胆碱 /N- 乙酰天冬氨酸（Chol/NAA）比值等高线（黄色，1.5 倍；绿色，2 倍；橙色，5 倍；红色，Chol/NAA 比率较正常对侧白质增加 10 倍）；B. 利用手术显微镜，通过神经导航和 5-ALA 诱导的组织荧光识别代谢异常区域；C. 5-ALA FGS 组织样本（经 Cordova 等[48] 许可转载）

高密度、高增殖的脑肿瘤细胞，而较弱的粉红色荧光强度提示肿瘤浸润组织[49]。这些特征使实现术中实时明确肿瘤边缘成为可能。由于几乎所有高级别胶质瘤为局部复发，针对性的肿瘤边缘取样可以更好地明确肿瘤基因组学和蛋白质组学的改变以利于实现靶向治疗[50]。

参考文献

[1] Alturkistani HA, Tashkandi FM, Mohammedsaleh ZM. Histological stains: a literature review and case study. Glob J Health Sci. 2015; 8(3):72–79

[2] Hadjipanayis CG, Jiang H, Roberts DW, Yang L. Current and future clinical applications for optical imaging of cancer: from intraoperative surgical guidance to cancer screening. Semin Oncol. 2011; 38(1):109–118

[3] Hadjipanayis C. Current applications and advances in fluorescence-guided neurosurgery. Lecture presented at: AANS NREF Webinar; September 14, 2016

[4] Hadjipanayis CG, Widhalm G, Stummer W. What is the surgical benefit of utilizing 5-aminolevulinic acid for fluorescence-guided surgery of malignant gliomas? Neurosurgery. 2015; 77(5):663–673

[5] Kairdolf BA, Bouras A, Kaluzova M, et al. Intraoperative spectroscopy with ultrahigh sensitivity for image-guided surgery of malignant brain tumors. Anal Chem. 2016; 88(1):858–867

[6] Fluorescence Tutorials. Invitrogen. Thermo Fisher Scientific. Available at: https://www.thermofisher.com/us/en/home/support/tutorials.html. Accessed January 24, 2018

[7] Diaspro A, Chirico G, Usai C, Ramoino P, Dobrucki J. Photobleaching. In: Pawley J, ed. Handbook of Biological Confocal Microscopy. Boston, MA: Springer; 2006:690–699

[8] Hawrysz DJ, Sevick-Muraca EM. Developments toward diagnostic breast cancer imaging using near-infrared optical measurements and fluorescent contrast agents. Neoplasia. 2000; 2(5):388–417

[9] Jiang H, Ramesh S, Bartlett M. Combined optical and fluorescence imaging for breast cancer detection and diagnosis. Crit Rev Biomed Eng. 2000; 28(3–4): 371–375

[10] Liebert A, Wabnitz H, Obrig H, et al. Non-invasive detection of fluorescence from exogenous chromophores in the adult human brain. Neuroimage. 2006; 31(2):600–608

[11] Troyan SL, Kianzad V, Gibbs-Strauss SL, et al. The FLARE intraoperative nearinfrared fluorescence imaging system: a first-in-human clinical trial in breast cancer sentinel lymph node mapping. Ann Surg Oncol. 2009; 16(10):2943– 2952

[12] Ferraro N, Barbarite E, Albert TR, et al. The role of 5-aminolevulinic acid in brain tumor surgery: a systematic review. Neurosurg Rev. 2016; 39(4):545–555

[13] Stummer W, Stocker S, Wagner S, et al. Intraoperative detection of malignant gliomas by 5-aminolevulinic acid-induced porphyrin fluorescence. Neurosurgery. 1998; 42(3):518–525, discussion 525–526

[14] Pogue BW, Gibbs-Strauss S, Valdés PA, Samkoe K, Roberts DW, Paulsen KD. Review of neurosurgical fluorescence imaging methodologies. IEEE J Sel Top Quantum Electron. 2010; 16(3):493–505

[15] Matsumoto K, Hagiya Y, Endo Y, et al. Effects of plasma membrane ABCB6 on 5-aminolevulinic acid (ALA)-induced porphyrin accumulation in vitro: tumor cell response to hypoxia. Photodiagn Photodyn Ther. 2015; 12(1):45–51

[16] Lau D, Hervey-Jumper SL, Chang S, et al. A prospective phase II clinical trial of 5-aminolevulinic acid to assess the correlation of intraoperative fluorescence intensity and degree of histologic cellularity during resection of high-grade gliomas. J Neurosurg. 2016; 124(5):1300–1309

[17] Stummer W, Novotny A, Stepp H, Goetz C, Bise K, Reulen HJ. Fluorescenceguided resection of glioblastoma multiforme by using 5-aminolevulinic acidinduced porphyrins: a prospective study in 52 consecutive patients. J Neurosurg. 2000; 93(6):1003–1013

[18] Coburger J, Engelke J, Scheuerle A, et al. Tumor detection with 5-aminolevulinic acid fluorescence and Gd-DTPA-enhanced intraoperative MRI at the border of contrast-enhancing lesions: a prospective study based on histopathological assessment. Neurosurg Focus. 2014; 36(2):E3

[19] Díez Valle R, Tejada Solis S, Idoate Gastearena MA, García de Eulate R, Domínguez Echávarri P, Aristu Mendiroz J. Surgery guided by 5-aminolevulinic fluorescence in glioblastoma: volumetric analysis of extent of resection in single-center experience. J Neurooncol. 2011; 102(1):105–113

[20] Ewelt C, Nemes A, Senner V, et al. Fluorescence in neurosurgery: its diagnostic and therapeutic use. Review of the literature. J Photochem Photobiol B. 2015; 148:302–309

[21] Idoate MA, Díez Valle R, Echeveste J, Tejada S. Pathological characterization of the glioblastoma border as shown during surgery using 5-aminolevulinic acid-induced fluorescence. Neuropathology. 2011; 31(6):575–582

[22] Hauser SB, Kockro RA, Actor B, Sarnthein J, Bernays RL. Combining 5-aminolevulinic acid fluorescence and intraoperative magnetic resonance imaging in glioblastoma surgery: a histology-based evaluation. Neurosurgery. 2016; 78(4):475–483

[23] Roberts DW, Valdés PA, Harris BT, et al. Coregistered fluorescence-enhanced tumor resection of malignant glioma: relationships between δ-aminolevulinic acid-induced protoporphyrin IX fluorescence, magnetic resonance imaging enhancement, and neuropathological parameters. Clinical article. J Neurosurg. 2011; 114(3):595–603

[24] Widhalm G, Kiesel B, Woehrer A, et al. 5-Aminolevulinic acid induced fluorescence is a powerful intraoperative marker for precise histopathological grading of gliomas with non-significant contrast-enhancement. PLoS One. 2013; 8(10):e76988

[25] Cordova JS, Gurbani SS, Holder CA, et al. Semi-automated volumetric and morphological assessment of glioblastoma resection with fluorescenceguided surgery. Mol Imaging Biol. 2016; 18(3):454–462

[26] Stummer W, Pichlmeier U, Meinel T, Wiestler OD, Zanella F, Reulen HJ, ALAGlioma Study Group. Fluorescence-guided surgery with 5-aminolevulinic acid for resection of malignant glioma: a randomised controlled multicentre phase III trial. Lancet Oncol. 2006; 7(5):392–401

[27] Sjöback R, Nygren J, Kubista M. Absorption and fluorescence properties of fluorescein. Spectrochim Acta A Mol Biomol Spectrosc. 1995; 51(6):L7–L21

[28] Dilek O, Ihsan A, Tulay H. Anaphylactic reaction after fluorescein sodium administration during intracranial surgery. J Clin Neurosci. 2011; 18(3):430–431

[29] Tanahashi S, Lida H, Dohi S. An anaphylactoid reaction after administration of fluorescein sodium during neurosurgery. Anesth Analg. 2006; 103(2):503

[30] da Silva CE, da Silva JL, da Silva VD. Use of sodium fluorescein in skull base tumors. Surg Neurol Int. 2010; 1:70

[31] Höhne J, Hohenberger C, Proescholdt M, et al. Fluorescein sodium-guided resection of cerebral metastases-an update. Acta Neurochir (Wien). 2017; 159(2):363–367

[32] Acerbi F, Broggi M, Schebesch KM, et al. Fluorescein-guided surgery for resection of high-grade gliomas: a multicentric prospective phase II study (FLUOGLIO). Clin Cancer Res. 2018; 24(1):52–61

[33] Neira JA, Ung TH, Sims JS, et al. Aggressive resection at the infiltrative margins of glioblastoma facilitated by intraoperative fluorescein guidance. J Neurosurg. 2017; 127(1):111–122

[34] Balamurugan S, Agrawal A, Kato Y, Sano H. Intra operative indocyanine green video-angiography in cerebrovascular surgery: an overview with review of literature. Asian J Neurosurg. 2011; 6(2):88–93

[35] Raabe A, Beck J, Gerlach R, Zimmermann M, Seifert V. Near-infrared indocyanine green video angiography: a new method for intraoperative assessment of vascular flow. Neurosurgery. 2003; 52(1):132–139, discussion 139

[36] Raabe A, Nakaji P, Beck J, et al. Prospective evaluation of surgical microscopeintegrated intraoperative near-infrared indocyanine green videoangiography during aneurysm surgery. J Neurosurg. 2005;

103(6):982–989

[37] Lee JY, Thawani JP, Pierce J, et al. Intraoperative near-infrared optical imaging can localize gadolinium-enhancing gliomas during surgery. Neurosurgery. 2016; 79(6):856–871

[38] Sturgis M. Design and use of the surgical microscope in fluorescence-guided surgery. In: Rosenthal E, Zinn K, eds. Optical Imaging of Cancer: Clinical Applications. New York, NY: Springer; 2010:49–58

[39] Swanson KI, Clark PA, Zhang RR, et al. Fluorescent cancer-selective alkylphosphocholine analogs for intraoperative glioma detection. Neurosurgery. 2015; 76(2):115–123, discussion 123–124

[40] Zhang RR, Swanson KI, Hall LT, Weichert JP, Kuo JS. Diapeutic cancertargeting alkylphosphocholine analogs may advance management of brain malignancies. CNS Oncol. 2016; 5(4):223–231

[41] Zhang RR, Schroeder AB, Grudzinski JJ, et al. Beyond the margins: real-time detection of cancer using targeted fluorophores. Nat Rev Clin Oncol. 2017; 14 (6):347–364

[42] Parrish-Novak J, Byrnes-Blake K, Lalayeva N, et al. Nonclinical Profile of BLZ- 100, a Tumor-Targeting Fluorescent Imaging Agent. Int J Toxicol. 2017; 36(2): 104–112

[43] Miller D, Patil C, Walker D, et al. Phase 1 safety study of BLZ-100 for fluorescence-guided resection of glioma in adult subjects. Neuro-oncol. 2016; 18 suppl 6:vi12–vi13

[44] Butte PV, Mamelak A, Parrish-Novak J, et al. Near-infrared imaging of brain tumors using the Tumor Paint BLZ-100 to achieve near-complete resection of brain tumors. Neurosurg Focus. 2014; 36(2):E1

[45] Valdés PA, Leblond F, Kim A, et al. Quantitative fluorescence in intracranial tumor: implications for ALA-induced PpIX as an intraoperative biomarker. J Neurosurg. 2011; 115(1):11–17

[46] Sanai N, Snyder LA, Honea NJ, et al. Intraoperative confocal microscopy in the visualization of 5-aminolevulinic acid fluorescence in low-grade gliomas. J Neurosurg. 2011; 115(4):740–748

[47] Suero Molina E, Wölfer J, Ewelt C, Ehrhardt A, Brokinkel B, Stummer W. Duallabeling with 5-aminolevulinic acid and fluorescein for fluorescence-guided resection of high-grade gliomas: technical note. J Neurosurg. 2018; 128(2): 399–405

[48] Cordova JS, Shu HK, Liang Z, et al. Whole-brain spectroscopic MRI biomarkers identify infiltrating margins in glioblastoma patients. Neuro-oncol. 2016; 18 (8):1180–1189

[49] Stummer W, Tonn JC, Goetz C, et al. 5-Aminolevulinic acid-derived tumor fluorescence: the diagnostic accuracy of visible fluorescence qualities as corroborated by spectrometry and histology and postoperative imaging. Neurosurgery. 2014; 74(3):310–319, discussion 319–320

[50] Ross JL, Cooper LAD, Kong J, et al. 5-Aminolevulinic acid guided sampling of glioblastoma microenvironments identifies pro-survival signaling at infiltrative margins. Sci Rep. 2017; 7(1):15593

第2章 脑组织术中成像的设计和评估

Designing and Reporting Studies on Intraoperative Tissue Imaging in the Brain

Walter Stummer **著**

肖 群 **译**

张 弛 **校**

摘要： 目前，术中组织荧光是临床用于识别被肿瘤浸润脑组织最常用的方法之一，其与其他研究中或转化中的术中组织成像技术在神经外科手术中发挥了越来越重要的作用。然而，这些技术的迅速发展，急需评估及比较。本章试图阐明及评估术中组织成像的准确性与临床有效性研究可能涉及的背景、混杂因素和困难，并讨论需要重点关注的部分，以确保透明度、可重复性和可比性。

关键词： 荧光；术中组织诊断；诊断准确性；敏感性；特异性

一、概述

在过去的 20 年中，脑胶质瘤的神经外科手术经历了巨大的发展。目前，神经肿瘤学指南已经肯定了所有类型的胶质瘤在保证安全前提下手术最大化切除的重要价值[1-5]。术中导航和监测的普及有助于提高安全性[6]，然而，即使在外科显微镜的辅助下，与正常脑组织相比，外科医生对被肿瘤浸润脑组织的视觉感知最多只有颜色和质地的细微差异，且触觉感受更为有限[7]。准确识别肿瘤组织边界并在安全范围内进行手术并保持神经功能完整，对于改善肿瘤预后至关重要。

术中 MRI[8-10]、超声[11-13] 或神经导航[14-16]等术中鉴别残留肿瘤的技术都有其固有的局限性，如 MRI 价格高昂、导航过程中脑组织漂移移位等，且这些技术方法都无法提供实时情况，需要中断手术以收集分析肿瘤位置信息，并与手术情况对照。一些高精度方法（例如标本冰冻切片）或较新的方法（如共聚焦显微镜[17, 18]、自发荧光光谱[19, 20] 或拉曼光谱[21-23]）具有高分辨率及更为精确的空间性，然而其只能评估极小区域，这使得这些技术在术中活检时较为有效，却难以在实时切除中发挥作用。

这些方法的局限性使得神经外科医生对术中组织光学成像这一新兴的、不断发展的领域更为青睐。

光学组织成像具有独特性（表 2-1）。外科医生在手术时通过显微镜看到组织中的信号（如荧光），实时获得术中脑组织信息并及时做出手术决策，进行操作和肿瘤切除，而不必中断手术；

表 2-1　术中组织光学成像的潜在优缺点

优　点	缺　点
• 实时 • 熟悉的放大倍率 • 无须担心脑组织移位 • 完全整合到显微镜	• 使用光学成像策略在一定程度上会丢失正常的光学信息 • 所选方法具有时间依赖性 • 有关药物、设备的监管问题 • 平面二维显示 • 手术过程中信号经常模糊（血液、止血药） • 手术操作致信号改变

脑组织漂移移位是神经导航的混杂因素，但是在光学组织成像中并不存在此问题；光学成像组件已集成到手术显微镜中，手术室中无须额外设备；此外，外科医生在经过多年训练与实践，熟悉的放大倍率与舒适的视觉辅助工具更有利于手术进行。

然而，光学组织成像及荧光依然存在潜在的不足，来自组织的光信号受限并导致视觉信息的丢失。由于必须采用特定波长激发荧光，因此背景通常亮度有限，尽管可以通过在常规照明和荧光照明之间进行切换来部分缓解此问题，但仍然可能对手术造成一定阻碍。此外，术中对于组织的观察一般仅限于表面，且血液或止血材料（如止血纱布）可能阻碍观察。在使用荧光染料时，强光可使组织表面发白[24,25]，另外手术对血脑屏障的破坏也可导致血液中所携带的药物外渗[26,27]。

通过 5- 氨基乙酰丙酸（5-ALA）[25,28] 在肿瘤组织中诱导卟啉，使用特定的激发光并结合在显微镜中的滤光器系统进行可视化，可实现术中组织成像。在 2007 年获得欧洲药品管理局（EMA）及 2017 年美国食品药品管理局（FDA）批准后[29]，5-ALA 是目前唯一可用于术中组织成像的试剂。目前，多种新的靶向或非靶向恶性肿瘤组织的荧光染料正在被探索及研究[30]。

二、监管问题

从 FDA 的角度[31]，药品获批主要涉及两方面原则：安全和对患者有利。简单地将组织信号（如荧光）与已知肿瘤的位置相关联，可能不足以获得批准。成本效益不是主要问题，因为 FDA 的职责是评估技术和药品，并不关注成本。成本及费用是引入药品后的医疗保险和医疗补助服务中心（CMS）的责任。

监管问题也涉及术中成像技术的硬件方面。已批准的设备可能与新药物一起进行测试，或者新设备可能须与已知药物进行测试，从而由硬件方面改善成像。本章不涵盖 FDA 对设备的可能要求，也不涉及如何对此类设备进行详细测试或比较。

可能获批的药物必须证明可使患者受益。受益可基于标准外科手术切除后对额外病变组织的识别。恶性组织的更彻底清除与生存或其他临床获益直接相关，减少了再次手术的概率。如果有证据表明更为彻底的减压手术与更好的预后相关，则足以说明光学组织成像技术可提高减压手术的安全性和有效性[31]。对于胶质瘤，尽管神经肿瘤学界对此深信不疑，然而，监管机构依然谨慎，原因是缺乏针对这些问题的神经外科随机研究。这是 5-ALA 获得批准的过程中 FDA 讨论的核心问题。

在进行影像学研究的过程中，另一个主要的问题是偏倚的最小化[31]。随机化可能是一种解决方案；但是，使手术医生不知情显然十分困难。术中对照研究可能是另一种选择，即使用一种方法（常规照明），并与新的方法进行对照研究。这种方法也必须经过精心设计，以减少偏差。

三、实用方法

（一）发展步骤

在确定药物的毒理学安全性和药代动力学后，评估该方法的第一步，就是要验证其诊断性能，如是否能真正显示出肿瘤，在多大程度上显示出肿瘤浸润的脑组织（表 2-2）。此类数据可先由动物实验产生，然后再通过临床检测。

表 2-2　术中显影剂或技术的发展步骤

- 毒理学和药物动力学
- 基于组织学的诊断准确性
- 诊断措施 PPV、NPV、敏感性、特异性
- 敏感性与肿瘤细胞密度的关系
- 高亮组织与特定 MRI 序列的关系
- 新方法与已建立方法的关系
- 有利于患者

MRI. 磁共振成像；NPV. 阴性预测值；PPV. 阳性预测值

后续步骤可能是确定组织信号与 MRI 上肿瘤信号的相关性，以及建立并完善术前肿瘤成像的方法。必须注意的是，胶质瘤是弥漫性、广泛浸润性病变。在胶质瘤手术中，期望使用一种方法以标记每一个肿瘤细胞是不可能的。通常情况下，低级别胶质瘤的可视化范围是 MRI 流体衰减反转恢复序列（FLAIR）所显示的异常范围，而高级别胶质瘤则是肿瘤的钆剂增强部分。

这些药物的使用如果转化为更好的临床结果则将具有极好说服力，例如更彻底的、安全的切除或延长无进展和总体生存期。这也是外科肿瘤学的最终目标，FDA 并不特别将生存期作为描述术中成像结果的研究终点。

重要的是，目前开发中用于术中组织成像的药物和程序较多，在进行直接比较时，基本问题是如何执行并可能会基于价格和效用展开对比，但最终患者的安全性和有效性是核心因素。

然而，到目前为止，尚无评估术中影像学方法的标准，且 FDA 尚未提供有关该领域的指导。

本章的最后一部分将讨论与诊断性能评估有关的方面，概述有关术中影像学方法评估和报告的认识与可能的困难。由于这是一个新兴领域，没有详细的监管与评估先例，学术界应该帮助确定可能的方法，并尽快解决这些问题。

（二）与术中影像学诊断准确性评估相关的可能变量和困难

在评估术中诊断方法时，可能需要处理以下几个问题。

1. 信号检测并将其用于肿瘤切除的方法应与测试方法相一致

例如，如果一种方法依赖于视觉识别，那么该方法应该通过视觉识别进行测试并以此为基础用于手术治疗。如使用光谱测定法或确定相机返回信号的亮度来评估诊断，外科医生在手术过程中不能根据其视觉感知来确定阈值，该制剂在手术期间的真实反应可能受限。

2. 阈值及其对诊断准确性的影响

一些方法也会在一定程度上突出正常组织。例如自发荧光等依赖内在信号的方法[19, 20]、使用血管内注射药物来突出肿瘤（例如荧光素）[26, 27, 32, 33]。这些化合物尽管在肿瘤组织中浓度较高，然而其在一定程度上会凸显所有脑组织。低信噪比的方法将需要某种形式的阈值定义，超过该阈值定义就可认定为阳性。提高阈值将导致更少的假阴性，而降低阈值将导致更多的假阳性。因此，此阈值必须被清楚地描述，定义阈值将直接影响诊断的准确性。理想情况下需要使用 ROC 曲线以实现准确描述[34]。另外，阈值仅在依赖于图像处理的方法中起作用，对于可视方法，人类视觉认知的灵活性和适应性太强，无法实现客观的阈值化，定义阈值将十分困难。

3. 术中信号随时间的变化

研究人员应注意，在持续数小时的神经外科手术过程中，组织中诱导的信号将会随时间变化。ALA 诱导的卟啉最长持续时间约 8h[35]。对于荧光素等术中染料，情况会稍复杂[27, 36, 37]。荧

光素对肿瘤细胞没有特异亲和力，最初在灌注组织中浓度较高，并随时间在肿瘤中外渗，导致假选择性。同时，水肿导致的非特异性传播也会对结果造成干扰 [38]。因此，定义合适的报告时间至关重要 [39]。利用"聪明的"荧光团，例如烷基磷酸胆碱（APC）类似物 [40]，与氯毒素结合的荧光色素 [41, 42] 或靶向整合素受体的荧光色素 [43] 等，这些化合物通过受损的血脑屏障进入肿瘤，与肿瘤细胞特异性相互作用或结合从而选择性地保留在肿瘤中。渗出的多余染料分子将被冲洗出脑组织间质，并随着时间的推移从血浆中清除。因此，诊断准确性依赖于化合物发挥作用的时间。

4. 检验标准

为了确定试剂正确地识别组织的诊断准确性，需制定标准的比较方法，并以此为基础进行评估。最适宜的方法是组织学方法，然而，在弥漫生长的肿瘤中，正确地识别单个肿瘤细胞极为困难。分子标记物，如异枸橼酸脱氢酶1（IDH1）突变、Ki-67/MIB-1 或 p53，与单纯HE 染色相比，可能会增加诊断敏感性并直接影响诊断性能。

已建立的方法可以作为检验标准。在随机5-ALA 研究中，比较的是传统白光显微外科手术的切除率，而未来的研究可能需要使用 5-ALA 荧光引导的切除率作为比较。另一个可能的检验标准是磁共振成像，其是对切除程度和疾病状态评估的基本方式之一。使用 MRI 作为检测标准需要建立术中信号与 MRI 之间的相关性，如通过神经导航。分辨率问题和脑组织漂移移位可能是需要考虑的显著混淆因素。表 2-3 汇编了几种检验标准，它们可能被使用的研究类型与这些检验标准相关的可能混淆因素。

（三）使用常规参数提高诊断准确性

肿瘤完全切除与减瘤术：在一般的肿瘤外科手术中，完全清除肿瘤的边缘是外科手术的目标（图 2-1）。在胶质瘤手术中，由于肿瘤的浸润生物学特性，这一目标几乎是不可能实现的。尽可能地减少肿瘤细胞负荷是外科手术的目的，尽管最佳的切除效果在 MRI 上体现为造影剂增强的肿瘤完全切除，但在胶质母细胞瘤（GBM）中，即使距 MRI 造影剂增强的距离几厘米的区域残留浸润细胞也是可以预期和接受的。在非中枢神经系统（CNS）肿瘤中，术中成像技术必须正确识别所有肿瘤细胞。对于这类癌症，用二分法来确定诊断的准确性是合适的(肿瘤是 / 否)。然而，在侵袭中枢神经系统恶性肿瘤中，该技术必须显示出特定细胞密度的可视化。对于一般的肿瘤学

表 2-3 可能的比较标准或检验标准

比较及检验标准	可能的研究类型	混淆因素
基于组织学评估	• 单臂 • 随机	基于不同方法学的不同结果，如分子标记（IDH1、Ki-67、p53）或简单的 HE 染色
与已建立的光学成像方法的比较	• 顺序随机 • 随机	开放性、非盲性光学评估产生的偏差
基于 MRI 切除率的比较	• 病例对照 • 推荐随机	个体研究中的病例选择混淆了单臂评估和可比性。应该使用何种 MR 序列
无进展生存期，总体生存率	• 病例对照 • 推荐随机	单臂研究中的病例选择混淆解释；对切除的影响难以把握，因为不是术中检测，而是切除率是决定结果的因素
安全性	• 单臂 • 推荐随机	毒理学安全性；与手术有关的程序安全

HE. 苏木精和伊红染色；IDH1. 异枸橼酸脱氢酶 1；MRI. 磁共振成像

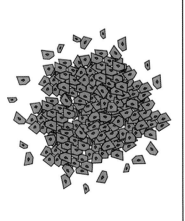 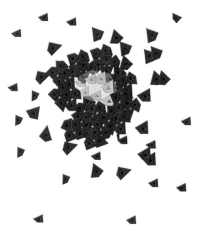

◀ 图 2-1　所示转移瘤（左）和胶质瘤（右）之间浸润区域的不同

虽然术中影像学方法可以显示所有肿瘤细胞的转移情况，从而实现组织学上的完全切除，但这并不是胶质瘤手术的目标。胶质瘤具有广泛的浸润性，由于功能保留的需要，切除仅限于细胞密度较高的部分，近似于 MRI 上低级别胶质瘤的液体衰减反转恢复（FLAIR）异常范围，和高级别胶质瘤中增强部分（圆圈）

家而言，减少肿瘤细胞负荷具有价值这一原理很难把握，并且在 FDA 批准 5-ALA 的过程中引起了激烈的讨论。常规的特异性、敏感性、阳性预测值（PPV）和阴性预测值（NPV）等指标在评估接受合理的肿瘤减瘤术治疗时显得不足。在胶质瘤的手术中，使肿瘤负荷降低至浸润细胞密度的 10% 可能就足够了，因为这已经超出了增强造影剂显示的肿瘤范围，而切除造影剂增强部分的肿瘤是手术的首要目的。当使用二分法定义肿瘤（肿瘤是 / 否）时，当肿瘤细胞密度为 10% 时，即使采用非常有效的成像方法，由于大量假阴性影像，结果可能不甚理想。

因此，手术的目的是最大化减少肿瘤细胞，而使用二分法描述"敏感性"或"特异性"可能会过分简化评估浸润性肿瘤术中组织诊断准确性的要求。正是由于这个原因，在手术中使用光学方法观察肿瘤细胞时，检测肿瘤细胞的密度是有重要意义的。

但是，如果研究人员希望采用这些经典的诊断准确性测量方法，则需要考虑多个混杂因素和偏倚，并要求报告透明化。

理想的情况下，在术中成像中，荧光剂仅存在于肿瘤部分或浸润的组织，而正常组织则为阴性。

如果需要确定诊断的准确性，神经外科医生需要收集部分组织以组织活检并确定以下情况：

①所有样本均带有肿瘤和荧光（真阳性）；②所有肿瘤样本均无荧光（假阴性）；③所有正常组织的样本显示荧光（假阳性）；④所有正常组织的样本都没有荧光（真阴性）。

然后，神经外科医生将使用他熟悉的计算方式和术语，如敏感性、特异性、阳性和阴性预测值（表 2-4）。这种方法看起来很简单，但是，使用这些计算方式和术语来评估术中成像方法可能稍有困难。

首先，这些方法是为诊断的目的而制定的，即从一名患者身上提取一个样本，如用于测定前列腺特异性抗原（PSA）[44]。然而，通常情况下，在脑组织中，会尽可能多地采集样本，以尽可能的计算出准确的灵敏度和特异性。正是这种看法使得所有试图确定一种试剂在脑组织中的敏感性和特异性的尝试都极易产生偏倚和失误。通常为

表 2-4　诊断决策矩阵

		真实病变状态	
		有肿瘤细胞	无肿瘤细胞
检测结果	阳性	真阳性（TP）	假阳性（FP）
	阴性	假阴性（FN）	真阴性（TN）

注：灵敏度 = 真阳性 /（真阳性 + 假阴性）

特异性 = 真阴性 /（真阴性 + 假阳性）

阳性预测值（PPV）= 真阳性 /（真阳性 + 假阳性）

阴性预测值（NPV）= 真阴性 /（真阴性 + 假阴性）

评估术中成像方法而收集的多个组织样本需要进行特殊的统计考量，并需要精确定义收集样本的频率和位置。

例如，灵敏度和特异性将取决于在荧光或非荧光区域采集的样品数量，取3个而不是1个非荧光样品可能会完全改变计算出的灵敏度和特异性。同样，在荧光的区域中取10个样本而不是2个样本，对于相同的患者也会得到不同的值。

敏感性和特异性等参数将直接取决于肿瘤浸润活检的位置。如果将其靠近主要肿瘤区域，则发现浸润细胞可能性较大，且由于许多假阴性标本存在，阴性预测值、敏感性和特异性将降低；如果远离主要肿瘤区域，假阴性的数量将较低，而特异性、敏感性和阴性预测值将会升高。

过少的活检不能解释胶质瘤的瘤间和瘤内异质性特征。

但是，敏感性、特异性、阳性预测值和阴性预测值仍然是值得参考的参数，前提是收集样本的方法是绝对透明并可重复的，且多次活检已被统计。

四、结论

在快速发展的术中组织成像领域，神经外科界需要制定评估标准，以确保方法的可重复性、透明性和可比性。鼓励此领域研究者继续探讨。

参考文献

[1] Sanai N, Polley M-Y, McDermott MW, Parsa AT, Berger MS. An extent of resection threshold for newly diagnosed glioblastomas. J Neurosurg. 2011; 115(1):3–8

[2] Sanai N, Berger MS. Glioma extent of resection and its impact on patient outcome. Neurosurgery. 2008; 62(4):753–764, discussion 264–266

[3] Stummer W, Reulen HJ, Meinel T, et al. ALA-Glioma Study Group. Extent of resection and survival in glioblastoma multiforme: identification of and adjustment for bias. Neurosurgery. 2008; 62(3):564–576, discussion 564–576

[4] Weller M, van den Bent M, Tonn JC, et al. European Association for Neuro- Oncology (EANO) Task Force on Gliomas. European Association for Neuro- Oncology (EANO) guideline on the diagnosis and treatment

of adult astrocytic and oligodendroglial gliomas. Lancet Oncol. 2017; 18(6):e315–e329

[5] Stupp R, Brada M, van den Bent MJ, Tonn JC, Pentheroudakis G, ESMO Guidelines Working Group. High-grade glioma: ESMO Clinical Practice Guidelines for diagnosis, treatment and follow-up. Ann Oncol. 2014; 25 suppl 3:iii93–iii101

[6] De Witt Hamer PC, Robles SG, Zwinderman AH, Duffau H, Berger MS. Impact of intraoperative stimulation brain mapping on glioma surgery outcome: a meta-analysis. J Clin Oncol. 2012; 30(20):2559–2565

[7] Albert FK, Forsting M, Sartor K, Adams HP, Kunze S. Early postoperative magnetic resonance imaging after resection of malignant glioma: objective evaluation of residual tumor and its influence on regrowth and prognosis. Neurosurgery. 1994; 34(1):45–60, discussion 60–61

[8] Kubben PL, ter Meulen KJ, Schijns OEMG, ter Laak-Poort MP, van Overbeeke JJ, van Santbrink H. Intraoperative MRI-guided resection of glioblastoma multiforme: a systematic review. Lancet Oncol. 2011; 12(11):1062–1070

[9] Senft C, Bink A, Franz K, Vatter H, Gasser T, Seifert V. Intraoperative MRI guidance and extent of resection in glioma surgery: a randomised, controlled trial. Lancet Oncol. 2011; 12(11):997–1003

[10] Schneider JP, Trantakis C, Rubach M, et al. Intraoperative MRI to guide the resection of primary supratentorial glioblastoma multiforme–a quantitative radiological analysis. Neuroradiology. 2005; 47(7):489–500

[11] Prada F, Mattei L, Del Bene M, et al. Intraoperative cerebral glioma characterization with contrast enhanced ultrasound. BioMed Res Int. 2014; 2014:484261

[12] Šteňo A, Karlík M, Mendel P, Čík M, Šteňo J. Navigated three-dimensional intraoperative ultrasound-guided awake resection of low-grade glioma partially infiltrating optic radiation. Acta Neurochir (Wien). 2012; 154(7): 1255–1262

[13] Lindner D, Trantakis C, Renner C, et al. Application of intraoperative 3D ultrasound during navigated tumor resection. Minim Invasive Neurosurg. 2006; 49(4):197–202

[14] Wirtz CR, Albert FK, Schwaderer M, et al. The benefit of neuronavigation for neurosurgery analyzed by its impact on glioblastoma surgery. Neurol Res. 2000; 22(4):354–360

[15] Mikuni N, Okada T, Enatsu R, et al. Clinical impact of integrated functional neuronavigation and subcortical electrical stimulation to preserve motor function during resection of brain tumors. J Neurosurg. 2007; 106(4):593– 598

[16] Suess O, Picht T, Kuehn B, Mularski S, Brock M, Kombos T. Neuronavigation without rigid pin fixation of the head in left frontotemporal tumor surgery with intraoperative speech mapping. Neurosurgery. 2007; 60(4) Suppl 2: 330–338, discussion 338

[17] Sanai N, Eschbacher J, Hattendorf G, et al. Intraoperative confocal microscopy for brain tumors: a feasibility analysis in humans. Neurosurgery. 2011; 68(2) suppl operative:282–290, discussion 290

[18] Foersch S, Heimann A, Ayyad A, et al. Confocal laser endomicroscopy for diagnosis and histomorphologic imaging of brain tumors in vivo. PLoS One. 2012; 7(7):e41760

[19] Croce AC, Fiorani S, Locatelli D, et al. Diagnostic potential of autofluorescence for an assisted intraoperative delineation of glioblastoma resection margins. Photochem Photobiol. 2003; 77(3):309–318

[20] Poon WS, Schomacker KT, Deutsch TF, Martuza RL. Laser-induced fluorescence: experimental intraoperative delineation of tumor resection margins. J Neurosurg. 1992; 76(4):679–686

[21] Tanahashi K, Natsume A, Ohka F, et al. Assessment of tumor cells in a mouse model of diffuse infiltrative glioma by Raman spectroscopy. BioMed Res Int. 2014; 2014:860241

[22] Jermyn M, Mok K, Mercier J, et al. Intraoperative brain cancer detection with Raman spectroscopy in humans. Sci Transl Med. 2015; 7(274):274ra19

[23] Kast R, Auner G, Yurgelevic S, et al. Identification of regions of normal grey matter and white matter from pathologic glioblastoma and necrosis in frozen sections using Raman imaging. J Neurooncol. 2015; 125(2):287–295

[24] Song L, Hennink EJ, Young IT, Tanke HJ. Photobleaching kinetics of fluorescein in quantitative fluorescence microscopy. Biophys J. 1995; 68(6): 2588–2600

[25] Stummer W, Stocker S, Wagner S, et al. Intraoperative detection of malignant gliomas by 5-aminolevulinic acid-induced porphyrin fluorescence. Neurosurgery. 1998; 42(3):518–525, discussion 525–526

[26] Suero Molina E, Wölfer J, Ewelt C, Ehrhardt A, Brokinkel B, Stummer W. Duallabeling with 5-aminolevulinic acid and fluorescein for fluorescence-guided resection of high-grade gliomas: technical note. J Neurosurg. 2017(March): 1–7

[27] Stummer W. Factors confounding fluorescein-guided malignant glioma resections: edema bulk flow, dose, timing, and now: imaging hardware? Acta Neurochir (Wien). 2016; 158(2):327–328

[28] Stummer W, Novotny A, Stepp H, Goetz C, Bise K, Reulen HJ. Fluorescenceguided resection of glioblastoma multiforme utilizing 5-ALA-induced porphyrins: a prospective study in 52 consecutive patients. J Neurosurg. 2000; 93(6):1003–1013

[29] U.S. Food & Drug Administration. Approved drugs: aminolevulinic acid hydrochloride, known as ALA HCl (Gleolan, NX Development Corp.) as an optical imaging agent indicated in patients with gliomas. Available at: https://www.fda.gov/Drugs/InformationOnDrugs/ApprovedDrugs/ucm562645.htm. Accessed September 10, 2017

[30] Senders JT, Muskens IS, Schnoor R, et al. Agents for fluorescence-guided glioma surgery: a systematic review of preclinical and clinical results. Acta Neurochir (Wien). 2017; 159(1):151–167

[31] Tummers WS, Warram JM, Tipirneni KE, et al. Regulatory aspects of optical methods and exogenous targets for cancer detection. Cancer Res. 2017; 77 (9):2197–2206

[32] Lovato RM, Vitorino Araujo JL, Esteves Veiga JC. Low-cost device for fluoresceinguided surgery in malignant brain tumor. World Neurosurg. 2017; 104:61–67

[33] Chen B, Wang H, Ge P, et al. Gross total resection of glioma with the intraoperative fluorescence-guidance of fluorescein sodium. Int J Med Sci. 2012; 9(8):708–714

[34] Florkowski CM. Sensitivity, specificity, receiver-operating characteristic (ROC) curves and likelihood ratios: communicating the performance of diagnostic tests. Clin Biochem Rev. 2008; 29(suppl 1):S83–S87

[35] Stummer W, Stepp H, Wiestler OD, Pichlmeier U. Randomized, prospective double-blinded study comparing 3 different doses of 5-aminolevulinic acid for fluorescence-guided resections of malignant gliomas. Neurosurgery. 2017; 81(2):230–239

[36] Schwake M, Stummer W, Suero Molina EJ, Wölfer J. Simultaneous fluorescein sodium and 5-ALA in fluorescence-guided glioma surgery. Acta Neurochir (Wien). 2015; 157(5):877–879

[37] Roberts DW, Olson J. Fluorescein guidance in glioblastoma resection. N Engl J Med. 2017; 376(18):e36

[38] Stummer W, Götz C, Hassan A, Heimann A, Kempski O. Kinetics of photofrin II in perifocal brain edema. Neurosurgery. 1993; 33(6):1075–1081– discussion 1081-1082

[39] Diaz RJ, Dios RR, Hattab EM, et al. Study of the biodistribution of fluorescein in glioma-infiltrated mouse brain and histopathological correlation of intraoperative findings in high-grade gliomas resected under fluorescein fluorescence guidance. J Neurosurg. 2015; 122(6):1360–1369

[40] Swanson KI, Clark PA, Zhang RR, et al. Fluorescent cancer-selective alkylphosphocholine analogs for intraoperative glioma detection. Neurosurgery. 2015; 76(2):115–123, discussion 123–124

[41] Butte PV, Mamelak A, Parrish-Novak J, et al. Near-infrared imaging of brain tumors using the Tumor Paint BLZ-100 to achieve near-complete resection of brain tumors. Neurosurg Focus. 2014; 36(2):E1

[42] Akcan M, Stroud MR, Hansen SJ, et al. Chemical re-engineering of chlorotoxin improves bioconjugation properties for tumor imaging and targeted therapy. J Med Chem. 2011; 54(3):782–787

[43] Moore SJ, Hayden Gephart MG, Bergen JM, et al. Engineered knottin peptide enables noninvasive optical imaging of intracranial medulloblastoma. Proc Natl Acad Sci U S A. 2013; 110(36):14598–14603

[44] Heidenreich A, Abrahamsson P-A, Artibani W, et al. European Association of Urology. Early detection of prostate cancer: European Association of Urology recommendation. Eur Urol. 2013; 64(3):347–354

第3章 5-ALA 在高级别胶质瘤中的应用

5–Aminolevulinic Acid and High–Grade Gliomas

Ricardo Díez Valle Walter Stummer **著**

罗 美 **译**

李昊昱 **校**

摘要： 5- 氨基乙酰丙酸（5-ALA）是一种用于荧光引导神经外科肿瘤切除的化合物。它作为第一个应用于荧光引导外科手术的药物，也是现今唯一被欧洲药物管理局（EMA）和美国食品药品管理局（FDA）批准的可用于术中肿瘤组织成像的药物。本章回顾了该药物在恶性胶质瘤手术中应用的实验及临床背景。

关键词： 恶性胶质瘤；荧光；氨基乙酰丙酸；卟啉类化合物；荧光引导手术；胶质母细胞瘤

一、背景

（一）高级别胶质瘤

高级别胶质瘤（HGG）是一种广泛浸润生长且极少有清晰组织学边界的侵袭性肿瘤。大多数情况下，这类肿瘤核心部分由实性增殖的肿瘤细胞组成，辅以周边脑组织内浸润的肿瘤细胞。但是，关于侵袭肿瘤细胞的数量、特性及浸润距离的有价值信息知之甚少。一系列的组织活检研究表明，CT 和 MRI 上的强化区域大多数对应于实性肿瘤，但是，在低信号抑或周边 T$_2$ 异常信号区域仍含有不同数目的浸润细胞[1]。自上述的早期研究后，该方面的相关研究信息甚少。更令人沮丧的是，至今仍没有标准化方法来衡量和报告脑组织特异性区域的肿瘤侵袭程度。

（二）手术切除在高级别胶质瘤中的作用

考虑到恶性胶质瘤侵袭的自然特性，手术无法达到根治的效果，因而手术的获益一直是讨论的热点。至今该方面仍未有来自合适随机试验的一级证据。一项随机试验发现手术切除优于活检[2]。然而研究的结论受限于如下因素，如仅纳入老年患者、患者人数少、病例混杂了 WHO Ⅲ级和Ⅳ级胶质瘤及缺乏标准化的辅助治疗。其他相关研究性质上是回顾性的。尽管如此，大量数据表明高级别胶质瘤的手术切除有利于延长患者的总生存期（OS）[3]。术后 MRI 测量切除程度时，手术切除范围（EOR）与更长的 OS 存在显著正相关。这种相关性最初表现在胶质母细胞瘤（GBM）的切除和术后 MRI 中，并在连续的更大规模的试验中得到证实[4-6]。因此，对比增强的肿瘤已成为手术切除的靶点。

一项队列研究提供了目前关于胶质母细胞瘤最好的 2b 级证据 [7]。此研究表明肿瘤患者的生存时间与胶质母细胞瘤肿瘤全切术（CRET）密切相关。一项包含 721 例患者的大型回顾性分析表明，总生存期与肿瘤切除范围存在连续的非线性关系。此结论为最大范围安全切除胶质母细胞瘤提供支持依据 [8]。其他类型的 HGG 的研究样本量较小且缺少高质量结果。但是多数研究均支持该理念。鉴于现有数据的倾向性不符合均势原则，对比手术切除与非切除临床效果的随机对照实验已几乎不可行。

（三）手术切除结果

基于 HGG 浸润生长的性质，神经外科医师已经认识到，手术切除应限于 MRI 增强组织区域内。CRET 治疗胶质瘤已成为神经外科领域的规范化术式。然而，多项研究报告提示 CRET 并未达到预期疗效。Sanai 和 Berger 的综述中表明，即使在世界顶级神经外科中心，全切率也低于 30%[9]。对比增强肿瘤难以全切可归结为几个因素。由于手术切除并不能完全治愈 HGG，所以进行安全切除以严格避免神经功能损伤是极其重要的。保留肿瘤侵犯的功能区是无法完成全切的原因之一，但并不是主要原因。至少有两项研究比较了术中外科医师直接肉眼观察和术后增强 MRI 显示的肿瘤情况。在 1994 年的一项研究中，神经外科医生术中肉眼观察认为约 54% 的病例完成了全切。但是术后增强 MRI 结果表示只有 18%（约 1/3）的病例实现了全切。另一项 2012 年的类似研究表明，术中肉眼观察判断全切的准确率仅 30%[10]。同时，作者根据专家小组的评估，确定了 17 个安全完成手术全切的病例。因此事实上，仅有 24.5% 的患者做到了手术全切。以上结果清楚地表明，在标准手术切除中，仅凭视觉印象和触觉信息并不能准确判断 HGG 的手术全切效果。

二、5-ALA 荧光的临床前数据

（一）病理生理学

5- 氨基乙酰丙酸（5-ALA）是血红素合成的第一个前体，在血红素代谢途径的控制步骤之后发挥作用。外部过量的化合物供给会增加细胞卟啉的合成，最终形成原血红素。5-ALA 本身不是荧光团，但血红素合成中的一些依赖性代谢产物可发挥荧光团作用。先前的研究发现，5-ALA 的一些代谢物具有光毒性，服用 5-ALA 可以产生卟啉症。这一现象促进了使用 5-ALA 进行光动力治疗（PDT）的想法。这一理论催生出利用积累的高浓度光敏剂分子配合光照产生有毒活性氧（ROS）以消除肿瘤细胞的方法。过去完成的一些体外和体内动物实验表明，某些肿瘤（皮肤、膀胱和胃肠道肿瘤）中荧光卟啉化合物，特别是原卟啉 IX（Pp IX）的积累确实比正常组织高得多。但是 PDT 依然存在诸多不足，因为它需要向细胞输送足量的光信号，以形成足够的毒性代谢物（ROS）杀死细胞，并在肿瘤中广泛分布。

荧光引导肿瘤切除术是 5-ALA 及其 Pp IX 代谢物更直接的应用。Pp IX 容易被蓝 / 紫光范围内约 400nm 波长的光线激发，在 635nm 和 704nm 处有两个荧光发射峰，肉眼观察为红光。恶性肿瘤细胞与正常细胞之间的差异浓度足以对肿瘤进行差异荧光显示。

由于 5-ALA 很容易在肠内被吸收，并迅速进入血液（1h 内），因此需要口服，并且需要在全身麻醉前给药。一旦 5-ALA 到达血浆，存活的胶质瘤细胞在几分钟后开始积累 Pp IX，这是一个通过血红素生物合成途径进行的活跃代谢过程。大部分合成的 Pp IX 仍在细胞内，5-ALA 是一种很小的极性分子，不容易穿过完整的血脑屏障（BBB）[11]。然而，由于其分子较小（131.131g/mol），只需要 BBB 屏障功能的微小变化，5-ALA 即可到达肿瘤细胞，即使在缺乏 MR 对比度（钆）的区域。5-ALA 的靶向性、存活肿瘤细胞的数量及其内在代谢活性将影响 Pp IX 的产生和荧光发射。因为 Pp IX 的积累需要完整的肿瘤细胞代谢，坏死肿瘤区域不产生 5-ALA 诱导荧光。

5-ALA 荧光不会出现在血管腔或没有大量合成卟啉的组织中。然而，口服 5-ALA 会增加皮肤和肝脏等器官中卟啉的合成，5-ALA 给药可导致短暂的皮肤光毒性或短暂（常不严重）的肝酶升高。

（二）体外及体内实验数据

首次在胶质瘤细胞中应用 5-ALA 的实验结果发表于 1998 年[12]。实验将 5-ALA 在体外培养的 C6 大鼠胶质瘤细胞和大鼠颅内植入 C6 细胞后形成的原位同基因肿瘤中诱导荧光。腹腔注射 5-ALA 100mg/kg 后，肿瘤呈强荧光，而正常组织、软脑膜、脉络丛及周围白质束部分区域可见微弱荧光。同年，另一研究发表了类似的结果，使用 C6 和 9L 胶质瘤模型，使用更高剂量的 5-ALA（200mg/kg）用于实验，5-ALA 给药 2~8h 后可见肿瘤荧光，22h 后消失。在该剂量条件下，研究者注意到室管膜出现荧光，正常大脑也有轻微荧光[13]。

在随后的实验中，研究人员发现了 5-ALA 诱导荧光强度在不同细胞系之间的差异。然而，在 120min 的培养时间内，肿瘤荧光仍足以将肿瘤细胞与正常神经细胞系和培养的星形胶质细胞区分开来[14]。恶性胶质瘤细胞系中未见 5-ALA 诱导荧光阴性。Pp IX 荧光也存在于体外培养的 GBM 肿瘤干细胞中，其胞内浓度足以通过 PDT 杀死肿瘤细胞[15]。

肿瘤细胞中 Pp IX 的积聚和荧光会被某些因素影响，例如体外实验中一些影响卟啉代谢的物质。铁螯合去铁胺可增强胶质瘤移植瘤 U251 模型和肿瘤干细胞的荧光[16, 17]。另一方面，抗癫痫药物如苯妥英钠和丙戊酸可减少 Pp IX 的积聚。在脑肿瘤患者中最常用的抗癫痫药物左乙拉西坦没有效果[18]。在同一实验系列中，在其他药物中添加地塞米松似乎进一步减少了 Pp IX 的产生，同时增加了细胞内的滞留。地塞米松和苯妥英钠合用可降低 Pp IX 的细胞内积聚[18]。

三、临床应用

（一）早期临床经验

1998 年首次报道了 5-ALA 荧光引导手术（FGS）治疗胶质瘤的临床应用[19]。在 9 例 HGG 患者的队列研究中，作者使用口服剂量为 10mg/kg 的紫蓝色（375~440nm）氙激发光和 455nm 长通滤光片（适用于手术显微镜）。一个特别开发的 455nm 长通滤光片允许手术医师同时观察到 Pp IX 发出的红光与一小部分激发光，后者提供必要的背景照明以使红色卟啉荧光显示在蓝色而非黑色的背景上（图 3-1）。这使得即使在显微镜的荧光模式下也可以进行相应手术。

第一次试验分析了 89 个组织切片，其中部分为 5-ALA 诱导荧光。在本研究中，恶性组织检测的计算敏感性为 85%，特异性为 100%。本

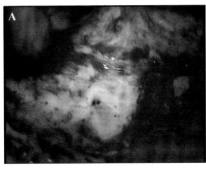
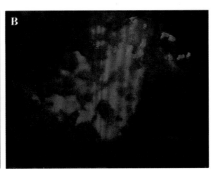

◀ 图 3-1 白光下胶质母细胞瘤手术切除正常边界（A），5-ALA 荧光显示残余肿瘤组织（B）

书的第 2 章讨论了术中诊断方法的评估问题以及在这种情况下如何使用传统的诊断来描述敏感性和特异性。然而，第一个结果证实了 5-ALA 在 HGG 中检测肿瘤的潜在用途，因为所有的荧光样品都含有肿瘤，而大多数非荧光样品不包含肿瘤。9 例患者中有 7 例可见 5-ALA 诱导荧光提高了肿瘤切除程度。作者还仔细评估了光漂白（标准操作白光照明导致的卟啉变性）的潜在问题。在手术光照条件下，紫 – 蓝光可使荧光强度在 25min 内衰减至 36%，在白光下等程度的衰减时间可达 87min。这项研究还首次描述了 5-ALA 给药后荧光检测到一个 MRI 上没有增强的胶质瘤，其病灶是间变性的。

两年后，同一组发表了 52 例 HGG 患者使用 5-ALA 荧光指导的手术结果[20]。在这项二期试验中，5-ALA 以 20mg/kg 体重的剂量口服，现在已成为临床标准使用剂量。同样的激发光和与手术显微镜耦合长通滤光片的组合被广泛使用。荧光可用于指导所有病例的切除，并显现出两种明显的荧光性质：活的实体瘤中的强固体红色荧光，在浸润的肿瘤边缘被一个强度较低的粉红色荧光过渡带包围（图 3-2）。坏死肿瘤组织无荧光，在正常光照下即可分辨。选择具有不同荧光性质的活检组织，分析是否存在肿瘤。强荧光通常表现为固体的、结合的肿瘤，细胞质内有 Pp IX 荧光，而模糊或较弱的粉红色荧光通常表现为中高密度的浸润性肿瘤。

本试验将 FGS 结果与术后对比增强 MRI、GBM 手术控制标准及残余荧光对 OS 的影响进行了比较，结果显示 33 例（63%）达到 CRET。由于功能上的考虑，手术切除程度往往受限。在 1 例囊性病变中由于瘤腔塌陷未见荧光。17 例中 16 例获得 MRI 增强组织完全切除。12 例中 9 例荧光组织完全切除，全部切除组织荧光强度高。23 例患者中只有 8 例遗留有强烈的组织荧光。在 MRI 上，任何一种残留荧光与残留增强肿瘤之间均存在显著相关性，实体残留肿瘤荧光与残留增强肿瘤之间的相关性更为显著。Kaplan–Meier

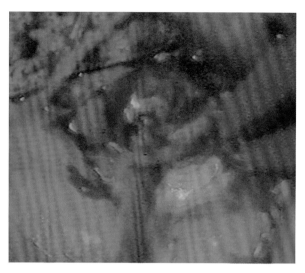

▲ 图 3-2　显示强红色荧光与淡粉色荧光的不同效果

分析显示 CRET 患者的生存期比无 CRET 的患者长（无强化，103±11 周；残余强化，54±5 周），同样，切除荧光组织优于残留荧光组织（无荧光，101±15 周；模糊荧光，79±6 周；固体荧光，51±3 周）。总之，这项工作证实了切除 5-ALA 诱导的肿瘤荧光组织和更广泛的肿瘤切除术与 OS 改善预后之间的关系。与当时高级别胶质肿瘤切除的历史研究相比，5-ALA FGS 能更好地保证 CRET。

（二）随机临床试验

为了获得欧洲药品管理局（EMA）对 5-ALA 的批准，我们设计了一项随机多中心临床试验，以验证 5-ALA FGS 先前的早期 II 期结果。这将是首次在 HGG 中使用 FGS 光学成像剂的随机研究。新诊断的 HGG 患者如果被神经外科医生视为肿瘤增强部分完全切除的候选者，则被纳入第三期研究。患者随机接受 5-ALA 配合 FGS，或者不使用 5-ALA 配合常规显微外科手术。根据以下协变量分配患者：年龄（小于或大于 55 岁）；Karnofsky 表现量表（KPS；大于 80，或不大于 80）；脑肿瘤位置；手术外科医师。本研究的主要终点为在中心神经病理学检查中，经组织学证实的术后 MRI 无残留对比增强肿瘤且有 6 个月无进展生存期（PFS-6）的恶性胶质瘤患者所占比例。施行手术的神经外科医生无法采取盲法，这种光学方法是不可行的。然而，神经病理学和神经放射学评估者都不知道研究组的分配。第一个终点是评估 5-ALA FGS 用于其预期目的的实用性：HGG 的完全切除。第二个是将其与 PFS-6 患者的临床益处联系起来。值得注意的是，该试验如何定义无残余增强肿瘤（当前术语为 CRET）仍然是一个存在争议的问题。残余增强定义为体积大于 0.175cm³ 的 MR 增强。如果残留的 MR 增强大于 0.175cm³，完全切除的终点可能被误解为"次全"切除。相反，在研究时，0.175cm³ 的体积对应 1 个体素，实际上这是 MRI 空间分辨率的极限。相比之下，大多数研究都没有定义 CRET 对于小于 1 个体素的微小残留点的解释。准确地说，0.175cm³ 的残余增强肿瘤是典型的 40cm³ 肿瘤体积的 0.4%。

预先确定的中期分析显示两个主要终点均符合 270 名患者的分析结果，研究提前终止并发表[21]。对比增强肿瘤在 65% 的 5-ALA 组患者中完全切除，在 36% 的常规手术白光组患者中完全切除 [差异组间 29%（95%CI 17～40）；$P < 0.0001$]。5-ALA 组 的 PFS-6 高 于 白 光组 [41.0%（32.8%～49.2%)vs. 21.1%（14.0%～28.2%）；$P = 0.0003$，Z 检验]。

在化疗药物替莫唑胺作为 HGG 标准治疗方案合并放射治疗（Stupp 方案）之前，我们设计了 5-ALA 的第三阶段随机试验[22]。所有患者仅接受了预先放射治疗，结果 5-ALA 组的 PFS-6 明显好于无 5-ALA 组，但两个研究组的 PFS-6 仍相对较低（41% vs. 21%）。最近在西班牙完成的一项 5-ALA 多中心回顾性研究分析了接受 Stupp 方案治疗的 HGG 患者，他们先前接受了使用 5-ALA 或不使用 5-ALA 的肿瘤切除术，结果发现了相似的差异，两组的 PFS-6 发生率较高（69% vs. 48%；$P = 0.002$）[23]。

两组在术后 7 天内报告的严重不良事件或任何器官系统的不良事件频率没有差异。这项具有里程碑意义的研究导致 5-ALA 在 2007 年在欧洲被批准用于指导恶性胶质瘤手术，并促使 2017 年获得 FDA 批准。

（三）荧光和病理形态学

FGS 是一种指导肿瘤切除的工具，因此利用荧光技术对肿瘤进行准确的识别是非常必要的。然而，试图测量和表达这种准确性是很复杂的。在肿瘤外科手术指导的特殊情况下，用特异性和敏感性作为诊断准确性的指标，计算阳性 [阳性预测值（PPV）、荧光肿瘤样本 / 所有荧光样本] 和阴性预测值（NPV；肿瘤阴性）时，存在许多偏差和混杂因素。本书第 2 章专门讨论这个问题（评估术中诊断方法）。然而，胶质瘤的病理学和 5-ALA 的应用有两个重要的非统计学问题需要考虑。

一方面，HGG 是一种弥漫性、异质性肿瘤，包括坏死区、实体活瘤和不同程度肿瘤浸润的脑实质。目前还没有统一的标准来定义 HGG 的侵袭性，因此组织病理学应该是"金标准"，但并不完美。此外，复发性 GBM 的病理与新诊断的 GBM 的病理不同。荧光和复发性 GBM 在第 4 章中将被讨论到，并且，对于新诊断和复发性 HGG 病例所获得的结果不应该合并在一起讨论。

此外，5-ALA 肿瘤的荧光是不均匀的，存活的中心肿瘤区域为明亮的红色荧光，而浸润边缘存在荧光强度梯度变化。因此，对于不同的荧光性质，应分别考虑病理相关性，样本的选择也会影响结果。从肿瘤中心取样容易得到红色荧光，渗透边界为存在强度梯度变化的模糊荧光区域，而肿瘤旁边或远离肿瘤的正常脑组织则为非荧光、阴性的样本。

针对荧光与组织学之间的关系，不同试验采用了各自的方法对不同的肿瘤区域进行活检并量化 Pp IX 发出的荧光信号。在大多数 GBM 或 HGG 样本中，亮红色荧光与恶性肿瘤的病理学表现相对应，实体瘤的 PPV 分别为 100%（$n = 72$）[24]、100%（$n = 90$）[25]、100%（$n = 84$）[26]、95.3%（$n = 86$）[27]、97.4%（$n = 38$）[28]、94%

（$n = 99$）[29]，最后一组没有使用之前描述的改良显微镜。

对于模糊荧光的组织，PPV 可根据所选组织的荧光强度和真阳性的病理定义而有所不同。许多样本会有实体瘤，也会有不同程度的浸润性肿瘤。完全正常的组织结果是相当罕见的。在 Stummer 等的第一次描述中，大多数样本显示为浸润性肿瘤（78%，18/23）；其余为实体肿瘤。在另一份报告中，从荧光组织的范围内采集了 72 个弱荧光样品。肿瘤组织的 PPV 为 97%。只有 6.9% 的样本可诊断为 GBM，而 90.3% 的样本有细过度生长和非典型细胞，2.8% 被定义为正常[30]。在另一个详细的分析中，任何一种肿瘤组织在模糊荧光下的总 PPV 为 92.2%。同样，更多的样本显示有浸润，而不是实体瘤[25]。在 12 个模糊荧光样本中，Coburger 等获得了 25 个相似的结果。1 例未显示肿瘤，7 例浸润，4 例实体瘤，PPV 为 92%[26]。

据报道，多数病例的 NPV 很低，但会随病理染色类型以及从荧光组织到取样点的距离而变化。这是完全可以理解的，因为 HGG 是弥漫性浸润性肿瘤，会侵犯超过手术和影像学显示的范围。浸润性胶质瘤细胞侵袭范围大小不一。由于这些肿瘤细胞广泛侵袭到对侧大脑，HGG 患者中没有一个脑组织活检是真正阴性的。

不同的作者报告了非荧光活检的详细结果。在 52 例活检中，Stummer 等发现实体瘤占 10%，浸润性肿瘤占 40%，50% 的样本中没有肿瘤[20]；Díez 等（$n=36$）发现实体瘤占 0%，浸润性肿瘤占 33%，66% 的样本中没有肿瘤[30]；Coburger 等（$n=18$）发现实体瘤占 33%，浸润性肿瘤占 44%，22% 的活检组织中没有肿瘤[26]。其他不同分析模式的研究也得出不同的 NPV 结果，分别为 26%[27]、37%[28]、69%[29]。

在这种情况下，重要的是要认识到与可见荧光组织相比，大多数非荧光活检含有低密度的肿瘤细胞。这些细胞似乎仍然含有肉眼无法观察到的 Pp Ⅸ。这种荧光仍然可以用光谱法来检测，

也有人认为光谱法可以用来提高检测肿瘤浸润的灵敏度[25, 31, 32]。

坏死组织也不能显示荧光，因为它不包含代谢活性组织。当分析非荧光活检时，这种活检有时会引起混淆，因为它们代表了肿瘤的一部分。然而，我们不认为严重坏死肿瘤没有荧光是一种混杂因素，因为在白光下很容易区分坏死组织。

在另一种方法中，荧光与病理之间的相关性已经通过定量或半定量的尺度来处理。荧光强度可以用光谱法定量，或者在半定量水平上，可以指定荧光强度水平，通常以 3 个或 4 个强度级别区分。病理学已经根据肿瘤特征或细胞数量进行了定性分级，有丝分裂指数也可以测量和量化。到目前为止，所有的试验都发现恶性肿瘤的组织学特征与 5-ALA 诱导的荧光之间有很强的相关性。

外科医生感知到的荧光质量强度与光谱和细胞密度有很强的相关性[25]。Roberts 等发表了荧光与组织病理学关系的详细分析，发现荧光与组织病理学评分的相关系数为 0.51（$P < 0.001$），荧光和肿瘤负荷（Spearman 秩）分别为 0.49（$P < 0.001$）[27]。

荧光强度与 Ki-67/MIB-1 指数（用作肿瘤细胞的间接量词）之间似乎也有关系。Idoate 等发现中心区域的 Ki-67/MIB-1 指数为 23.9%（95%CI 15.2～32.7），弱荧光活检为 6.4%（95%CI 3.7～9.1），非荧光活检为 1.7%（95%CI 0.9～2.5）[24]。考虑到在这项研究中样本是在彼此紧邻的地方采集的，外周弱荧光区域和非荧光区域之间的差异有很强的相关性。

Ki-67/MIB-1 指数在三级荧光胶质瘤中也高于非荧光胶质瘤[33]。

室壁荧光在 5-ALA 的 FGS 中表现为一种特殊的情况。在 HGG 到达脑室的手术中，经常观察到室壁荧光，有时仅限于肿瘤到达脑室的区域，有时显著地延长，而在白光显微镜下或磁共振成像下看不到明显的肿瘤浸润，这种现象尚不十分清楚。一份初步报告显示，脑室荧光

提示肿瘤室管膜播散并伴有相应的高风险脑积水[34]。这一解释并没有得到更大队列研究的支持。室管膜表面活检在大约一半的病例中呈阳性（其中8例中的5例[35]，15例中的5例，11例中的5例[36]）[35, 36]。所有肿瘤到达脑室的病例预后更差，但室壁呈荧光或不呈荧光的病例预后相似[35]。

（四）荧光和辐射参数之间的关系

FGS已被证实有助于神经外科实现HGG手术最大安全切除的目标，即CRET。然而，如前所述，GBM是一种弥漫性肿瘤，与正常大脑没有真正的边界。磁共振T_1Gd造影容积只是肿瘤的替代指标。实质5-ALA荧光与T_1Gd大致相当，而模糊荧光往往超过这个范围[25, 27]。当外科医生完全切除实质荧光组织时，大多数患者在T_1Gd也显示为完全切除，即使残余模糊的荧光。使用导航系统可实现组织的荧光质量与MRI的初步比较，导航系统可能会因脑移位而产生误差。最近，术中MRI也证实了这一点，发现5-ALA在T_1Gd对比区外的病理组织鉴别上优于术中MRI（iMRI）[26, 29]。

用5-ALA诱导荧光与基于MRI的神经导航比较显示，新诊断的GBM具有比T_1Gd成像预期的更大荧光体积（平均直径29mm vs.23mm）[37]。另一组发现荧光组织全切的病例的组织切除量比T_1Gd全切大一倍以上[38]。

（五）其他临床结果

自3期随机研究开展以来，许多实验报道了5-ALA的应用结果。这些实验结果很难比较，因为每个中心的病例组合和手术技术不同，但多个作者的CRET率达到80%[30, 39, 40, 41]。两个Meta分析发现5-ALA FGS提高了切除率[42, 43]，第二个研究的CRET率为75.4%（95%CI 67.4～83.5；$P < 0.001$）。这些结果远高于以往不足30%的CRET率。因此，神经外科医生因传统的观察方式导致肿瘤残留的情况已有很大改变。尽管如此，FGS只是一种肿瘤组织表面可视化的工具。在某些因素的影响下残留的肿瘤可能仍然看不见，例如悬垂的组织，深且狭窄的手术入路，不佳的照明角度，光漂白，孤立小结节或介入的肿瘤坏死。Schucht等进行了FGS中非意向性不完全GBM切除病例的前瞻性分析，发现151例患者中有9例（6%）是非意向性的不完全切除，这个结果与先前大不相同[44]。

其他的研究小组也发表了一些CRET率低于50%的结果。在这种情况下，人们应该意识到5-ALA只是一种在外科领域识别肿瘤的工具。外科医生有责任合理地使用这些信息。某些肿瘤即使术中可见，但由于累及大脑功能区，也不一定能切除[45, 46]。

截至2017年2月，共有37 000多例患者接受了5-ALA手术（数据由Medac提供，不包括美国、日本、加拿大和韩国）。所有GBM病例都接受了5-ALA FGS。在5-ALA给药后，没有一例GBM病理报告显示没有肿瘤荧光。一些不典型MRI（斑片状增强）的GBM患者出现模糊荧光。即使在这种情况下，强荧光也非常常见[33]。

FGS在所有MR增强的Ⅲ级胶质瘤中也很有用。在无典型GBM影像学特征的肿瘤中，5-ALA可突出肿瘤的增强区和恶性度最高的区域[11, 47]。在已发表的最大系列研究中，有166例无典型GBM影像学特征的胶质瘤患者使用5-ALA进行了手术，这些病例都接受了对比增强和荧光预测肿瘤体积。Ⅲ级胶质瘤中有77.6%为荧光肿瘤。荧光与WHO分级（$P < 0.001$）和Ki-67/MIB-1指数（$P < 0.001$）相关，与甲基鸟嘌呤甲基转移酶（MGMT）启动子甲基化状态、IDH1突变状态及1p19q共缺失状态无关。荧光Ⅲ级胶质瘤的Ki-67/MIB-1指数高于非荧光胶质瘤[33]。

（六）不良事件

皮肤光敏性是5-ALA的潜在不良反应之一。使用5-ALA应建议避免强光照射，特别是在5-ALA给药后24h内的阳光直射。但是，使用

5-ALA 的患者很少观察到皮肤红斑，也没有严重晒伤的报告。

服用 5-ALA 会导致暂时性肝酶升高（约为手术本身引起的 2 倍），但是在两篇包括 300 多例患者的综述中没有发现临床意义上的肝损伤病例[48, 49]。在 EMA 官方批准的产品中，贫血和血小板减少被认为是不良事件，但是这通常与手术更为相关，而非 5-ALA 的使用。一项包括 200 例病例的回顾性研究发现，不良反应与 5-ALA 的使用无相关性[48]。

5-ALA 辅助手术为更广泛的肿瘤切除提供了新思路。然而，不使用 5-ALA 的 HGG 切除手术可能导致神经功能恶化。但证明预期寿命较短的患者生活质量下降比较困难，且也有报道称术后出现新的运动或语言障碍的患者生存期更短[50]。5-ALA 随机试验发现，5-ALA 组中报告为严重不良事件的失语症数量略有增加。所有这些患者在手术前，甚至在类固醇预处理后，都已经有语言障碍。这一发现，再加上对肿瘤浸润部位发现模糊荧光的认识，可以得出这样的结论：这些患者的功能区已经被侵犯，但仍然存在功能。这一观察结果表明，如果肿瘤涉及一个疑似区域，建议使用术中神经生理监测 / 标测技术结合 FGS。如果计划进行最大切除，应该意识到模糊荧光可以延伸到 MR 增强区域之外，并且达到 T_1Gd 限制之外的功能区域。FGS 与神经生理监测相结合可以取得良好的效果[39, 40, 51]。

（七）扩大切除

在其他技术的支持下 [如液体衰减反转恢复（FLAIR）]，神经外科医师提出了在安全的前提下进行超过 MRI T_1Gd 体积切除的概念。然而，目前还没有证据支持这一概念。

在一个更大的回顾性研究中，对 876 例 CRET 患者进行了分析。在 FLAIR 成像下，切除体积超过异常体积 53% 的患者，OS 时间更长[52]。在大多数情况下，利用 FLAIR 成像进行切除是很有挑战性的。Yan 等定义了一个更具选择性的目标，例如扩散张量成像（DTI）。他们的结果表明，切除肿瘤体积超过肿瘤 DTI 体积的患者术后 OS 更长[53]。

氨基酸 PET 被认为比 T1Gd 成像更能显示 GBM 肿瘤所累及的脑组织[54, 55]，在单中心回顾中，术后 PET 上没有残留肿瘤的患者有更好的 OS[56]。在最近的多中心回顾中，在开始放疗之前 PET 显示肿瘤负荷较小的患者 OS 更长[57]。PET 信号异常的组织区域可纳入神经导航系统的手术计划，但不能在术中切除和脑组织移位时实时更新。5-ALA 荧光与 AA–PET 异常区有部分相关性[33, 58]，这可能是由于切除荧光组织增加了 PET 异常区的切除，而 PET 异常区有助于预测荧光组织的范围。

如前所述，模糊荧光组织显示脑组织肿瘤浸润超过 T_1Gd 阳性区域。额外切除所有荧光组织收益的相关报道很少。在观察这种差异的第一篇文章中[20]，有残留模糊荧光的患者存活了 79 周，而没有残留荧光的患者存活了 101 周。可能是由于样本量小，这种差异不显著，12 例患者有残留模糊荧光，17 例患者无残留模糊荧光。在另一项研究中，52 名新诊断 GBM 且施行了 CRET 的患者根据是否存在残留荧光进行了比较，结果显示，25 名没有残留荧光组织的患者比 27 名有残留荧光组织的患者生存时间更长 [27.0（22.4～31.6）个月 vs 17.5（12.5～22.5）个月；$P = 0.015$]。在所有相关协变量的多变量分析中，荧光组织的残留对患者生存期的影响得到体现，其单因素危险比为 2.5（$P = 0.041$）[59]。另一项研究也报道了 FGS 超边缘切除术可以获得较长的 OS，但是使用的研究方法稍有不同[60]。

在所有提出的超边缘切除技术中，FGS 是最容易实现的，因为它可以在外科手术过程中实时显示组织情况。以图像为导向的概念会面临术中脑组织位移或者 iMRI 技术耗时较长的挑战，超边缘切除术的益处仍不清楚。因此在各种情况下都需要慎重考虑切除侵犯功能性脑组织的肿瘤的风险。

参考文献

[1] Earnest F, IV, Kelly PJ, Scheithauer BW, et al. Cerebral astrocytomas: histopathologic correlation of MR and CT contrast enhancement with stereotactic biopsy. Radiology. 1988; 166(3):823–827

[2] Vuorinen V, Hinkka S, Färkkilä M, Jääskeläinen J. Debulking or biopsy of malignant glioma in elderly people: a randomised study. Acta Neurochir (Wien). 2003; 145(1):5–10

[3] Brown TJ, Brennan MC, Li M, et al. Association of the extent of resection with survival in glioblastoma: a systematic review and meta-analysis. JAMA Oncol. 2016; 2(11):1460–1469

[4] Albert FKMD, Forsting M, Sartor K, Adams HP, Kunze S. Early postoperative magnetic resonance imaging after resection of malignant glioma: objective evaluation of residual tumor and its influence on regrowth and prognosis. Neurosurgery. 1994; 34(1):45–60, discussion 60–61

[5] Lacroix M, Abi-Said D, Fourney DR, et al. A multivariate analysis of 416 patients with glioblastoma multiforme: prognosis, extent of resection, and survival. J Neurosurg. 2001; 95(2):190–198

[6] Sanai N, Polley MY, McDermott MW, Parsa AT, Berger MS. An extent of resection threshold for newly diagnosed glioblastomas. J Neurosurg. 2011; 115(1):3–8

[7] Stummer W, Reulen HJ, Meinel T, et al. ALA-Glioma Study Group. Extent of resection and survival in glioblastoma multiforme: identification of and adjustment for bias. Neurosurgery. 2008; 62(3):564–576, discussion 564–576

[8] Marko NF, Weil RJ, Schroeder JL, Lang FF, Suki D, Sawaya RE. Extent of resection of glioblastoma revisited: personalized survival modeling facilitates more accurate survival prediction and supports a maximum-safe-resection approach to surgery. J Clin Oncol. 2014; 32(8):774–782

[9] Sanai N, Berger MS. Glioma extent of resection and its impact on patient outcome. Neurosurgery. 2008; 62(4):753–764, discussion 264–266

[10] Orringer D, Lau D, Khatri S, et al. Extent of resection in patients with glioblastoma: limiting factors, perception of resectability, and effect on survival. J Neurosurg. 2012; 117(5):851–859

[11] Widhalm G, Wolfsberger S, Minchev G, et al. 5-Aminolevulinic acid is a promising marker for detection of anaplastic foci in diffusely infiltrating gliomas with nonsignificant contrast enhancement. Cancer. 2010; 116(6):1545–1552

[12] Stummer W, Stocker S, Novotny A, et al. In vitro and in vivo porphyrin accumulation by C6 glioma cells after exposure to 5-aminolevulinic acid. J Photochem Photobiol B. 1998; 45(2)(3):160–169

[13] Hebeda KM, Saarnak AE, Olivo M, Sterenborg HJ, Wolbers JG. 5-Aminolevulinic acid induced endogenous porphyrin fluorescence in 9 L and C6 brain tumours and in the normal rat brain. Acta Neurochir (Wien). 1998; 140(5):503–512, discussion 512–513

[14] Duffner F, Ritz R, Freudenstein D, Weller M, Dietz K, Wessels J. Specific intensity imaging for glioblastoma and neural cell cultures with 5-aminolevulinic acidderived protoporphyrin IX. J Neurooncol. 2005; 71(2):107–111

[15] Schimanski A, Ebbert L, Sabel MC, et al. Human glioblastoma stem-like cells accumulate protoporphyrin IX when subjected to exogenous 5-aminolaevulinic acid, rendering them sensitive to photodynamic treatment. J Photochem Photobiol B. 2016; 163:203–210

[16] Valdés PA, Samkoe K, O'Hara JA, Roberts DW, Paulsen KD, Pogue BW. Deferoxamine iron chelation increases delta-aminolevulinic acid induced protoporphyrin IX in xenograft glioma model. Photochem Photobiol. 2010; 86(2):471–475

[17] Wang W, Tabu K, Hagiya Y, et al. Enhancement of 5-aminolevulinic acidbased fluorescence detection of side population-defined glioma stem cells by iron chelation. Sci Rep. 2017; 7:42070

[18] Lawrence JE, Steele CJ, Rovin RA, Belton RJ, Jr, Winn RJ. Dexamethasone alone and in combination with desipramine, phenytoin, valproic acid or levetiracetam interferes with 5-ALA-mediated PpIX production and cellular retention in glioblastoma cells. J Neurooncol. 2016; 127(1):15–21

[19] Stummer W, Stocker S, Wagner S, et al. Intraoperative detection of malignant gliomas by 5-aminolevulinic acid-induced porphyrin fluorescence. Neurosurgery. 1998; 42(3):518–525, discussion 525–526

[20] Stummer W, Novotny A, Stepp H, Goetz C, Bise K, Reulen HJ. Fluorescenceguided resection of glioblastoma multiforme by using 5-aminolevulinic acidinduced porphyrins: a prospective study in 52 consecutive patients. J Neurosurg. 2000; 93(6):1003–1013

[21] Stummer W, Pichlmeier U, Meinel T, Wiestler OD, Zanella F, Reulen HJ, ALAGlioma Study Group. Fluorescence-guided surgery with 5-aminolevulinic acid for resection of malignant glioma: a randomised controlled multicentre phase III trial. Lancet Oncol. 2006; 7(5):392–401

[22] Stupp R, Mason WP, van den Bent MJ, et al. European Organisation for Research and Treatment of Cancer Brain Tumor and Radiotherapy Groups, National Cancer Institute of Canada Clinical Trials Group. Radiotherapy plus concomitant and adjuvant temozolomide for glioblastoma. N Engl J Med. 2005; 352(10):987–996

[23] Díez Valle R, Slof J, Galván J, Arza C, Romariz C, Vidal C, VISIONA study researchers. Observational, retrospective study of the effectiveness of 5- aminolevulinic acid in malignant glioma surgery in Spain (The VISIONA study). Neurologia. 2014; 29(3):131–138

[24] Idoate MA, Díez Valle R, Echeveste J, Tejada S. Pathological characterization of the glioblastoma border as shown during surgery using 5-aminolevulinic acid-induced fluorescence. Neuropathology. 2011; 31(6):575–582

[25] Stummer W, Tonn JC, Goetz C, et al. 5-aminolevulinic acid-derived tumor fluorescence: the diagnostic accuracy of visible fluorescence qualities as corroborated by spectrometry and histology and postoperative imaging. Neurosurgery. 2014; 74(3):310–319, discussion 319–320

[26] Coburger J, Engelke J, Scheuerle A, et al. Tumor detection with 5-aminolevulinic acid fluorescence and Gd-DTPA-enhanced intraoperative MRI at the border of contrast-enhancing lesions: a prospective study based on histopathological assessment. Neurosurg Focus. 2014; 36(2):E3

[27] Roberts DW, Valdés PA, Harris BT, et al. Coregistered fluorescence-enhanced tumor resection of malignant glioma: relationships between δ-aminolevulinic acid-induced protoporphyrin IX fluorescence, magnetic resonance imaging enhancement, and neuropathological parameters. Clinical article. J Neurosurg. 2011; 114(3):595–603

[28] Lau D, Hervey-Jumper SL, Chang S, et al. A prospective phase II clinical trial of 5-aminolevulinic acid to assess the correlation of intraoperative fluorescence intensity and degree of histologic cellularity during resection of high-grade gliomas. J Neurosurg. 201 6; 124(5):1:300–1–3–0–9

[29] Yamada S, Muragaki Y, Maruyama T, Komori T, Okada Y. Role of neurochemical navigation with 5-aminolevulinic acid during intraoperative MRI-guided resection of intracranial malignant gliomas. Clin Neurol Neurosurg. 2015; 130:134–139

[30] Díez Valle R, Tejada Solis S, Idoate Gastearena MA, García de Eulate R, Domínguez Echávarri P, Aristu Mendiroz J. Surgery guided by 5-aminolevulinic fluorescence in glioblastoma: volumetric analysis of extent of resection in single-center experience. J Neurooncol. 2011; 102(1):105–113

[31] Utsuki S, Oka H, Sato S, et al. Possibility of using laser spectroscopy for the intraoperative detection of nonfluorescing brain tumors and the boundaries of brain tumor infiltrates. Technical note. J Neurosurg. 2006; 104(4):618–620

[32] Valdés PA, Kim A, Brantsch M, et al. δ-aminolevulinic acid-induced protoporphyrin IX concentration correlates with histopathologic markers of malignancy in human gliomas: the need for quantitative fluorescence-guided resection to identify regions of increasing malignancy. Neuro-oncol. 2011; 13 (8):846–856

[33] Jaber M, Wölfer J, Ewelt C, et al. The value of 5-aminolevulinic acid in lowgrade gliomas and high-grade gliomas lacking glioblastoma imaging features: an analysis based on fluorescence, magnetic resonance imaging, 18F-fluoroethyl tyrosine positron emission tomography, and tumor molecular factors. Neurosurgery. 2016; 78(3):401–411, discussion 411

[34] Hayashi Y, Nakada M, Tanaka S, et al. Implication of 5-aminolevulinic acid fluorescence of the ventricular wall for postoperative communicating hydrocephalus associated with cerebrospinal fluid dissemination in patients with glioblastoma multiforme: a report of 7 cases. J Neurosurg. 2010; 112(5): 1015–1019

[35] Tejada-Solís S, Aldave-Orzaiz G, Pay-Valverde E, Marigil-Sánchez M,

Idoate- Gastearena MA, Díez-Valle R. Prognostic value of ventricular wall fluorescence during 5-aminolevulinic-guided surgery for glioblastoma. Acta Neurochir (Wien). 2012; 154(11):1997–2002, discussion 2002

[36] Moon JH, Kim SH, Shim JK, et al. Histopathological implications of ventricle wall 5-aminolevulinic acid-induced fluorescence in the absence of tumor involvement on magnetic resonance images. Oncol Rep. 2016; 36(2):837–844

[37] Eljamel S, Petersen M, Valentine R, et al. Comparison of intraoperative fluorescence and MRI image guided neuronavigation in malignant brain tumours, a prospective controlled study. Photodiagn Photodyn Ther. 2013; 10 (4):356–361

[38] Schucht P, Knittel S, Slotboom J, et al. 5-ALA complete resections go beyond MR contrast enhancement: shift corrected volumetric analysis of the extent of resection in surgery for glioblastoma. Acta Neurochir (Wien). 2014; 156 (2):305–312, discussion 312

[39] Schucht P, Beck J, Abu-Isa J, et al. Gross total resection rates in contemporary glioblastoma surgery: results of an institutional protocol combining 5- aminolevulinic acid intraoperative fluorescence imaging and brain mapping. Neurosurgery. 2012; 71(5):927–935, discussion 935–936

[40] Della Puppa A, De Pellegrin S, d'Avella E, et al. 5-aminolevulinic acid (5-ALA) fluorescence guided surgery of high-grade gliomas in eloquent areas assisted by functional mapping. Our experience and review of the literature. Acta Neurochir (Wien). 2013; 155(6):965–972, discussion 972

[41] Schucht P, Seidel K, Beck J, et al. Intraoperative monopolar mapping during 5- ALA-guided resections of glioblastomas adjacent to motor eloquent areas: evaluation of resection rates and neurological outcome. Neurosurg Focus. 2014; 37(6):E16

[42] Zhao S, Wu J, Wang C, et al. Intraoperative fluorescence-guided resection of high-grade malignant gliomas using 5-aminolevulinic acid-induced porphyrins: a systematic review and meta-analysis of prospective studies. PLoS One. 2013; 8(5):e63682

[43] Eljamel S. 5-ALA fluorescence image guided resection of glioblastoma multiforme: a meta-analysis of the literature. Int J Mol Sci. 2015; 16(5): 10443–10456

[44] Schucht P, Murek M, Jilch A, et al. Early re-do surgery for glioblastoma is a feasible and safe strategy to achieve complete resection of enhancing tumor. PLoS One. 2013; 8(11):e79846

[45] Roder C, Bisdas S, Ebner FH, et al. Maximizing the extent of resection and survival benefit of patients in glioblastoma surgery: high-field iMRI versus conventional and 5-ALA-assisted surgery. Eur J Surg Oncol. 2014; 40(3): 297–304

[46] Teixidor P, Arráez MA, Villalba G, et al. Safety and efficacy of 5-aminolevulinic acid for high grade glioma in usual clinical practice: a prospective cohort study. PLoS One. 2016; 11(2):e0149244

[47] Widhalm G, Kiesel B, Woehrer A, et al. 5-aminolevulinic acid induced fluorescence is a powerful intraoperative marker for precise histopathological grading of gliomas with non-significant contrast-enhancement. PLoS One. 2013; 8(10):e76988

[48] Honorato-Cia C, Martinez-Simón A, Cacho-Asenjo E, Guillén-Grima F, Tejada- Solís S, Diez-Valle R. Safety profile of 5-aminolevulinic acid as a surgical adjunct in clinical practice: a review of 207 cases from 2008 to 2013. J Neurosurg Anesthesiol. 2015; 27(4):304–309

[49] Offersen CM, Skjoeth-Rasmussen J. Evaluation of the risk of liver damage from the use of 5-aminolevulinic acid for intra-operative identification and resection in patients with malignant gliomas. Acta Neurochir (Wien). 2017; 159(1):145–150

[50] McGirt MJ, Mukherjee D, Chaichana KL, Than KD, Weingart JD, Quinones- Hinojosa A. Association of surgically acquired motor and language deficits on overall survival after resection of glioblastoma multiforme. Neurosurgery. 2009; 65(3):463–469, discussion 469–470

[51] Feigl G, Ritz R, Moraes M, et al. Resection of malignant brain tumors in eloquent cortical areas: a new multimodal approach combining 5-aminolevulinic acid and intraoperative monitoring. J Neurosurg. 20 1 0; 113 (2):352–357

[52] Li YM, Suki D, Hess K, Sawaya R. The influence of maximum safe resection of glioblastoma on survival in 1229 patients: can we do better than gross-total resection? J Neurosurg. 2016; 124(4):977–988

[53] Yan JL, van der Hoorn A, Larkin TJ, Boonzaier NR, Matys T, Price SJ. Extent of resection of peritumoral diffusion tensor imaging-detected abnormality as a predictor of survival in adult glioblastoma patients. J Neurosurg. 201 7(1): 234–241

[54] Miwa K, Shinoda J, Yano H, et al. Discrepancy between lesion distributions on methionine PET and MR images in patients with glioblastoma multiforme: insight from a PET and MR fusion image study. J Neurol Neurosurg Psychiatry. 2004; 75(10):1457–1462

[55] Arbizu J, Tejada S, Marti-Climent JM, et al. Quantitative volumetric analysis of gliomas with sequential MRI and 11C-methionine PET assessment: patterns of integration in therapy planning. Eur J Nucl Med Mol Imaging. 2012; 39(5): 771–781

[56] Pirotte BJ, Levivier M, Goldman S, et al. Positron emission tomographyguided volumetric resection of supratentorial high-grade gliomas: a survival analysis in 66 consecutive patients. Neurosurgery. 2009; 64(3):471–481, discussion 481

[57] Suchorska B, Jansen NL, Linn J, et al. German Glioma Network. Biological tumor volume in 18FET-PET before radiochemotherapy correlates with survival in GBM. Neurology. 2015; 84(7):710–719

[58] Floeth FW, Sabel M, Ewelt C, et al. Comparison of (18)F-FET PET and 5-ALA fluorescence in cerebral gliomas. Eur J Nucl Med Mol Imaging. 2011; 38(4): 731–741

[59] Aldave G, Tejada S, Pay E, et al. Prognostic value of residual fluorescent tissue in glioblastoma patients after gross total resection in 5-aminolevulinic Acidguided surgery. Neurosurgery. 2013; 72(6):915–920, discussion 920–921

[60] Eyüpoglu IY, Hore N, Merkel A, Buslei R, Buchfelder M, Savaskan N. Supracomplete surgery via dual intraoperative visualization approach (DiVA) prolongs patient survival in glioblastoma. Oncotarget. 2016; 7(18):25755–25768

第 4 章　5-ALA 在复发高级别胶质瘤中的应用
5-Aminolevulinic Acid and Recurrent High-Grade Gliomas

Ramin A. Morshed　Darryl Lau　Seunggu Jude Han　Barbara Kiesel　Mitchel S. Berger　**著**

何　毅 **译**

龙文勇 **校**

摘要： 手术扩大切除能改善复发恶性胶质瘤的预后。然而，这类肿瘤具有高度侵袭性，即使术中采用神经导航也难以实现精准扩大切除。而且，由于肿瘤复发，医生还将面临其他诸多挑战。比如根据术前影像鉴别肿瘤是复发还是假性进展，术中排除与治疗相关的组织改变对肿瘤组织鉴别的影响等。5- 氨基乙酰丙酸（5-ALA）荧光引导技术可术中辅助鉴别肿瘤组织，且为新发高级别胶质瘤的扩大切除和预后带来裨益，但这项技术在复发胶质瘤中的应用仍不甚清楚。在本章中，我们回顾了 5-ALA 荧光引导技术对切除范围、发病率和死亡率的影响。此外，我们还讨论了胶质瘤复发对荧光的影响，以及荧光与肿瘤组织学之间的关联。

关键词： 5- 氨基乙酰丙酸；复发胶质瘤；荧光与组织学的关联；切除范围

一、概述

越来越多的证据表明手术扩大切除能延长高级别胶质瘤的无进展生存期（PFS）和总生存期（OS）[1-4]。在新发胶质母细胞瘤（GBM）患者中，即便是仅对肿瘤的 78% 强化部分进行次全切除也可带来生存获益[5]。而对于复发胶质瘤，肿瘤切除存在多个目的：提供复发肿瘤的病理诊断，缩小功能区肿瘤体积以维持生存质量，进一步减少肿瘤负荷以提高生存率。多项研究证明，肿瘤强化部分的全切除可显著提高复发高级别胶质瘤患者的生存率[6-8]。此外，第一次复发时进行全切除可弥补首次手术时肿瘤切除不完全对生存率造成的影响[6]。因此，尽管对怀疑复发的患者进行再手术的目的不尽相同，但绝大多数人的目的还是在不损害神经功能的情况下尽可能地达到最大切除范围。

然而，由于多种原因，近全切或全切除仍有一定难度。总体而言，实际上仅有 20%～30% 的患者达到了肿瘤强化部分的全切除[1-4, 9, 10]。即使采用神经导航技术，那些术前影像判断可进行全切除的患者，也只有 24% 的患者真正达到了全切除[10]。比如病变累及功能区时，我们就难以全切除肿瘤。而且在切除高级别恶性胶质瘤过程中，随着我们逼近肿瘤边界，如果不借助其他工具和技术，仅凭肉眼观察和触觉反馈几乎不可能区分病理组织与正常脑组织。因此，荧光引导技术被引入脑肿瘤切除手术中，以帮助外科医生尽可能地实现广泛切除。

5- 氨基乙酰丙酸（5-ALA）是一种用于改善恶性胶质瘤组织术中显影的化合物。欧洲的 5-ALA 相关数据显示了良好的效果：在新发的未经治疗的Ⅲ级和Ⅳ级恶性胶质瘤中，5-ALA 能较好地扩大切除范围并改善患者 6 个月 PFS 和 OS[11]。但是，目前尚无在复发高级别胶质瘤患者中应用 5-ALA 的Ⅰ级证据，明确 5-ALA 对于这类疾病作用的后续研究仍亟须开展。本篇我们回顾了 5-ALA 治疗复发高级别胶质瘤的临床数据以及注意事项，主要包括 5-ALA 对肿瘤切除范围的影响，与肿瘤病理的相关性，以及辅助治疗对荧光的影响。

二、使用 5-ALA 的注意事项

筛选适合进行 5-ALA 荧光引导手术（FGS）的复发胶质瘤患者时，需要考虑许多因素。与使用 5-ALA 的初次手术一样，需要术前实验室检查以排除器官和骨髓功能障碍。这包括确保白细胞计数大于 3000/µl，绝对中性粒细胞计数大于 1500/µl，血小板计数大于 100 000/µl，总胆红素水平正常，天冬氨酸转氨酶（AST）/ 丙氨酸氨基转移酶（ALT）比值低于 2.4 倍正常上限，并且肌酐正常，肌酐清除率大于 60ml/（min·1.73m^2）。辅助治疗可能会导致这些数值异常，使患者无法成为该技术的适用对象。例如，替莫唑胺导致患者出现白细胞减少、中性粒细胞减少、血小板减少及贫血的比例分别是 7%、7%、12% 和 1%[12]。使用 5-ALA 的排除标准通常包括有 5-ALA 类似物或者生物成分过敏史、个人或家族性卟啉病病史、妊娠史及低血压的人群。

术前，于麻醉前 3h 口服一次 5-ALA（20mg/kg）。给药后，在术中和术后进行光预防以保护患者免受皮肤光敏性的影响。幸运的是，与 5-ALA 相关的并发症发生率较低。Lau 等发现，5-ALA 的并发症发生率为 3.4%，患者术中出现低血压以及躯干出现皮疹，通过口服低剂量苯海拉明可改善这些症状[13]。Stummer 等报道，除了服药 24h 内 GGT 和 AST/ALT 轻微升高以外，5-ALA 组和对照组之间的不良事件无差异[11]。

三、对切除范围的影响

5-ALA FGS 的主要目的是提供更好的病理组织显影，以达到更大的安全切除范围。而实现更广泛切除的限制因素包括肿瘤侵犯功能区皮质及肿瘤组织难以识别。通常，高级别胶质瘤的手术目标是切除影像学上的增强部分。然而，一些研究发现荧光组织的边界常常超出了神经导航中所见的增强范围[14]。因此，荧光组织的切除程度正成为衡量肿瘤切除的另一个重要指标[15]。

大量研究表明，对于复发性恶性胶质瘤，使用 5-ALA FGS 可以取得较高的广泛切除率。Hickmann 等分析了 58 例因胶质瘤复发而应用 5-ALA 进行二次手术患者的预后。基于 MRI，平均切除范围为 91.1%（17.5%～100%）。大部分手术（57.1%）肿瘤体积切除率达 98% 以上。64.1% 的手术做到了所有荧光组织的完全切除，并显著提高了增强肿瘤的广泛切除率，这表明 5-ALA 有助于识别增强肿瘤[15]。在一个包含 33 例复发高级别胶质瘤的样本中，Della Puppa 等报道 94% 的病例实现了全切除（＞98% 切除）[14]。另外 14 项较小样本量的研究也得到类似的结果。Tykocki 等分析了 5-ALA 引导下原发和复发恶性胶质瘤的手术结果。在 3 例复发性肿瘤患者中，所有患者均显示出荧光阳性并实现了全切除[16]。Archavlis 等报道，在接受 5-ALA 引导下再次切除的 17 例恶性胶质瘤患者中，全切除率和次全切除率分别为 59% 和 41%。而这些肿瘤中有 47% 都涉及了至少一个功能区，从而限制了全切除的实现[17]。

有些研究者已经研究了 5-ALA 改进其他肿瘤识别方法的能力。Quick-Weller 等术中联合应用 5-ALA 与 MRI 切除胶质瘤，然后对切除范围进行检测，发现该队列内的所有 7 例患者均取得了肿瘤全切[18]。Coburger 等也比较了术中 MRI 单用或联合 5-ALA 引导时，GBM 患者手术的广泛切除率。与 Quick-Weller 等的报告相反，这些作者发现，无论是否使用 5-ALA，6 例复发肿瘤患者都取得了相近的广泛切除率[19]。然而，鉴于样本量有限，解读这些结果时必须非常慎重。

四、对无进展生存期、总生存期及发病率的影响

有证据表明 5-ALA FGS 可以改善新发高级别恶性胶质瘤的 PFS 和 OS[11]。然而，很少有研究能够分析 5-ALA 在复发肿瘤手术中对 PFS 和 OS 的影响。Hickmann 等报道，在进行再手术治疗复发胶质瘤时，58 位采用了 5-ALA FGS 的患者比 65 位未采用的患者获得了更长的 OS（远期生存期大于 5 年的患者被排除在对照组之外），但是 PFS 未见明显差异[15]。Archavlis 等把 17 名接受了联合治疗（5-ALA FGS，高剂量替莫唑胺和间质放疗）的患者与单用高剂量替莫唑胺治疗的对照组的预后进行了对比。虽然很难区分是哪种治疗方法带来的获益，但是联合治疗组的 PFS 与治疗后生存期分别提高了 3.5 个月和 3 个月[17]。除了这些少数报道外，其他研究仅间接表明复发胶质瘤患者中使用 5-ALA 引导手术可扩大切除范围，而更大的切除范围则可进一步改善患者的 PFS 和 OS。

5-ALA FGS 存在一个隐患，即如果未使用适当的神经监测和绘图技术，取得更大的切除范围的同时可能会导致术后较高的神经功能缺损率。在 Ringel 等的研究中，再次切除手术（不包含 5-ALA 引导手术）后出现了 8% 的新发永久性神经功能缺损，略高于初次手术时所观察到的 5%[6]。然而，Stummer 等发现使用 5-ALA 对实验组和对照组的术后总卒中量表评分并不存在影响，这表明 5-ALA FGS 可以扩大切除范围，同

时并不会增加神经损伤[11]。一项基于美国国立卫生研究院卒中量表（NIH-SS）的随访研究表明，在 48h 内，在使用 5-ALA FGS 的患者队列中观察到了比对照组更高的恶化率。但是，3 个月后这种差异不再显著[20]。在 Hickmann 等的研究中，也并未发现术中荧光的观测会增加新的局灶性神经功能缺损。而且更大的切除范围与新的局灶性缺损之间也没有显著相关性[15]。总体而言，使用 5-ALA 提高切除范围可能会在短期内导致神经功能缺损，但长期而言，其神经功能缺损率与传统手术相当。

五、复发肿瘤的荧光显影与肿瘤组织学的关联

使用 5-ALA 荧光时存在的一个问题是，它的效用可能受到复发肿瘤的特征、辅助治疗和治疗时机的影响。胶质增生、坏死和血管透明样变等都是放化疗后常见组织学改变[21-28]。而它们对肿瘤、正常脑组织以及血脑屏障（BBB）的影响都可能改变 5-ALA 的敏感性和特异性。

值得注意的一点是复发胶质瘤中 5-ALA 阳性结果所占的百分比。Hickmann 等报道 84.1% 的再手术肿瘤都呈荧光阳性。这些患者中的绝大多数（87.3%）在复发前接受了辅助治疗，其中 49.2% 的患者接受了放疗联合某种化疗。荧光阳性更多见于 MRI 显示强化、WHO Ⅳ 级及异枸橼酸脱氢酶（IDH）突变的胶质瘤。所有 MRI 强化但术中荧光阴性的肿瘤均表现出少突胶质细胞样分化。而所有 MRI 不增强且术中荧光也不显影的肿瘤中，只有一例不是少突胶质细胞瘤[15]。Nabavi 等发现，他们队列中的所有 36 例患者均显示了一定程度的 5-ALA 荧光。其中，97% 接受了标准放疗，67% 接受了某种化疗[29]。在 Kamp 等报道的 13 例患者中，只有 1 例 5-ALA 呈阴性。有趣的是，也只有这名 5-ALA 阴性患者没有接受过放疗[30]。Utsuki 等报道的肿瘤荧光阳性情

况则是在 7 个复发胶质母细胞瘤中有 6 个阳性，而 6 个复发间变型星形细胞瘤中有 5 个阳性[31]。总体而言，这些研究表明，绝大多数复发胶质瘤呈 5-ALA 阳性。

另外一些报道探究了 5-ALA 荧光与肿瘤细胞存在与否的相关性。Nabavi 等分析了 36 例接受了 5-ALA FGS 治疗的复发性胶质瘤患者。对于白光下外观未见病变但有荧光的活检区域，肿瘤细胞存在的阳性预测值（PPV）为 93%。而对于白光下可见病变且带有荧光的组织，PPV 更是高达 99.5%。然而，在白光下外观正常的组织中，PPV 将因荧光强弱不同而略有差异：强荧光区和弱荧光区的 PPV 分别为 96.9% 和 90.3%[29]。Lau 等检测了 5-ALA 荧光强度与肿瘤细胞构成的相关性。该研究共收集了 59 例患者的 211 份活检，其中 110 份来自复发高级别胶质瘤患者。对于复发组内的最大 5-ALA 荧光强度（强度评分为 3）的组织，肿瘤存在的 PPV 为 93.8%，与新切除的 GBM 和 III 级胶质瘤相近。对于非荧光组织，不存在肿瘤的阴性预测值仅为 31.0%[13]。因此，虽然强组织荧光是对肿瘤存在的良好预测指标，但无荧光未必是不存在肿瘤的准确标志。作者还报道，对于复发性胶质瘤组，荧光强度分级数值和肿瘤细胞度分级数值确实具有相关性，对应的 Spearman 相关系数为 0.62[13]。

因此，考虑影响荧光强度的因素是很重要

的。在 5-ALA 引导手术中发出的组织荧光在很大程度上依赖于原卟啉 IX 暴露于光源（如显微镜光源）。影响透光的阻碍可能包括术区的深度、悬垂组织的阻挡、仪器产生的阴影、显微镜放大倍数和聚焦的设置，甚至患者的体位。而若是要在已经存在的深腔内对复发性肿瘤进行切除的话，则更是如此。如果光照减少，肿瘤细胞斑块可能不会显示强烈荧光而被误认为正常脑组织。而即便肿瘤位于上次手术遗留的空腔之内，向靶区提供更集中的特定波长激发光的设备也可能改善肿瘤荧光的显影（图 4-1）。

考虑在再次手术时可能出现假阳性荧光的那些因素也是很重要的。Kamp 等回顾性地分析了 313 例因影像学强化而怀疑肿瘤复发进而接受手术的患者，并评估了送检病理组织样本中的 5-ALA 荧光情况。313 例患者中有 13 例仅表现为反应性改变而没有活动性的复发肿瘤组织。这 13 例中大多数患者都表现出一定程度的术中 5-ALA 荧光，7 例实性，5 例模糊性，仅 1 例术中未见荧光[30]。在 Nabavi 等的研究中，反应性或退行性组织的假阳性率仅为 3.5%。值得注意的是，作者报道坏死区和瘢痕组织均未显示任何荧光[29]。这两项研究纳入的队列略有不同，因为在 Kamp 等的研究中，约 50% 的患者已经接受过再次手术和强化的辅助治疗。Utsuki 等报道 11 例复发恶性胶质瘤患者中有 5 例呈荧光阳性但无组织学肿

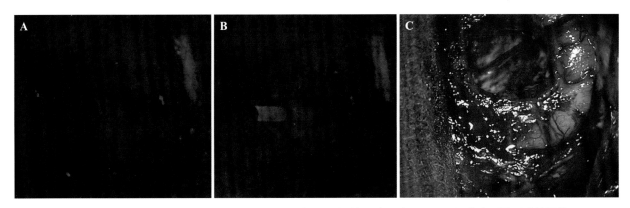

▲ 图 4-1　使用吸收特定波长的光抽吸装置来辅助 5- 氨基乙酰丙酸（5-ALA）荧光引导手术的图像

A. 最初，切除瘤腔的深部未见荧光组织；B. 在向切除腔内提供更集中的波长特异性激发光后，荧光组织区变得更加可见，表明了充分曝光的关键作用；C. 在白光下，如果没有 5-ALA 的帮助，很难识别这种病理组织

瘤证据（假阳性率为 45.4%），他们认为这可能与 BBB 的渗漏有关，因为这些假阳性区域出现在瘤周水肿和炎性细胞 / 反应性星形胶质细胞浸润的区域[31]。

六、结论

综上所述，5-ALA 荧光引导是一种安全的技术，它对复发性高级别胶质瘤的切除范围有积极的影响，而不会加剧神经功能缺损。尽管已有一些小样本非随机队列研究显示患者的 PFS 和 OS 可能有所改善，但还需要进一步的研究来取得在复发性肿瘤方面的明确证据。虽然大多数复发肿瘤都幸运地呈 5-ALA 阳性，但各种辅助治疗以及肿瘤固有特性将如何影响荧光的阳性程度，目前仍不完全清楚。

参考文献

[1] Barker FG, II, Prados MD, Chang SM, et al. Radiation response and survival time in patients with glioblastoma multiforme. J Neurosurg. 1996; 84(3): 442–448

[2] Albert FK, Forsting M, Sartor K, Adams HP, Kunze S. Early postoperative magnetic resonance imaging after resection of malignant glioma: objective evaluation of residual tumor and its influence on regrowth and prognosis. Neurosurgery. 1994; 34(1):45–60, discussion 60–61

[3] Vecht CJ, Avezaat CJ, van Putten WL, Eijkenboom WM, Stefanko SZ. The influence of the extent of surgery on the neurological function and survival in malignant glioma. A retrospective analysis in 243 patients. J Neurol Neurosurg Psychiatry. 1990; 53(6):466–471

[4] Simpson JR, Horton J, Scott C, et al. Influence of location and extent of surgical resection on survival of patients with glioblastoma multiforme: results of three consecutive Radiation Therapy Oncology Group (RTOG) clinical trials. Int J Radiat Oncol Biol Phys. 1993; 26(2):239–244

[5] Sanai N, Polley M-Y, McDermott MW, Parsa AT, Berger MS. An extent of resection threshold for newly diagnosed glioblastomas. J Neurosurg. 2011; 115(1):3–8

[6] Ringel F, Pape H, Sabel M, et al. SN1 study group. Clinical benefit from resection of recurrent glioblastomas: results of a multicenter study including 503 patients with recurrent glioblastomas undergoing surgical resection. Neuro-oncol. 2016; 18(1):96–104

[7] Suchorska B, Weller M, Tabatabai G, et al. Complete resection of contrastenhancing tumor volume is associated with improved survival in recurrent glioblastoma-results from the DIRECTOR trial. Neuro-oncol. 2016; 18(4):549–556

[8] Perrini P, Gambacciani C, Weiss A, et al. Survival outcomes following repeat surgery for recurrent glioblastoma: a single-center retrospective analysis. J Neurooncol. 2017; 131(3):585–591

[9] Orringer D, Lau D, Khatri S, et al. Extent of resection in patients with glioblastoma: limiting factors, perception of resectability, and effect on survival. J Neurosurg. 2012; 117(5):851–859

[10] Willems PW, Taphoorn MJ, Burger H, Berkelbach van der Sprenkel JW, Tulleken CA. Effectiveness of neuronavigation in resecting solitary intracerebral contrast-enhancing tumors: a randomized controlled trial. J Neurosurg. 2006; 104(3):360–368

[11] Stummer W, Pichlmeier U, Meinel T, Wiestler OD, Zanella F, Reulen HJ, ALAGlioma Study Group. Fluorescence-guided surgery with 5-aminolevulinic acid for resection of malignant glioma: a randomised controlled multicentre phase III trial. Lancet Oncol. 2006; 7(5):392–401

[12] Stupp R, Mason WP, van den Bent MJ, et al. European Organisation for Research and Treatment of Cancer Brain Tumor and Radiotherapy Groups, National Cancer Institute of Canada Clinical Trials Group. Radiotherapy plus concomitant and adjuvant temozolomide for glioblastoma. N Engl J Med. 2005; 352(10):987–996

[13] Lau D, Hervey-Jumper SL, Chang S, et al. A prospective phase II clinical trial of 5-aminolevulinic acid to assess the correlation of intraoperative fluorescence intensity and degree of histologic cellularity during resection of high-grade gliomas. J Neurosurg. 2016; 124(5):1300–1309

[14] Della Puppa A, Ciccarino P, Lombardi G, Rolma G, Cecchin D, Rossetto M. 5- Aminolevulinic acid fluorescence in high grade glioma surgery: surgical outcome, intraoperative findings, and fluorescence patterns. BioMed Res Int. 2014; 2014:232561

[15] Hickmann AK, Nadji-Ohl M, Hopf NJ. Feasibility of fluorescence-guided resection of recurrent gliomas using five-aminolevulinic acid: retrospective analysis of surgical and neurological outcome in 58 patients. J Neurooncol. 2015; 122(1):151–160

[16] Tykocki T, Michalik R, Bonicki W, Nauman P. Fluorescence-guided resection of primary and recurrent malignant gliomas with 5-aminolevulinic acid. Preliminary results. Neurol Neurochir Pol. 2012; 46(1):47–51

[17] Archavlis E, Tselis N, Birn G, Ulrich P, Zamboglou N. Salvage therapy for recurrent glioblastoma multiforme: a multimodal approach combining fluorescence-guided resurgery, interstitial irradiation, and chemotherapy. Neurol Res. 2014; 36(12):1047–1055

[18] Quick-Weller J, Lescher S, Forster M-T, Konczalla J, Seifert V, Senft C. Combination of 5-ALA and iMRI in re-resection of recurrent glioblastoma. Br J Neurosurg. 2016; 30(3):313–317

[19] Coburger J, Hagel V, Wirtz CR, König R. Surgery for glioblastoma: impact of the combined use of 5-aminolevulinic acid and intraoperative MRI on extent of resection and survival. PLoS One. 2015; 10(6):e0131872

[20] Stummer W, Tonn J-CC, Mehdorn HM, et al. ALA-Glioma Study Group. Counterbalancing risks and gains from extended resections in malignant glioma surgery: a supplemental analysis from the randomized 5-aminolevulinic acid glioma resection study. Clinical article. J Neurosurg. 2011; 114(3):613–623

[21] Brandes AA, Tosoni A, Spagnolli F, et al. Disease progression or pseudoprogression after concomitant radiochemotherapy treatment: pitfalls in neurooncology. Neuro-oncol. 2008; 10(3):361–367

[22] Chamberlain MC, Glantz MJ, Chalmers L, Van Horn A, Sloan AE. Early necrosis following concurrent Temodar and radiotherapy in patients with glioblastoma. J Neurooncol. 2007; 82(1):81–83

[23] Chaskis C, Neyns B, Michotte A, De Ridder M, Everaert H. Pseudoprogression after radiotherapy with concurrent temozolomide for high-grade glioma: clinical observations and working recommendations. Surg Neurol. 2009; 72 (4):423–428

[24] de Wit MCY, de Bruin HG, Eijkenboom W, Sillevis Smitt PAE, van den Bent MJ. Immediate post-radiotherapy changes in malignant glioma can mimic tumor progression. Neurology. 2004; 63(3):535–537

[25] Giglio P, Gilbert MR. Cerebral radiation necrosis. Neurologist. 2003; 9(4):180– 188

[26] Gunjur A, Lau E, Taouk Y, Ryan G. Early post-treatment pseudo-progression amongst glioblastoma multiforme patients treated with radiotherapy and temozolomide: a retrospective analysis. J Med Imaging Radiat Oncol. 2011; 55(6):603–610

[27] Kumar AJ, Leeds NE, Fuller GN, et al. Malignant gliomas: MR imaging spectrum of radiation therapy- and chemotherapy-induced necrosis of the brain after treatment. Radiology. 2000; 217(2):377–384

[28] Taal W, Brandsma D, de Bruin HG, et al. Incidence of early

pseudoprogression in a cohort of malignant glioma patients treated with chemoirradiation with temozolomide. Cancer. 2008; 113(2):405–410

[29] Nabavi A, Thurm H, Zountsas B, et al. 5-ALA Recurrent Glioma Study Group. Five-aminolevulinic acid for fluorescence-guided resection of recurrent malignant gliomas: a phase II study. Neurosurgery. 2009; 65(6):1070–1076, discussion 1076–1077

[30] Kamp MA, Felsberg J, Sadat H, et al. 5-ALA-induced fluorescence

behavior of reactive tissue changes following glioblastoma treatment with radiation and chemotherapy. Acta Neurochir (Wien). 2015; 157(2):207–213, discussion 213–214

[31] Utsuki S, Oka H, Sato S, et al. Histological examination of false positive tissue resection using 5-aminolevulinic acid-induced fluorescence guidance. Neurol Med Chir (Tokyo). 2007; 47(5):210–213, discussion 213–214

第5章 5-ALA 在低级别胶质瘤中的应用

5–Aminolevulinic Acid in Low–Grade Gliomas

Georg Widhalm　Mitchel S. Berger　Johannes Wölfer　著

马千权 译

刘 庆 校

摘要： 5- 氨基乙酰丙酸（5-ALA）荧光引导肿瘤切除是一种优化切除高级别胶质瘤（HGG）的有力工具。人们正在积极研究将 5-ALA 应用于低级别神经胶质瘤（LGG）的荧光引导手术（FGS）中。目前，当没有进行磁共振成像（MRI）增强时，5-ALA 荧光引导有助于在弥漫浸润性神经胶质瘤中识别变性肿瘤区域，否则可能将使得患者无法得到充分的治疗。此外，已经确定了特定的图像和代谢参数，它们使得可疑低级别胶质瘤更易表现出显著的荧光。然而，尽管在 LGG 和 HGG 之间，5-ALA 代谢的差异似乎只是定量的，而不是定性的，该技术在当前的体系中仍无法可靠地在术中识别弥漫浸润的 LGG 的边界。引入诸如荧光光谱或共聚焦显微镜等方法，可能会大大扩展 FGS 的领域，以优化术中可视化，从而最大限度地切除 LGG。

关键词： 5- 氨基乙酰丙酸；低级别胶质瘤；间变性焦点；采样误差；荧光光谱；共聚焦显微镜

一、概述

近年来，随着 5- 氨基乙酰丙酸（5-ALA）荧光引导技术引入神经外科领域，选择性术中可视化切除恶性神经胶质瘤已变得可行。在全球许多神经外科中心，使用 5-ALA 进行荧光引导的切除术已被确立为高级别神经胶质瘤（HGG）手术的标准。低级别神经胶质瘤（LGG）通常被认为无法使用该技术，但是最近的数据确实为评估其在这些肿瘤亚组中的实用性提供了支持，尽管它们并未显示出恶性神经胶质瘤的经典特征。本章将试图跨越目前可视化技术中使用 5-ALA 的证据与未来发展中可能扩大适应证之间的距离。

二、低级别胶质瘤

（一）背景

弥漫性浸润性神经胶质瘤（DIG）是成人中最常见的原发性脑肿瘤[1]。根据世界卫生组织（WHO）定义的特定组织病理学标准，通常可分为缓慢生长的 LGG（WHO Ⅱ级）与侵袭性的 HGG（WHO Ⅲ级和Ⅳ级）[1]。在美国，每年有 2700 至 4600 人被诊断为 LGG，且该肿瘤通常发生在 20—40 岁[2,3]。约有 80% 的 LGG 的首发症状是新的癫痫发作[2]。其他常见症状包括精神状态改变、颅内压升高的临床体征及局部神经功能障碍[4]。

（二）术前影像

MRI 可作为进一步鉴别可疑 LGG 的首选影像学技术[5]。至关重要的是，可在磁共振（MR）检查时给予造影剂，以检测血脑屏障（BBB）是否受损[5]。与 HGG 不同的是，LGG 在 MRI 通常不表现出对比度增强（CE）[6]。近 10 年来，许多先进的 MRI 技术相继发展，例如磁共振波谱（MRS）、磁共振灌注成像、扩散加权成像（DWI）和弥散张量成像（DTI）等，可用于鉴别可疑 LGG[5, 7]。此外，使用如 ^{18}F- 氟乙基 -L- 酪氨酸（FET）和 ^{11}C- 蛋氨酸（MET）等氨基酸示踪剂的正电子发射断层扫描（PET）是一种描述疑似 LGG 的有力技术[8-10]。

（三）治疗

通常，对疑似 LGG 患者的主要治疗方法是尽可能手术切除。以前经常提倡的"观察和等待"策略已被早期积极的手术治疗方法所取代。挪威的一项回顾性研究支持了这一点，该研究将早期手术与活检后疑似 LGG 的观察患者进行了比较[11]。早期手术与更高的总体生存率相关[11]。如今，有明确的证据表明，更广泛的 LGG 切除术可改善患者的预后[12-14]。此外，最大限度地切除 LGG 肿瘤可延长发生恶变的时间[15]。因此，对于疑似 LGG，手术的目标是最大限度地安全切除肿瘤并保持神经功能。神经肿瘤反应评估（RANO）标准将 LGG 的完整切除定义为完全清除术前 MRI T_2 加权 / 液体衰减反转恢复（FLAIR）序列的全部异常[6, 16]。如今，为了避免术后出现新的神经功能损害并实现最大限度的安全切除，在 LGG 手术中，脑成像和术中刺激已成为不可缺少的技术[17]。此外，术中 DTI 导航也作为一种有力技术，在术中定位及避免相关白质束损伤中发挥作用[7]。超声也可以用作易于使用的辅助手段，即使 LGG 的回声密度多变且通常与 MRI 的 T_2 和（或）FLAIR 不一致[18]。

手术切除后，LGG 患者经常进行术后"观察和等待"，并定期进行影像学随访，但尚无基本的辅助治疗[19]。然而，新的分子标记，例如异枸橼酸脱氢酶 1（IDH1）/ IDH2 突变和 1p19q 双缺失，是重要的预后因素，也会影响此类肿瘤的治疗决策[1, 20]。

（四）LGG 手术的缺点和目前的解决方案

可疑 LGG 在术前计划阶段和切除过程中均对神经外科医师提出了特殊的挑战。通常，在 MRI 上对比增强不明显的神经胶质瘤手术具有特定的缺陷。首先，文献报道有 54%～88% 的 LGG 患者不能完整切除肿瘤，导致患者预后较差[12, 15, 21, 22]。其中，主要原因之一是切除时无法确定 LGG 的边界，因为与正常脑组织相比，这些肿瘤的宏观外貌和质地一致性方面仅表现出细微的差别。而且，由于所谓的采样误差而导致的神经胶质瘤的组织病理学分级过低的现象并不罕见[8, 23]。神经胶质瘤通常表现出组织病理学异质性，因此在单纯的初期 LGG 中可能会出现局限于肿瘤内的恶性转化区域，即所谓的间变性病灶[23]。忽视这样的间变性病灶可能会导致组织病理学分级过低以及术后患者管理不足。

为了改善 LGG 切除术，已经提出了使用神经导航及术中 MRI，其中神经导航是根据 PET 或 MRI / MRS "热点"进行导航引导的组织采样以避免分级过低[10, 24-26]。但是，导航系统往往会由于脑组织位移而在切除过程中失去其初始精度，而术中 MRI 既费时又昂贵，因此无法广泛使用。因此，需要不同的手术工具来克服当前 LGG 手术的局限性。

三、低级别神经胶质瘤中的 5-ALA

应用 5-ALA 荧光引导对恶性脑肿瘤组织进行术中可视化被认为是一种优化切除效果的有效工具。5-ALA 荧光引导手术（FGS）相对便宜，可广泛应用，并且不受术中脑移位的影响。尽管这种方法主要用于在 MRI 上具有明显对比增强的 HGG 中 [27, 28]，但对于分析 5-ALA 荧光引导在具有非显著对比增强的可疑 LGG 中的价值也越来越引起关注。

（一）背景

最初，血脑屏障的破坏被认为是脑肿瘤中可见的 5-ALA 诱导荧光的先决条件，因此，只有具有显著对比增强的 HGG 被认为适合该技术 [28]。目前，血红素生物合成途径中的其他因素，例如 5-ALA 代谢为原卟啉Ⅸ（PpⅨ）被认为对于 5-ALA 诱导荧光的存在起着至关重要的作用 [29]。根据目前的知识，HGG 细胞中 PpⅨ积累的原理似乎也适用于 LGG。其中大多数与血红素生物合成过程中 PpⅨ的吸收，生产和（或）利用率降低有关 [30-33]。最初对 5-ALA 进入肿瘤细胞并被吸收的过程只是部分被了解，但总的来说，LGG 和 HGG 之间的差异似乎更多的是基于定量而非定性。在某种意义上讲，神经胶质瘤细胞中 5-ALA 代谢的关键因素之一似乎是铁螯合酶的表达 [34]。这种酶通过掺入铁（Fe）将荧光 PpⅨ降解为无荧光的血红素 [34]。最近研究发现，与低级别星形细胞瘤相比，恶性胶质瘤中的铁螯合酶 mRNA 表达下调 [34]。这就解释了为什么 HGG 比 LGG 有更好的荧光效应。

（二）初步观察

在包括 10 名 LGG 患者在内的两项研究的第一批观察结果中，均未发现可见的 5-ALA 肿瘤荧光 [35, 36]。同样，Stummer 等无法在非增强 LGG 部分出现继发性 HGG 的患者中检测到可见的 5-ALA 诱导荧光 [28]。然而，有趣的是，作者在具有恶性转化的对比度增强的瘤内区域发现了聚焦荧光 [28]。2007 年，Ishihara 等对使用 5-ALA 荧光切除术的不同 WHO 等级的神经胶质瘤标本进行了离体分析 [37]。在该分析中，在两个 WHO Ⅱ级神经胶质瘤标本中均未检测到可见荧光 [37]。相

反，在两个 WHO Ⅲ级神经胶质瘤标本中观察到了可见和不可见的荧光 [37]。

（三）临床研究

基于这些初步观察，Widhalm 等于 2010 年进行了首次临床研究，以更好地描述可疑 LGG 中的 5-ALA 肿瘤荧光 [38]。总共包括 17 例疑似 DIG 的患者，但术前 MRI 没有明显的对比增强 [38]。在这些患者的亚组中观察到 5-ALA 诱导荧光 [38]。经过病理组织学分析，在被分类为 WHO Ⅲ级的 9 例脑胶质瘤中，有 8 例发现了有局限性的瘤内荧光区 [38]。相反，在所有 8 例经组织学证实的 WHO Ⅱ级神经胶质瘤的任何肿瘤内区域均未检测到可见荧光 [38]。该组的后续研究包括 59 例疑似 LGG 患者 [39]。他们发现，在 26 例 WHO Ⅲ级神经胶质瘤中，有 23 例表现出局灶性瘤内荧光，然而，在 33 个 WHO Ⅱ级神经胶质瘤中，有 29 个在 5-ALA 给药后完全没有可见的荧光 [39]。在这项研究中发现了高等级组织学可见荧光的高灵敏度（89%）、特异性（88%）、阳性（85%）及阴性（91%）预测值 [39]。2011 年，Ewelt 等在一个独立的患者组中报告了类似的发现 [40]。在他们的研究中，作者在 17 例 WHO Ⅲ级和Ⅳ级神经胶质瘤中有 12 例发现可见荧光，而在 13 例 WHO Ⅱ级神经胶质瘤中有 12 例没有可见荧光 [40]。在迄今为止最大的系列研究（2017 年）中，Jaber 等在 76 例 WHO Ⅲ级神经胶质瘤中 59 例发现可见荧光 [41]。相反，在 82 例 WHO Ⅱ级神经胶质瘤中，有 69 例没有可见荧光 [41]。总而言之，可以说，绝大多数 WHO Ⅱ级神经胶质瘤不显示可见荧光，而大多数 WHO Ⅲ或Ⅳ级神经胶质瘤则显示出可见的（局灶性）5-ALA 诱导荧光。

（四）术前 MRI 造影增强的成像参数量

1. 术前 MRI 对比增强量

血脑屏障的破坏及在 MRI 上出现明显的对比增强似乎是可见 5-ALA 诱导荧光的重要指标 [28]。从这个意义上讲，最近的一项研究发现，

在放射学上可疑的 LGG 中，5-ALA 诱导荧光与术前 MRI 上的 CE 含量呈正相关。[39] 在这项研究中，可见荧光尤其是在具有斑片或微弱 CE（53%）和局灶性 CE（88%）的神经胶质瘤中被观察到，而在没有 CE（87%）的神经胶质瘤中通常不存在这种可见荧光[39]。同样，在进一步的研究中，在 MRI 上有对比增强的神经胶质瘤中发现了可见的 5-ALA 诱导荧光，而在没有对比增强的神经胶质瘤中只有 16% 发现了可见荧光[41]。

2. 根据 PET 的代谢活动

通过 PET 评估的代谢活动似乎是疑似 LGG 中有可见的 5-ALA 诱导荧光的又一有力指标。与不发荧光的神经胶质瘤相比，在具有可见（焦点）荧光的神经胶质瘤中发现 MET 或 FET 的 PET 摄取明显更高[38-40]。最近，已证实了，FET-PET 摄取比大于 1.9 是预测神经胶质瘤可见荧光的有力指标[41]。有趣的是，疑似 LGG 的局部荧光区域在位置上也与最大 MET-PET 示踪剂摄取的肿瘤内区域相关[38,39]。

（五）组织病理学和分子标记

1. 组织病理学

在放射学可疑的 LGG 中，发现了可见的 5-ALA 诱导荧光与特定的组织病理学发现之间的相关性。研究发现通过 MIB-1 标记指数（LI）评估的增生率在发荧光的神经胶质瘤中显著高于无荧光的神经胶质瘤[38,39,41]。此外，在同一神经胶质瘤内，与非发光区域相比，具有可见荧光的肿瘤区域的增殖速率明显更高[38]（图 5-1）。此外，在疑似的 LGG 中，可见的 5-ALA 诱导荧光与 MIB-1 LI 的相关性超过 10%[38]。但是，最新的文献显示，可见的 5-ALA 诱导荧光不仅与对

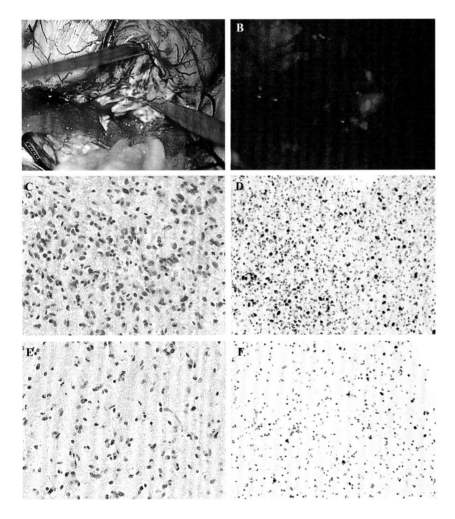

◀ 图 5-1　疑似低级别神经胶质瘤切除过程中应用 5-ALA 荧光的示例

A. 术前给予 5-ALA 的手术过程中，在白光显微镜下，肿瘤组织未显示出明显的恶性体征；B. 但通过紫 - 蓝激发光，可以检测到明确的荧光聚集区域；C 和 D. 根据组织病理学分析，该发荧光区域对应于（D）具有高增殖率的间变性神经胶质瘤组织（间变性焦点）；E 和 F. 相反，无荧光区域仅对应于（F）增殖率低的低级别神经胶质瘤组织（经许可转载，引自 Widhalm[42]）

比增强不显著的神经胶质瘤的增殖速率有关，而且与 WHO 定义的特定的组织发育不全的病理标准有关[1, 39]。根据这项研究的数据，与无荧光区域相比，在具有聚焦荧光的肿瘤内区域，细胞密度，核多态性和有丝分裂速度明显更高[39]。这些临床研究强调了可见的 5-ALA 诱导荧光能够在术中识别恶性转化的局灶性肿瘤内区域而不受脑移位影响的能力。

2. 分子标记

近年来，学者一直在寻求可见的 5-ALA 诱导的肿瘤荧光与一系列越来越被接受的和临床相关的分子标记之间的相关性。然而，近期的研究没有发现可见荧光与甲基鸟嘌呤甲基转移酶（MGMT）启动子甲基化状态或胶质瘤中 1p/19q 共缺失的检测之间存在相关性[41]。关于 IDH 突变状态，目前的文献中存在相互矛盾的数据。虽然 Kim 等[43] 在 2015 年描述了具有 IDH1 突变的恶性神经胶质瘤中出现增强的 5-ALA 诱导荧光，但其他三篇最新文献一致发现，可见荧光在 IDH 野生型 / 阴性神经胶质瘤中更为常见[44-46]。

3. 优化的患者管理

可见的 5-ALA 诱导荧光为外科医生提供了一种有效的技术，可在术中鉴定出无明显对比增强且与脑位移无关的脑胶质瘤间变性增生灶。因此，该方法降低了神经胶质瘤的组织病理学分级过低和所谓采样误差的风险。如果将 5-ALA 荧光技术应用于组织采样（作者的个人经历），则观察结果也反映出，大部分可疑 LGG 最终在组织病理学上被归类为 HGG。对可疑的 LGG，优化了术中组织取样程序，可获得更精确的组织病理学诊断，从而使得胶质瘤患者能够得到标准的术后辅助治疗。

四、目前 5-ALA 引导的可视化技术在可疑 LGG 中的适应证

在常规临床实践中，影像学可疑 LGG 的术前

MRI 上对比增强不显著的现象并不少见。根据最近的一项研究，具有以下特征的神经胶质瘤尤其适合在术前使用 5-ALA[41]：① MRI T_1 增强图像中存在任何对比增强，甚至斑点或微弱的对比增强；②如果缺少对比增强，则 ^{18}F-FET-PET 图像的摄取率 [标准摄取值（SUV ）] 大于 1.9（图 5-2）。

另外，肿瘤大小，对比增强和患者年龄是重要的预测指标。年龄大于 44 岁的患者中，几乎所有（即 > 96%）体积大于 $7cm^3$ 的有斑片状或微弱的对比增强的肿瘤都将显示出荧光，而 6 个没有对比增强的肿瘤中有 5 个则不会显示荧光[41]。最重要的是，如果 FET-PET 检测结果为阴性，则术中发现荧光的概率降至零[41]。但是，由于即使在 HGG 中也可以观察到 PET 阴性病例[10]，而且许多研究中心都无法提供 PET 成像，因此，主张对每一个疑似 LGG 的病例都使用 5-ALA，以排除存在瘤内间变区伴恶性转化的可能。

五、展望

尽管 5-ALA 在可疑 LGG 中存在临床应用的优势，但这项技术的特殊局限性必须得到解决。首先，目前对术中荧光的评估是主观的，因此取决于观察者[29]。从这个意义上说，模糊的荧光可能不会被神经外科医生所识别。此外，在大多数 LGG 中，目前 5-ALA 还不能使得大多数 LGG 的肿瘤荧光可视化[29, 37-41]。最终，一小部分间变性灶不能通过 5-ALA 技术观察到，因此不能被检测[39]。

近年来，随着技术的发展，即使在无明显荧光信号的 LGG 病例中，也可以用标准荧光改良手术显微镜增强 5-ALA 荧光进行探测。除了增强显微镜的光学性能，相机灵敏度或光源外，两种荧光检测技术似乎都很有前途。

（一）荧光光谱定量测量

除了创建更客观的定量数据（如 Pp IX 的组

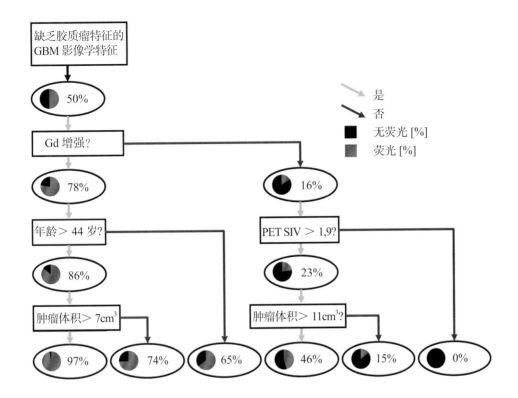

▲ 图 5-2　术前成像缺乏胶质母细胞瘤特征的胶质瘤，以及 5-ALA 诱导荧光

在此评估中，评估了缺乏特征性胶质母细胞瘤特征的胶质瘤，在术前 MRI 上没有典型的环状对比增强（无、弱 / 斑块状或强均匀对比增强）。对于术中 5-ALA 荧光信号的预测从等平衡开始（即外科医生将荧光概率定为 50%）。在此假设下，血脑屏障破坏（MRI T_1 Gd）是最强的预测指标，其次是患者年龄或 PET 阳性发现及肿瘤体积[18]（有关详细信息，请参见文本）。因此，可根据检测结果和可用的模式来估计术中检测到可用的荧光信号的概率。GBM. 胶质母细胞瘤；PET. 正电子发射断层扫描；SUV. 标准化的摄取值（经许可转载，改编自 Wölfer 和 Stummer[47]）

织浓度）外，借助光谱技术可以提高观察灵敏度（图 5-3）。近期，小型和手持设备已可应用于此[48-51]。在应用 5-ALA 后，LGG 患者的光谱荧光测量结果显示，几乎一半的组织标本中存在可用于诊断的 Pp Ⅸ 积聚，而仅凭外科医生的视觉感知是无法察觉的[51]。在第一例 LGG 中，荧光检测灵敏度比最先进的可见荧光技术提高了约 100 倍，而且 LGG 组织的 Pp Ⅸ 浓度仍比正常大脑高 5～50 倍[51]。

基于这项试点研究中数据，我们目前正在加州大学旧金山分校（UCSF；Mitchel Berger，Georg Widhalm）招募患者与达特茅斯 – 希区柯克医学中心（David Roberts）进行一项合作研究，分析这种手持式光谱探针在大型患者队列研究中可视化 LGG 组织及肿瘤内异质性的临床价值。

（二）共聚焦显微镜

共聚焦显微镜的基本原理是用聚焦的光束或激光束光栅化组织表面，并通过每个被照明体素同时适应的孔径来获取返回的光（有关原理的概述，请参见图 5-4）。该技术可通过两种机制将三维分辨率提高到亚细胞水平。不在所需光学平面内的结构的照明亮度较低，并且来自同一光学平面外部的散射光被光路内朝向检测单元（通常是电荷耦合器件的照相机或光电倍增管）的适配针孔孔径所驳回。对于 LGG 手术，这意味着有可能从分散的神经胶质瘤细胞的线粒体中捕获 Pp Ⅸ 荧光，而传统的宽视场显微镜则无法识别。尽管该方法在十多年前就开始使用了，但它仍有待于向便携、易于使用和价格

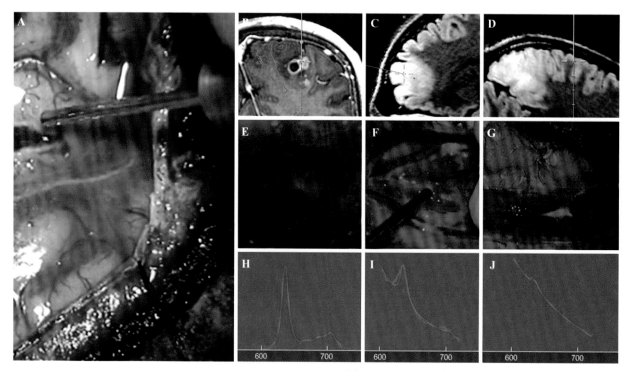

▲ 图 5-3　在高级别胶质瘤、低级别胶质瘤和正常皮质中，术中荧光光谱的比较

A . 在手术过程中，使用小型光谱探头，该探头能够测量 5-ALA 引起的 Pp IX 绝对组织浓度；B. 在通过神经导航证实的高级别神经胶质瘤的增强对比的肿瘤中，检测到强烈的荧光信号（E，5-ALA 3 级），并且用该探针测得非常高的 Pp IX 浓度（H）；C. 在通过非增强性低级别神经胶质瘤的神经导航证实的 FLAIR（流体衰减反转恢复）图像上的肿瘤中；F. 常规的紫 – 蓝激发不能识别可见荧光（I，5-ALA 0 级），但仍可使用该探针测量到显著升高的 Pp IX 浓度，但该浓度明显低于高级别神经胶质瘤，在正常皮质区域（D）不存在可见荧光（G，5-ALA 等级 0），且测得的 Pp IX 浓度非常低（J）（引自加利福尼亚大学旧金山分校与达特茅斯 – 希区柯克医学中心的合作研究）

合理的方式转变[52, 53]。利用这种技术，当试图确定宏观上不发荧光的 LGG 的边缘时，发现术中和组织学检查结果具有良好的相关性[22]。然而，相当小的视野（通常约为 500μm×500μm）和需要单独的可视化，使得该方法很难融入到正常的切除工作流程中。但是，即使是一些高度整合的术中共聚焦显微镜的变体，也可能只是记录了神经胶质瘤模糊的边缘，因此，在其他方面，如功能方面的考虑，仍需要在剪裁切除手术中起到主导作用。总之，该原理的技术实施和临床价值仍有待确定。

六、结论

　　虽然 5-ALA 诱导荧光在 HGG 切除术中已

确立牢固的地位，但最近神经外科对其关注已扩展到 LGG。根据目前的文献显示，5-ALA 诱导荧光是可靠的术中标记物，以用于检测可疑 LGG 手术期间与脑移位无关的变性灶。从这种病灶内荧光区取样的组织可以进行更精确的组织病理学诊断，从而使患者得到适当的术后辅助治疗。因此，我们提倡对可疑的 LGG 患者使用 5-ALA，以排除瘤内区恶变的存在。相反，由于可达到的浓度和荧光强度通常远低于 HGG，因此绝大部分的 LGG 不能通过当前的手术显微镜荧光技术观察到荧光。但是，至少有两种有前景的技术正在利用荧光光谱学和共聚焦显微镜在 LGG 中探索，以潜在地克服这些目前的局限性。

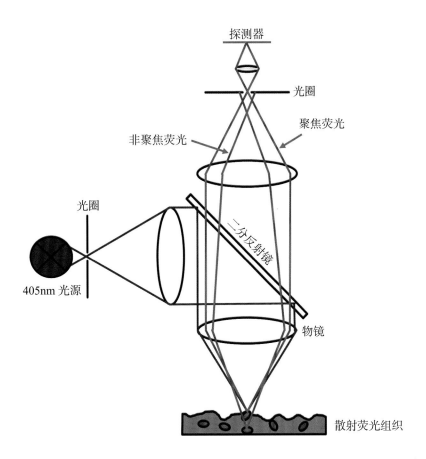

▲ 图 5-4　共聚焦显微镜的原理可用于改善低级别神经胶质瘤的影像，共聚焦显微镜可以将三维分辨率提高到亚细胞水平。通过用聚焦光束照射表面，同时将返回的光信号通过调整到所需的光学平面的孔径记录下来，可以提高分辨率。如果它们的波长不同，则可以通过二向色镜分离照明和返回的光（如所示的 **5-ALA** 荧光的情况）。光栅化是通过在固定照明光束下移动样品来实现的，或更常见的是，在分束器和物镜之间插入倾斜镜。其他设置（如 **V** 形光栅，无须分束器）已被描述 [52]

参考文献

[1] Louis DN, Ohgaki H, Wiestler OD, Cavenee WK. WHO Classification of Tumours of the Central Nervous System. 4th ed. New York, NY: WHO Press; 2016

[2] Forst DA, Nahed BV, Loeffler JS, Batchelor TT. Low-grade gliomas. Oncologist. 2014; 19(4):403–413

[3] Schiff D, Brown PD, Giannini C. Outcome in adult low-grade glioma: the impact of prognostic factors and treatment. Neurology. 2007; 69(13):1366–1373

[4] Grier JT, Batchelor T. Low-grade gliomas in adults. Oncologist. 2006; 11(6): 681–693

[5] Cha S. Neuroimaging in neuro-oncology. Neurotherapeutics. 2009; 6(3):465– 477

[6] van den Bent MJ, Wefel JS, Schiff D, et al. Response assessment in neurooncology (a report of the RANO group): assessment of outcome in trials of diffuse low-grade gliomas. Lancet Oncol. 2011; 12(6):583–593

[7] Nimsky C, Ganslandt O, Fahlbusch R. Implementation of fiber tract navigation. Neurosurgery. 2006; 58(4) s uppl 2:ONS-292–ONS-303, discussion ONS-303–ONS-304

[8] Kunz M, Thon N, Eigenbrod S, et al. Hot spots in dynamic (18)FET-PET delineate malignant tumor parts within suspected WHO grade II gliomas. Neuro-oncol. 2011; 13(3):307–316

[9] Smits A, Baumert BG. The clinical value of PET with amino acid tracers for gliomas WHO grade II. Int J Mol Imaging. 2011; 2011:372509

[10] Widhalm G, Krssak M, Minchev G, et al. Value of 1H-magnetic resonance spectroscopy chemical shift imaging for detection of anaplastic foci in diffusely infiltrating gliomas with non-significant contrast-enhancement. J Neurol Neurosurg Psychiatry. 2011; 82(5):512–520

[11] Jakola AS, Myrmel KS, Kloster R, et al. Comparison of a strategy favoring early surgical resection vs a strategy favoring watchful waiting in low-grade gliomas. JAMA. 2012; 308(18):1881–1888

[12] Smith JS, Chang EF, Lamborn KR, et al. Role of extent of resection in the longterm outcome of low-grade hemispheric gliomas. J Clin Oncol. 2008; 26(8): 1338–1345

[13] Hervey-Jumper SL, Berger MS. Role of surgical resection in low- and highgrade gliomas. Curr Treat Options Neurol. 2014; 16(4):284

[14] Sanai N, Berger MS. Glioma extent of resection and its impact on patient outcome. Neurosurgery. 2008; 62(4):753–764, discussion 264–266

[15] Sanai N, Polley MY, Berger MS. Insular glioma resection: assessment of patient morbidity, survival, and tumor progression. J Neurosurg. 2010; 112(1):1–9

[16] Vogelbaum MA, Jost S, Aghi MK, et al. Application of novel response/

progression measures for surgically delivered therapies for gliomas: response assessment in Neuro-Oncology (RANO) Working Group. Neurosurgery. 2012; 70(1):234–243, discussion 243–244

[17] De Witt Hamer PC, Robles SG, Zwinderman AH, Duffau H, Berger MS. Impact of intraoperative stimulation brain mapping on glioma surgery outcome: a meta-analysis. J Clin Oncol. 2012; 30(20):2559–2565

[18] Petridis AK, Anokhin M, Vavruska J, Mahvash M, Scholz M. The value of intraoperative sonography in low grade glioma surgery. Clin Neurol Neurosurg. 2015; 131(7):64–68

[19] Stupp R, Janzer RC, Hegi ME, Villemure J-G, Mirimanoff RO. Prognostic factors for low-grade gliomas. Semin Oncol. 2003; 30(6) s uppl 19:23–28

[20] Eckel-Passow JE, Lachance DH, Molinaro AM, et al. Glioma groups based on 1p/19q, IDH, and TERT promoter mutations in tumors. N Engl J Med. 2015; 372(26):2499–2508

[21] Capelle L, Fontaine D, Mandonnet E, et al. French Réseau d'Étude des Gliomes. Spontaneous and therapeutic prognostic factors in adult hemispheric World Health Organization Grade II gliomas: a series of 1097 cases: clinical article. J Neurosurg. 2013; 118(6):1157–1168

[22] Sanai N, Snyder LA, Honea NJ, et al. Intraoperative confocal microscopy in the visualization of 5-aminolevulinic acid fluorescence in low-grade gliomas. J Neurosurg. 2011; 115(4):740–748

[23] Paulus W, Peiffer J. Intratumoral histologic heterogeneity of gliomas. A quantitative study. Cancer. 1989; 64(2):442–447

[24] Black PM, Alexander E, III, Martin C, et al. Craniotomy for tumor treatment in an intraoperative magnetic resonance imaging unit. Neurosurgery. 1999; 45 (3):423–431, discussion 431–433

[25] Mert A, Kiesel B, Wöhrer A, et al. Introduction of a standardized multimodality image protocol for navigation-guided surgery of suspected low-grade gliomas. Neurosurg Focus. 2015; 38(1):E4

[26] Roberts DW, Strohbehn JW, Hatch JF, Murray W, Kettenberger H. A frameless stereotaxic integration of computerized tomographic imaging and the operating microscope. J Neurosurg. 1986; 65(4):545–549

[27] Stummer W, Novotny A, Stepp H, Goetz C, Bise K, Reulen HJ. Fluorescenceguided resection of glioblastoma multiforme by using 5-aminolevulinic acidinduced porphyrins: a prospective study in 52 consecutive patients. J Neurosurg. 2000; 93(6):1003–1013

[28] Stummer W, Stocker S, Wagner S, et al. Intraoperative detection of malignant gliomas by 5-aminolevulinic acid-induced porphyrin fluorescence. Neurosurgery. 1998; 42(3):518–525, discussion 525–526

[29] Hadjipanayis CG, Widhalm G, Stummer W. What is the surgical benefit of utilizing 5-aminolevulinic acid for fluorescence-guided surgery of malignant gliomas? Neurosurgery. 2015; 77(5):663–673

[30] Colditz MJ, Jeffree RL. Aminolevulinic acid (ALA)-protoporphyrin IX fluorescence guided tumour resection. Part 1: clinical, radiological and pathological studies. J Clin Neurosci. 2012; 19(11):1471–1474

[31] Colditz MJ, Leyen Kv, Jeffree RL. Aminolevulinic acid (ALA)-protoporphyrin IX fluorescence guided tumour resection. Part 2: theoretical, biochemical and practical aspects. J Clin Neurosci. 2012; 19(12):1611–1616

[32] Peng Q, Warloe T, Berg K, et al. 5-Aminolevulinic acid-based photodynamic therapy. Clinical research and future challenges. Cancer. 1997; 79(12): 2282–2308

[33] Van Hillegersberg R, Van den Berg JW, Kort WJ, Terpstra OT, Wilson JH. Selective accumulation of endogenously produced porphyrins in a liver metastasis model in rats. Gastroenterology. 1992; 103(2):647–651

[34] Teng L, Nakada M, Zhao SG, et al. Silencing of ferrochelatase enhances 5- aminolevulinic acid-based fluorescence and photodynamic therapy efficacy. Br J Cancer. 2011; 104(5):798–807

[35] Hefti M, von Campe G, Moschopulos M, Siegner A, Looser H, Landolt H. 5- aminolevulinic acid induced protoporphyrin IX fluorescence in high-grade glioma surgery: a one-year experience at a single institution. Swiss Med Wkly. 2008; 138(11)(–)(12):180–185

[36] Utsuki S, Oka H, Sato S, et al. Possibility of using laser spectroscopy for the intraoperative detection of nonfluorescing brain tumors and the boundaries of brain tumor infiltrates. Technical note. J Neurosurg. 2006; 104(4):618–620

[37] Ishihara R, Katayama Y, Watanabe T, Yoshino A, Fukushima T, Sakatani K. Quantitative spectroscopic analysis of 5-aminolevulinic acid-induced protoporphyrin IX fluorescence intensity in diffusely infiltrating astrocytomas. Neurol Med Chir (Tokyo). 2007; 47(2):53–57, discussion 57

[38] Widhalm G, Wolfsberger S, Minchev G, et al. 5-Aminolevulinic acid is a promising marker for detection of anaplastic foci in diffusely infiltrating gliomas with nonsignificant contrast enhancement. Cancer. 2010; 116(6): 1545–1552

[39] Widhalm G, Kiesel B, Woehrer A, et al. 5-Aminolevulinic acid induced fluorescence is a powerful intraoperative marker for precise histopathological grading of gliomas with non-significant contrast-enhancement. PLoS One. 2013; 8(10):e76988

[40] Ewelt C, Floeth FW, Felsberg J, et al. Finding the anaplastic focus in diffuse gliomas: the value of Gd-DTPA enhanced MRI, FET-PET, and intraoperative, ALA-derived tissue fluorescence. Clin Neurol Neurosurg. 2011; 113(7): 541–547

[41] Jaber M, Wölfer J, Ewelt C, et al. The value of 5-aminolevulinic acid in lowgrade gliomas and high-grade gliomas lacking glioblastoma imaging features: an analysis based on fluorescence, magnetic resonance imaging, 18F-fluoroethyl tyrosine positron emission tomography, and tumor molecular factors. Neurosurgery. 2016; 78(3):401–411, discussion 411

[42] Widhalm G. Intra-operative visualization of brain tumors with 5-aminolevulinic acid-induced fluorescence. Clin Neuropathol. 2014; 33(4): 260–278

[43] Kim JE, Cho HR, Xu WJ, et al. Mechanism for enhanced 5-aminolevulinic acid fluorescence in isocitrate dehydrogenase 1 mutant malignant gliomas. Oncotarget. 2015; 6(24):20266–20277

[44] Hickmann A-K, Nadji-Ohl M, Hopf NJ. Feasibility of fluorescence-guided resection of recurrent gliomas using five-aminolevulinic acid: retrospective analysis of surgical and neurological outcome in 58 patients. J Neurooncol. 2015; 122(1):151–160

[45] Nakae S, Murayama K, Sasaki H, et al. Prediction of genetic subgroups in adult supra tentorial gliomas by pre- and intraoperative parameters. J Neurooncol. 2017; 131(2):403–412

[46] Saito K, Hirai T, Takeshima H, et al. Genetic factors affecting intraoperative 5- aminolevulinic acid-induced fluorescence of diffuse gliomas. Radiol Oncol. 2017; 51(2):142–150

[47] Wölfer J, Stummer W. Fluoreszenz-gestützte Gliomresektion. In: Simon M, ed. Gliomchirurgie. Berlin: Springer; 2017

[48] Haj-Hosseini N, Richter J, Andersson-Engels S, Wårdell K. Optical touch pointer for fluorescence guided glioblastoma resection using 5-aminolevulinic acid. Lasers Surg Med. 2010; 42(1):9–14

[49] Kairdolf BA, Bouras A, Kaluzova M, et al. Intraoperative spectroscopy with ultrahigh sensitivity for image-guided surgery of malignant brain tumors. Anal Chem. 2016; 88(1):858–867

[50] Kim A, Khurana M, Moriyama Y, Wilson BC. Quantification of in vivo fluorescence decoupled from the effects of tissue optical properties using fiber-optic spectroscopy measurements. J Biomed Opt. 2010; 15(6):067006

[51] Valdés PA, Jacobs V, Harris BT, et al. Quantitative fluorescence using 5-aminolevulinic acid-induced protoporphyrin IX biomarker as a surgical adjunct in low-grade glioma surgery. J Neurosurg. 2015; 123(3):771–780

[52] Meza D, Wang D, Wang Y, Borwege S, Sanai N, Liu JTC. Comparing highresolution microscopy techniques for potential intraoperative use in guiding low-grade glioma resections. Lasers Surg Med. 2015; 47(4):289–295

[53] Olivo M, Wilson BC. Mapping ALA-induced PPIX fluorescence in normal brain and brain tumour using confocal fluorescence microscopy. Int J Oncol. 2004; 25(1):37–45

第6章 术中荧光引导在脑膜瘤切除术中的应用

Intraoperative Fluorescence Guidance in Meningiomas

Pablo A. Valdes Quevedo   Alexandra J. Golby   David W. Roberts **著**

张 超 **译**

唐国栋 **校**

摘要：目前术中荧光引导已发展为一种对神经外科医生非常有用的辅助工具。在临床上应用于脑膜瘤的主要荧光标记物包括 5- 氨基乙酰丙酸（5-ALA）诱导的原卟啉Ⅸ、吲哚菁绿和荧光素钠。这些标记物已经与显微镜和光谱技术共同用于肿瘤切除手术及颅内血管标记。本章主要描述了荧光引导技术在脑膜瘤手术中的应用。

关键词：荧光引导手术；5- 氨基乙酰丙酸；原卟啉Ⅸ；吲哚菁绿；脑膜瘤；光谱学

一、概述

荧光引导技术已经成为一个新兴的研究领域，并在神经外科广泛应用[1,2]。目前为止，包括显微镜系统和单探针光谱或以显微镜为载体的多种技术已经应用于临床工作中。这些技术已经与包括 5-ALA 诱导的原卟啉Ⅸ（ALA-Pp Ⅸ）、荧光素和吲哚菁绿（ICG）等各种荧光剂组合应用。荧光引导技术在颅脑和脊髓神经外科可应用于脑肿瘤，如胶质瘤、转移瘤和脑膜瘤手术[1,3-6]。在本章，我们综述使用荧光引导技术治疗脑膜瘤的神经外科文献。

二、5-ALA 诱导的原卟啉Ⅸ

脑外科切除颅内肿瘤的手术中最常用的荧光剂是 ALA-Pp Ⅸ[1,2]。术前口服 ALA，人体会吸收 ALA 及其降解产物，随后 Pp Ⅸ会选择性地在肿瘤细胞中富集。Pp Ⅸ是一种活性荧光化合物，在 405nm 和 633nm 处有两个主要激发峰，在 635nm 和 710nm 处有两个主要发射峰[3,5]。使用 ALA-Pp Ⅸ的最大经验是在胶质母细胞瘤中进行的 Ⅲ 期随机对照试验，该试验表明，患者的全切除率几乎翻了一番，无进展存活率提高了一倍，这次试验促使术中荧光在欧洲得到了广泛应用[4]。

在脑膜瘤切除术中使用 5-ALA 的临床经验和相关文献报道较为有限，因此 ALA-Pp Ⅸ的临床作用还不像在高级别胶质瘤手术中那样可靠。最近的一篇综述总结了以下每种肿瘤类型的发表数量：儿童脑瘤 5 例，脊椎肿瘤 7 例，脑膜瘤 10 例，低级别胶质瘤 14 例，转移瘤 15 例，高级别胶质瘤 51 例[6]。已报道的关于脑膜瘤的最多病例是由 Millesi 等完成的[7]。作者分析了 204 例接受 ALA-Pp Ⅸ荧光引导技术的脑膜瘤手术，并强调了与脑膜瘤相关的各种重要的观察结果，这些观察结果在文献中有进一步的阐述和证实。本研究报告中 Simpson Ⅰ～Ⅳ级切除的病例分别为45%、22%、17% 和 16%；作者在 91%（185/204）的病例中可见到荧光，与肿瘤的位置、组织学性质和荧光外观无关；在分析的病例中，荧光强度基本均一（75%，113/150）[8]；89 例在磁共振成像上可见硬脑膜尾征的病例并没有肉眼可见的荧光，分析了 16 例组织病理学，其中 5 例含有肿瘤细胞；7 例由 Pp Ⅸ荧光检测到了卫星灶，否则这些卫星灶很难被发现；在 13 例肿瘤侵犯骨组织的病例中，荧光检测率达到了 100%。邻近皮质荧光检出率为 25%（20/80），但是在突破蛛网膜的病例中，两者有显著性差异（41% vs 11%，$P = 0.002$），但与 WHO 分级无关。（特别强调，作者没有提供关于被评估的蛛网膜或皮质中肿瘤浸润的程度或状态的组织病理学证据。）

最早关于 ALA-Pp Ⅸ 的报道之一是来自于 Coluccia 等 [9] 对 33 例颅内脑膜瘤患者（32 例，WHO Ⅰ～Ⅱ级）和 1 例（1 例，WHO Ⅲ级）的研究，作者指出在 94%（31/34）的患者中可看到荧光，与组织学、MIB 指数、有丝分裂指数或术前有无脑水肿无关。这些结果与 Kajimoto 等 [10] 首次报道的 24 例使用 ALA-Pp Ⅸ 的脑膜瘤手术结果相似，其中 83%（20/24）的病例可看到荧光，且组织学和荧光之间没有相关性。Cornelius 等 [11] 对 WHO Ⅰ级到Ⅲ级（分别为 19、8 和 4 例）的 31 个脑膜瘤进行了研究，其中 94% 的脑膜瘤可看到荧光；在他们的研究中，他们得出荧光强度与 WHO 分级之间的相关性（$\rho = 0.557$；$P = 0.001$）。Coluccia 等与其他研究者得出相似的结论 [10, 12]，在 1 例肿瘤侵犯的颅骨内检测到荧光，因此作者建议 ALA-Pp Ⅸ 可以用于定位肿瘤边界以及侵犯颅骨的范围。Kajimoto 等 [10] 证实荧光不仅能用来判定颅骨侵犯范围，而且还可以明确硬脑膜受累情况，其敏感性为 100%（5/5），特异性为 83%（5/6）。

Della Puppa 等 [13] 报道了 ALA-Pp Ⅸ 在 12 例骨侵袭性脑膜瘤中的结果，其敏感度为 89%，特异度为 100%，阳性预测值（PPV）为 100%，阴性预测值（NPV）为 83%，总体准确率为 93%，术后 MRI 无骨侵犯残留。这项研究进一步证实了骨浸润、骨质增生和荧光之间的潜在关系。所有荧光阳性标本均有骨浸润（100%，57/57），30%（7/23）的非荧光阳性标本有骨浸润和骨质增生，非骨质增生标本均无荧光，即骨质增生的假阴性率为 7/23。这项研究表明，骨侵袭和荧光之间有很强的联系，而骨质增生和荧光之间的联系较小。

Whitson 等 [14] 通过共聚焦显微镜和组织学研究肿瘤浸润和侵犯硬脑膜的边界。他们得出一个特异性很高的结论，即未受累的硬脑膜检测不到荧光。同时，他们还注意到荧光的敏感性降低，即在显微镜下观察到大量肿瘤细胞没有显著性增强的荧光，如小于 1mm 的肿瘤没有荧光。Bekelis 等 [15] 在一例颅底脑膜瘤病例中应用了定量探针，结果显示尽管没有可见的荧光，但在检测特定含量的 Pp Ⅸ 时，灵敏度显著提高。Cornelius 等 [16] 使用 Pp Ⅸ 荧光作为辅助技术在 MRI 和 PET 引导下切除颅底脑膜瘤的手术中协助识别骨质和硬膜浸润。

Wilbers 等 [17] 报道了一例 WHO Ⅱ级的非典型脑膜瘤的病例，结果显示不仅在肿瘤中发现了明显的荧光，而且通过组织学分析在邻近的硬脑膜、蛛网膜和皮质中也观察到了明显的荧光；意味着尽管实现了 Simpson Ⅰ级切除，即切除肿瘤和邻近的硬脑膜，蛛网膜仍可能是肿瘤复发的根源。在一个类似的非典型脑膜瘤的报告中，Scheichel 等 [18] 观察到除了实体瘤外，骨膜、颞肌内筋膜、颞肌和骨中有荧光，提示在普通显微镜下肉眼判定肿瘤残余浸润的边界有局限性。

目前，大多数关于 ALA-Pp Ⅸ 的研究都是有关脑膜瘤的，而关于脊椎应用的研究很少。Eicker 等 [19] 观察了 26 例脊椎硬膜下肿瘤患者，其中包括 8 例使用了 ALA-Pp Ⅸ 的脊膜瘤（WHO Ⅰ级）。8 例脊膜瘤中有 7 例显示亮粉红色荧光，PPV 为 100%。作者指出，对于复发的有粘连、瘢痕组织的病例，荧光特别有用，可以帮助术者鉴别肿瘤与脊髓的边界。Muroi 等[20] 报道了 ALA-Pp Ⅸ 在一例脊膜瘤中的应用。在手术结束时，术者通过显微镜肉眼判断他们已经实现了 Simpson Ⅱ 级切除，但在最终的荧光检查中发现了一小块肿瘤残留物，随后保留硬脊膜切除残余肿瘤。

目前为止已经有研究使用了具有紫外激发光和大于 450nm 的收集发射滤光片的改进的手术显微镜，通过外科眼镜将发出的红粉色荧光可视化，并可将其投影到显示器[5, 7, 9, 12, 13, 17]。尽管如此，在脑膜瘤手术中对荧光的评估本质上是定性的，只是辨别荧光的"强"或"弱"，并没有定量 Pp Ⅸ 的实际水平（图 6-1）。也就是说，这种定性评估没有考虑到组织的非线性衰减的光学属性，即激发光和发射荧光的吸收和散射[21]。这些衰减效应可能导致术者对组织的荧光强度的评估不准确，例如术中看不到荧光的区域，可能检测

到显著水平的 Pp Ⅸ 生物标志物[2, 22, 23]。

神经外科和光学工程合作的最新进展已经开发出一种新的光学探针，这种探头可在体内或术中定量检测 Pp Ⅸ[2, 8, 15, 22-26]。Valdes 等[18] 使用 ALA-Pp Ⅸ 对 15 例脑膜瘤进行了研究，指出脑膜瘤中为高信号、均匀的荧光，并且荧光特征与 MRI 增强相之间没有相关性。作者对 15 名患者中的 10 名进行了总共 49 个部位的定量评估，得出定量 ALA-Pp Ⅸ 有诊断意义：69% 的确诊的肿瘤组织中没有可见荧光，但是却检测到很高水平的 Pp Ⅸ 含量。与正常硬脑膜（即对照组）相比，肿瘤中 Pp Ⅸ 含量显著增高并且具有显著统计学差异值分别为 1.694 ± 0.440μg/ml 和 0.006 ± 0.003μg/ml（$P = 0.002$）。此外，39%（13/33）的确诊肿瘤标本无可见荧光（即假阴性），但 69%（9/13）的无可见荧光肿瘤标本的 Pp Ⅸ 值大于 0.010μg/ml。接收器工作特性（ROC）分

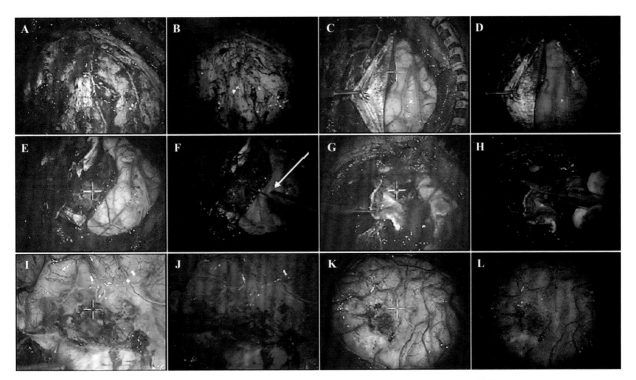

▲ 图 6-1　脑膜瘤中的氨基乙酰丙酸原卟啉Ⅸ（ALA-Pp Ⅸ）荧光引导技术

接受 ALA-Pp Ⅸ 荧光引导技术切除脑膜瘤的患者，在常规显微镜灯光下和紫蓝光照明模式下进行荧光成像。A 和 B. 在打开硬膜前没有任何可见的荧光；C 和 D. 在硬膜打开后立即拍照可隐约看到凸面脑膜瘤，因表面覆盖双层硬脑膜，看起来并不直观；E 和 F. 术中使用定量探针（白色箭）进一步暴露瘤体；G 和 H. 暴露瘤体，Pp Ⅸ 荧光在瘤体可明显看到，但是在邻近硬膜上看不到；I 和 J. 切除瘤体后手术接近尾声，残留少量荧光组织；K 和 l. 手术结束时，在普通显微镜下和荧光显微镜下均未看到残留肿瘤组织

析表明，与荧光定性相比，荧光定量的诊断性能有统计学意义上的改善（$P = 0.007$）。使用荧光定量的方法，作者能够根据需求来提高灵敏度 [比如降低阈值，c（Pp Ⅸ）= 0.001，准确度为 90%，PPV 为 91%，特异度为 81%，NPV 为 87%，灵敏度为 94%]，代价是降低特异度，反之亦然，提高特异度 [如升高阈值，c（Pp Ⅸ）=0.0114；准确度为 84%，PPV=100%，特异度为 100%，NPV=67%，灵敏度为 76%]，代价是降低灵敏度。

这些研究强调了 Pp Ⅸ 作为脑膜瘤切除中作为辅助手段的实用性。Pp Ⅸ 的定性评估为外科医生提供了一种额外手段，不仅可以帮助术者识别肿瘤体积，而且可能辨别浸润的边缘包括硬脑膜边缘、卫星病灶和浸润骨。该手段可帮助术者在尽可能地减少切除未浸润的骨和（或）硬脑膜的前提下最大限度地切除肿瘤。此外，定量测量在定性评估的基础上进一步提高了灵敏度，并有望降低总体复发率。

三、吲哚菁绿

与 Pp Ⅸ 不同的是，ICG 在近红外光谱中被激发（主峰在 800nm）和发射（主峰在 830～840nm）[2]，主要用作识别血管。在肿瘤切除后，可通过增强的通透性来判定是否有肿瘤残余 [5, 27]。Lee 等在 18 例 WHO Ⅰ 级和 Ⅱ 级脑膜瘤患者中使用了 ICG，其中 14 例显示瘤壁的荧光明显高于邻近脑组织。在这项研究中，术者给予患者比常规血管造影剂大（约 10 倍）的 ICG 量，依靠 ICG 强大的通透性和滞留（EPR）效应，使得肿瘤可视化。该研究的结论为 PPV 为 71%，NPV 为 87%，特异性为 39%，敏感性为 96%，总的 ROC 曲线下面积（AUC）为 0.68，与常规普通光学显微镜相比，总体敏感性提高，但特异性降低（从 100% 降至 39%）。

ICG 作为一种血管成像工具被用于脑膜瘤的切除手术中，专门用于显示肿瘤与窦的关系 [28]。

在 d'Avella 等的研究中，作者指出在根治性切除伴有上矢状窦闭塞的矢状窦旁脑膜瘤手术中，血管造影剂量的 ICG 可帮助术者识别和保留侧支静脉 [29]。作者指出，ICG 可帮助术者在术中确认窦是否完全闭塞以及识别与肿瘤引流血管不同的皮质静脉和侧支静脉。Ueba 等 [30] 报道了 10 例他们在脑膜瘤切除术中使用"经硬膜外 ICG 成像"定位皮质动脉、静脉和静脉窦的病例，发现这种技术在显示硬膜粘连和静脉窦方面特别有用，可以协助术者安全地打开硬脑膜。Han 等 [31] 用 ICG 观察了一例压迫视神经的鞍结节脑膜瘤切除前后视神经软脑膜供血血管的情况，结果显示术后血供得到改善，并得出结论，ICG 可以准确地评估软脑膜血供情况，这可以作为这些患者视神经功能能否改善的预后指标。

与 ALA-Pp Ⅸ 相比，ICG 成像在这些研究中的主要优势和不同之处在于，能够激发组织荧光并收集更长波长的荧光发射，与 405nm 激发光在 ALA-Pp Ⅸ 引导下提供的组织检测相比，ICG 可以检测到深度约为 1cm 的较深部位的较小病灶（如 < 0.2mm）。

四、荧光素

荧光素作为一种血管剂的生理机制，以及它可利用较强的通透性效应在肿瘤中富集的能力与 ICG 类似 [2]。荧光素的荧光性质与 Pp Ⅸ 相似，其主要激发峰位于 494nm，主发射峰位于 521nm[3]。da Silva 等 [32, 33] 在注射荧光素钠后使用没有滤光片的普通显微镜来识别荧光素富集产生的黄色"色素沉着"，这种"色素沉着"在注射荧光素 10min 后开始明显，并持续数小时，包括肿瘤、脑脊液和硬脑膜中均可看到，但颅神经中检测不到。Sanai 等 [34] 使用术中共聚焦系统对包括 8 个脑膜瘤的多种病理组织在显微镜下进行了可视化，分辨率低至微米，并使用了 488nm 激发光和范围在 505～585 的发射滤光片。他们的共聚焦系统能够在术中活体内突出显示经典的组织病理学结果，包括具有螺纹和砂样小体的脑膜上皮脑膜瘤，以及具有纺锤形形态的纤维性脑膜瘤细胞。在对 24 例脑膜瘤的随访研究中[35]，作者指出共聚焦系统与组织学符合率为 90%，与 Pp IX 在脑膜瘤的研究一致，此外他们还指出共聚焦系统可检测到硬脑膜侵犯。

五、结论

目前神经外科越来越多地使用高科技来协助脑肿瘤的切除，从而最大限度地扩大肿瘤切除的范围，并将手术并发症的风险降至最低。荧光引导技术对脑膜瘤切除手术来说是一种很有价值的辅助手段，它可帮助辨别肿瘤，识别肿瘤侵犯的硬膜及颅骨边界以及一些可能会被遗漏的卫星病灶。报道中使用荧光的定性评估可提高诊断脑膜瘤的准确性，尤其是使用 ALA-Pp IX 的指导，这些都有希望作为一种肿瘤生物标记物广泛应用到临床中。ICG 等其他制剂可以进一步帮助外科医生识别相邻的动、静脉结构，协助术者最大限度地提高手术的安全性，同时突破全切除肿瘤的能力极限。

目前在荧光引导下切除脑膜瘤尚有很多局限性。首先，我们开始了解 Pp IX、荧光素和 ICG 对脑膜瘤的诊断价值，但与胶质瘤相比，这方面的经验相当有限。未来的工作应侧重于更好地了解这些生物标志物可用于指导切除的范围和准确性，并为脑膜瘤提供有效的 PPV、NPV、特异性、敏感性和分类准确性。荧光的定性与定量问题通常是决定荧光导引技术能否广泛应用的技术问题。如前所述，随着定量技术的发展，荧光的评估趋于标准化。未来的发展将致力于开发荧光定量技术，使世界各地的外科医生能够对组织荧光做出更准确和客观地评估，从而提高总体诊断准确率。当前还有一个问题就是检测深度。临床 ALA 或荧光系统的设计是为了检测表面荧光，

而 ICG 系统可以检测更深组织的荧光，但没有临床系统提供深度评估或深部组织的荧光定量。未来的发展将寻求利用近红外（NIR）化合物，如 ICG 或 Pp IX 的远红外线光谱来探测深部荧光。

荧光在脑膜瘤中的应用才刚刚开始，随着新的成像技术（如荧光显微镜、光谱探针、定量成像系统）和多种荧光物质（如 ALA-Pp IX、ICG、荧光素）的出现，利用荧光在脑膜瘤中的优势和局限性还有待于进一步了解和应用。神经外科医生正努力开发和利用这些新兴的荧光技术，以最大限度地切除肿瘤并提高安全性，从而提高患者的总体生活质量和总体生存率。

参考文献

[1] Hadjipanayis CG, Widhalm G, Stummer W. What is the surgical benefit of utilizing 5-aminolevulinic acid for fluorescence-guided surgery of malignant gliomas? Neurosurgery. 2015; 77(5):663–673

[2] Valdés PA, Roberts DW, Lu FK, Golby A. Optical technologies for intraoperative neurosurgical guidance. Neurosurg Focus. 2016; 40(3):E8

[3] Pogue BW, Gibbs-Strauss S, Valdés PA, Samkoe K, Roberts DW, Paulsen KD. Review of neurosurgical fluorescence imaging methodologies. IEEE J Sel Top Quantum Electron. 2010; 16(3):493–505

[4] Stummer W, Pichlmeier U, Meinel T, Wiestler OD, Zanella F, Reulen HJ, ALAGlioma Study Group. Fluorescence-guided surgery with 5-aminolevulinic acid for resection of malignant glioma: a randomised controlled multicentre phase III trial. Lancet Oncol. 2006; 7(5):392–401

[5] Valdes PA, Jacobs VL, Paulsen KD, Roberts DW, Leblond F. In vivo fluorescence detection in surgery: a review of principles, methods, and applications. Curr Med Imaging Rev. 2011

[6] Kamp MA, Krause Molle Z, Munoz-Bendix C, et al. Various shades of red: a systematic analysis of qualitative estimation of ALA-derived fluorescence in neurosurgery. Neurosurg Rev. 2016

[7] Millesi M, Kiesel B, Mischkulnig M, et al. Analysis of the surgical benefits of 5- ALA-induced fluorescence in intracranial meningiomas: experience in 204 meningiomas. J Neurosurg. 2016; 125(6):1408–1419

[8] Valdes PA, Bekelis K, Harris BT, et al. 5-Aminolevulinic acid-induced protoporphyrin IX fluorescence in meningioma: qualitative and quantitative measurements in vivo. Neurosurgery. 2014; 10 suppl 1:74–82, discussion 82–83

[9] Coluccia D, Fandino J, Fujioka M, Cordovi S, Muroi C, Landolt H. Intraoperative 5-aminolevulinic-acid-induced fluorescence in meningiomas. Acta Neurochir (Wien). 2010; 152(10):1711–1719

[10] Kajimoto Y, Kuroiwa T, Miyatake S, et al. Use of 5-aminolevulinic acid in fluorescence-guided resection of meningioma with high risk of recurrence. Case report. J Neurosurg. 2007; 106(6):1070–1074

[11] Cornelius JF, Slotty PJ, Kamp MA, Schneiderhan TM, Steiger HJ, El-Khatib M. Impact of 5-aminolevulinic acid fluorescence-guided surgery on the extent of resection of meningiomas–with special regard to high-grade tumors. Photodiagn Photodyn Ther. 2014; 11(4):481–490

[12] Morofuji Y, Matsuo T, Hayashi Y, Suyama K, Nagata I. Usefulness of intraoperative photodynamic diagnosis using 5-aminolevulinic acid for meningiomas with cranial invasion: technical case report. Neurosurgery. 2008; 62(3) suppl 1:102–103, discussion 103–104

[13] Della Puppa A, Rustemi O, Gioffrè G, et al. Predictive value of intraoperative 5-aminolevulinic acid-induced fluorescence for detecting bone invasion in meningioma surgery. J Neurosurg. 2014; 120(4):840–845

[14] Whitson WJ, Valdes PA, Harris BT, Paulsen KD, Roberts DW. Confocal microscopy for the histological fluorescence pattern of a recurrent atypical meningioma: case report. Neurosurgery. 2011; 68(6):E1768–E1772, discussion E1772–E1773

[15] Bekelis K, Valdés PA, Erkmen K, et al. Quantitative and qualitative 5-aminolevulinic acid-induced protoporphyrin IX fluorescence in skull base meningiomas. Neurosurg Focus. 2011; 30(5):E8

[16] Cornelius JF, Slotty PJ, Stoffels G, Galldiks N, Langen KJ, Steiger HJ. 5- Aminolevulinic acid and (18)F-FET-PET as metabolic imaging tools for surgery of a recurrent skull base meningioma. J Neurol Surg B Skull Base. 2013; 74(4):211–216

[17] Wilbers E, Hargus G, Wölfer J, Stummer W. Usefulness of 5-ALA (Gliolan®)- derived PPX fluorescence for demonstrating the extent of infiltration in atypical meningiomas. Acta Neurochir (Wien). 2014; 156(10):1853–1854

[18] Scheichel F, Ungersboeck K, Kitzwoegerer M, Marhold F. Fluorescence-guided resection of extracranial soft tissue tumour infiltration in atypical meningioma. Acta Neurochir (Wien). 2017; 159(6):1027–1031

[19] Eicker SO, Floeth FW, Kamp M, Steiger HJ, Hänggi D. The impact of fluorescence guidance on spinal intradural tumour surgery. Eur Spine J. 2013; 22(6):1394–1401

[20] Muroi C, Fandino J, Coluccia D, Berkmann S, Fathi AR, Landolt H. 5-Aminolevulinic acid fluorescence-guided surgery for spinal meningioma. World Neurosurg. 2013; 80(1–2):223.e1–223.e3

[21] Bradley RS, Thorniley MS. A review of attenuation correction techniques for tissue fluorescence. J R Soc Interface. 2006; 3(6):1–13

[22] Valdés PA, Leblond F, Kim A, et al. Quantitative fluorescence in intracranial tumor: implications for ALA-induced PpIX as an intraoperative biomarker. J Neurosurg. 2011; 115(1):11–17

[23] Valdés PA, Leblond F, Jacobs VL, Wilson BC, Paulsen KD, Roberts DW. Quantitative, spectrally-resolved intraoperative fluorescence imaging. Sci Rep. 2012; 2:798

[24] Valdés PA, Jacobs V, Harris BT, et al. Quantitative fluorescence using 5-aminolevulinic acid-induced protoporphyrin IX biomarker as a surgical adjunct in low-grade glioma surgery. J Neurosurg. 2015; 123(3):771–780

[25] Valdés PA, Kim A, Brantsch M, et al. δ-aminolevulinic acid-induced protoporphyrin IX concentration correlates with histopathologic markers of malignancy in human gliomas: the need for quantitative fluorescence-guided resection to identify regions of increasing malignancy. Neuro-oncol. 2011; 13 (8):846–856

[26] Valdes PA, Angelo JP, Choi HS, Gioux S. qF-SSOP: real-time optical property corrected fluorescence imaging. Biomed Opt Express. 2017; 8(8):3597–3605

[27] Lee JY, Pierce JT, Thawani JP, et al. Near-infrared fluorescent image-guided surgery for intracranial meningioma. J Neurosurg. 2018; 128:380–390

[28] Ferroli P, Acerbi F, Albanese E, et al. Application of intraoperative indocyanine green angiography for CNS tumors: results on the first 100 cases. Acta Neurochir Suppl (Wien). 2011; 109:251–257

[29] d'Avella E, Volpin F, Manara R, Scienza R, Della Puppa A. Indocyanine green videoangiography (ICGV)-guided surgery of parasagittal meningiomas occluding the superior sagittal sinus (SSS). Acta Neurochir (Wien). 2013; 155 (3):415–420

[30] Ueba T, Okawa M, Abe H, et al. Identification of venous sinus, tumor location, and pial supply during meningioma surgery by transdural indocyanine green videography. J Neurosurg. 2013; 118(3):632–636

[31] Han SJ, Magill ST, Tarapore PE, Horton JC, McDermott MW. Direct visualization of improved optic nerve pial vascular supply following tuberculum meningioma resection: case report. J Neurosurg. 2016; 125(3): 565–569

[32] da Silva CE, da Silva VD, da Silva JL. Sodium fluorescein in skull base meningiomas: a technical note. Clin Neurol Neurosurg. 2014; 120:32–35

[33] da Silva CE, da Silva VD, da Silva JL. Skull base meningiomas and cranial nerves contrast using sodium fluorescein: a new application of an old tool. J Neurol Surg B Skull Base. 2014; 75(4):255–260

[34] Sanai N, Eschbacher J, Hattendorf G, et al. Intraoperative confocal microscopy for brain tumors: a feasibility analysis in humans. Neurosurgery. 2011; 68(2) suppl operative:282–290, discussion 290

[35] Eschbacher J, Martirosyan NL, Nakaji P, et al. In vivo intraoperative confocal microscopy for real-time histopathological imaging of brain tumors. J Neurosurg. 2012; 116(4):854–860

第 7 章　5-ALA 在脑转移瘤中的应用

5-Aminolevulinic Acid and Brain Metastases

Marcel A. Kamp　Marion Rapp　Jan Frederick Cornelius　Hans-Jakob Steiger　Michael Sabel　**著**

苏　君 **译**

刘　庆 **校**

摘要：脑转移瘤是颅内最常见肿瘤之一。有人质疑 5- 氨基乙酰丙酸（5-ALA）技术能否可视化脑转移瘤和转移性浸润，并随之提高手术切除程度和降低局部复发率。但是，只有大约一半的脑转瘤中 5-ALA 能够衍生肿瘤荧光。一个病例非常有限的回顾性研究表明，5-ALA 技术不能可靠地可视化转移瘤术后残留灶或浸润区域。脑转移瘤的 5-ALA 诱导荧光的预测因子尚未被确定。然而，二分法 5-ALA 荧光行为可能是脑转移瘤侵袭性的指标。

关键词：脑转移瘤；5- 氨基乙酰丙酸；荧光引导切除；复发；原卟啉 IX

一、概述

脑转移瘤是指起源于中枢神经系统（CNS）以外恶性肿瘤扩散至大脑的肿瘤，与原发性肿瘤无关。脑转移瘤约 50% 来自非小细胞肺癌（NSCLC）或小细胞肺癌（SCLC），约 20% 来自乳腺癌，5%～20% 来自黑色素瘤[1, 2]。脑转移瘤是最常见的脑肿瘤，在美国的年发病人数约为 200 000[3, 4]。有 20%～40% 的癌症患者发生脑转移，约 20% 发生硬脑膜转移，8% 发生软脑膜转移瘤[5]。然而，尸检表明隐匿性脑转移的发生率可能更高[6]。现代癌症的靶向治疗进一步改变了脑转移的发生率和行为。如临床观察到对人类表皮生长因子受体 2（HER2）阳性乳腺癌患者采用 HER2 靶向治疗后导致其脑转移率增高，超过了历史估计值[7]。类似地，伴有间变性淋巴瘤激酶

（ALK）重排的非小细胞肺癌患者在接受克唑替尼治疗后，46% 出现不同部位的肿瘤进展，其中 CNS 位列第一[8]。另一方面，不同肿瘤的亚型划分、新化学疗法的发展，以及靶向治疗的引入已大大改善对肿瘤全身控制和患者预后。随着癌症患者预后的改善和脑转移瘤的发现率的提高，脑转移瘤的恰当治疗是现代神经肿瘤学正面临的日益严峻的挑战。治疗脑转移瘤，应当以实现对肿瘤持久的局部控制、病死率低、患者生活质量（QOL）良好为主要目标。

二、脑转移瘤手术切除的证据

脑转移瘤的治疗包括手术切除、单立体定向放射外科（SRS）治疗、放疗和化疗。首选疗法的选择受多种因素的影响，如患者的临床和神经

系统状况，肿瘤数量和转移部位，以及原发肿瘤的组织病理学诊断（如果适用的话）。因此，脑转移瘤的治疗是多模态和跨学科的。

手术切除仍是治疗脑转移瘤的关键。手术治疗的作用在一系列前瞻性、随机、对照研究中得到评估。这些研究比较了单病灶脑转移瘤手术切除联合全脑放射治疗（WBRT）与单独WBRT的效果：Patchell 等和后来荷兰学者的研究表明联合治疗改善了肿瘤无进展生存、功能独立无进展，提高了患者的整体生存率，相比于单独 WBRT，联合治疗效果更为明显[9-12]。即使经过其他治疗（如 SRS），手术仍是单发脑转移瘤的主要治疗方法之一，并被纳入共同建议和国际指南中（一级证据）[13-17]。在实践中，对于肿瘤直径较大、超过 2～3cm，位置较表浅，以及有临床症状而无其他疾病的转移瘤患者应当考虑手术治疗。

三、标准的手术技术与相关问题

手术的目的是尽可能安全、彻底切除脑转移瘤，并对其实现长效控制[18]。外科手术的标准程序是显微手术，白光辅助照射，沿着边界切除（假定脑转移瘤的边界是清晰的）。胶质假包膜可能有助于脑转移瘤的整块切除。相反对于零碎切除，整块切除被认为能够降低神经系统并发症，肿瘤局部复发，和软脑膜播散[19,20]。通常，转移瘤的切除综合了当代神经外科技术。神经导航系统有助于设计开颅，术中超声可能有助于肿瘤定位。通过以下方法避免手术相关的神经功能损伤：术前功能性影像检查（如通过功能性 MRI 或经皮磁刺激）或术中神经生理测绘（如通过术中神经生理监测和唤醒手术）以确定语言区和白质联络纤维。

即便采用标准技术切除转移瘤，仍有高达30% 病例不能获得肿瘤全切，若未进行其他辅助治疗，局部肿瘤进展可高达 60%[21-24]。美国一个多中心、前瞻性随机对比研究表明，单纯手术治疗术后 1 年肿瘤局部复发率为 46%。韩国一回顾性研究和前瞻随机 EORTC 22952-26001 试验报道，术后 2 年局部复发率分别为 53% 和 59%。局部高复发率的一种解释是肿瘤 - 脑界面不规则或脑转移瘤呈浸润性生长[25]。另一种解释是手术可能有意料之外的残留，却被判定为肿瘤全切。实际上，在预期的彻底切除的脑转移瘤患者中，观察到高达 20% 的肿瘤残留率[21,26]。采取一种超边缘切除，即在彻底切除肿瘤后，再扩大切除5mm 深度以切除浸润性肿瘤组织或残留部分，可能会降低局部复发率[27,28]。

四、5-ALA 衍生的荧光检测脑转移瘤的原理

高级别胶质瘤的 5-ALA 荧光引导手术（FGS）可最大限度地扩大手术切除范围并改善无进展生存期[29]。5-ALA 衍生的荧光也能在一些中枢神经系统以外的恶性肿瘤中观察到，如肺腺癌、胸膜癌、乳腺癌、结肠癌和恶性黑色素瘤细胞[30-35]。除了这些实验结果，多种诊断和治疗方法利用5-ALA 衍生的荧光，包括多种前瞻性、随机和对照研究，这些研究为使用 5-ALA（和己基氨基乙酰丙酸酯）检测膀胱癌提供了证据[36-43]。这项技术可以增加对膀胱恶性肿瘤的检出率，并降低其复发率[44]。其他 I 或 II 期研究评估了 5-ALA 衍生的荧光在乳房、胃肠道、肾脏、前列腺或卵巢癌症患者术中诊断和切除的价值[45]。一项有趣的 I 期研究表明，在腹腔镜部分肾切除术中，基于5-ALA 荧光对发现残余肿瘤组织具有很高的敏感度（95%）和特异性（94%）[45,46]。

因此，我们会进一步假设是否 5-ALA FGS能够观察到脑转移瘤和转移性癌细胞浸润，以提高手术切除程度并降低局部复发率。

五、脑转移瘤的 5-ALA 荧光

Utsuki 等首先描述了在 11 例脑转移瘤中有 9 例 5-ALA 能够诱导出荧光（81.8%）[47]。自首次研究以来，有 12 项其他研究对脑转移瘤的 5-ALA 荧光进行了报道，其中 6 项研究病例数大于 10。对于这 6 个多于 9 位患者的研究中，5-ALA 阳性的转移瘤的比例在 30%～81.8%[47-52]。他们总共包括 233 例患者，共 120 例 5-ALA 荧光阳性（51.5%）。因此，50% 以上的脑转移瘤表现出微弱或强烈的 5-ALA 诱导的荧光（图 7-1）。

六、应用脑转移瘤的 5-ALA 荧光能否改善手术切除程度

术者主观判断脑转移瘤已全切除，而术后却有肿瘤组织意外残留是脑转移瘤高局部复发

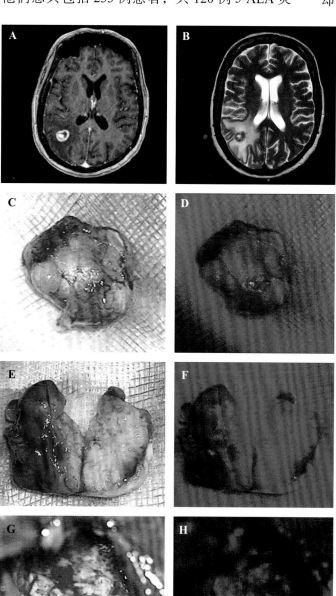

◀ 图 7-1　脑转移瘤的 5-ALA 荧光示例

该图展示了肾透明细胞癌脑转移的 5-ALA 荧光。这是一个 58 岁女性肾癌患者（根据 UICC 分级为 IV 级），已发生肺和脑转移。右顶叶的转移灶已被切除（术前 MRI 扫描：A. T_1 对比增强序列；B. T_2 序列）。有趣的是，转移瘤的包膜显示了 5-ALA 荧光，而肿瘤核心部分却没有（C 至 F）。用 5-ALA 荧光技术对瘤床进行检测，虽然瘤床显示出了 5-ALA 荧光，但取其行组织活检并进行组织病理学分析却未发现浸润的肿瘤组织（G 和 H）（图 A 和图 B 由 Institute for Diagnostic and Interventional Radiology, Medical Faculty, Heinrich-Heine-University, Düsseldorf 提供）

率的一种解释[21]。5-ALA 能否在转移瘤中成功诱导出荧光观察到浸润区和残留肿瘤组织呢？这个问题不能得到肯定回答。在一项回顾性研究中，对 52 例镜下全切除的转移瘤患者中的 42 例进行瘤腔的荧光检测。其中 24 例观察到 5-ALA 诱导的荧光（57.2%）[48]。在 18 例患者中，对荧光组织进行活检，但仅 6 例患者检测为肿瘤组织（33%）[48]。后来的研究分析了脑转移瘤的 5-ALA 荧光和手术切除程度（通过早期术后 MRI 评估）之间的相关性。采用二分法发现 5-ALA 荧光对手术切除程度的影响不具有统计学意义[49]。而且，转移瘤的 5-ALA 荧光与切除腔的 5-ALA 荧光未必相关。Utsuki 等观察到脑转移瘤的周围无肿瘤的水肿区具有弥漫性的 5-ALA 诱导的荧光[47]。5-ALA 荧光很弱的转移瘤，其切除腔也有可能表现出很强的 5-ALA 荧光[48]。非特异性 5-ALA 荧光可能由弥漫性渗漏在水肿部位的原卟啉IX（Pp IX）所诱发。但是，确切的机制尚不清楚。

最近，5-ALA 荧光检测肿瘤与术中 MRI 进行了比较。近期的一项包含 8 个患者的回顾性分析表明，5-ALA 荧光在实体转移瘤中的敏感性和特异性等同于术中 MRI。与术中 MRI 相比，5-ALA 技术在检测浸润区域显示出更高的特异性，然而，这种差异并不具有统计学意义[51]。

总之，最近的研究没有表明 5-ALA 可以可靠地观察到转移瘤术后的残留病灶。此外，切除腔的强烈荧光未必有残留的肿瘤组织。但是，证据不足，尚需进一步研究。

七、脑转移瘤的 5-ALA 荧光预测因子

如果约有一半脑转移瘤显示出微弱 5-ALA 荧光，是否存在脑转移瘤 5-ALA 荧光的预测因子？迄今为止，没有哪项研究发现 5-ALA 诱导的荧光与转移瘤的组织病理学亚型或原发部位具有统计学意义的相关性[48-50]。

八、5-ALA 荧光是评估局部复发风险的标志

最近，已观察到脑转移瘤的 5-ALA 荧光与脑内局部进展率之间具有显著相关性。与无荧光的转移瘤患者相比，有 5-ALA 荧光的患者具有显著的较低的局部复发风险[49]。然而，这项研究包含的群体具有异质性，包括不同原发肿瘤、不同的肿瘤分期和经过不同辅助治疗的患者。要是仅考虑 64 例接受手术并辅助标准化 WBRT 的转移瘤患者，5-ALA 荧光与局部复发率之间呈现出相关的趋势，但结果未达到具有显著性的程度[49]。二分法 5-ALA 荧光模式可能是脑转移瘤具有更强侵袭性的一个指标。先前认为 5-ALA 荧光的强度可以被肺肿瘤细胞系的浸润模式所影响[30]。然而，人们对肿瘤侵袭性和 5-ALA 诱导的荧光表现之间潜在的相关性知之甚少。

某些与 5-ALA 诱导的脑肿瘤荧光相关的分子标志物的表达会对肿瘤的迁移和侵袭产生影响。相比正常组织，Aquaporin-4 在有 5-ALA 荧光的转移瘤中过表达，其可能在肿瘤细胞迁移和侵袭中起重要作用[53]。在乳腺癌细胞系中，用小干扰 RNA（siRNA）来降低 Aquaporin-4 可抑制细胞增殖、迁移和侵袭[54]。Aquaporin-4 表达被认为在肺腺癌的癌细胞转移扩散中发挥重要作用[55]。先前的研究分析了 Aquaporin-4 在 576 例正常肺组织和非小细胞肺癌样品中的转录水平。在一部分肺腺癌中观察到较高的 Aquaporin-4 表达，Aquaporin-4 在转录和蛋白质水平的高表达预示预后良好[56]。

另一个影响脑肿瘤 5-ALA 诱导的荧光行为的关键分子是铁螯合酶。在线粒体中，5-ALA 转换为 Pp IX，Pp IX 在蓝光激发后发出强烈的荧光。进一步，铁螯合酶将铁（Fe）离子结合到 Pp IX 中形成血红素。恶性肿瘤细胞中铁螯合酶的下调

导致 Pp IX 积累，随之导致肿瘤组织出现的 5-ALA
诱导的荧光。铁螯合酶下调导致胃癌和结直肠癌
细胞系出现强烈的 5-ALA 诱导的荧光[57]。最近
在硬纤维瘤中观察到，铁螯合酶可能直接影响该
肿瘤患者的预后。亚铁螯合酶的过表达在侵袭性
更强的硬纤维瘤中被发现，并与临床预后不良
相关[58]。

九、结论

仅约 50% 的脑转移瘤可见 5-ALA 衍生的荧
光。数量非常有限的回顾研究表明，5-ALA 技
术并不能使 5- 氨基乙酰丙酸在脑转移瘤中可靠
地显示肿瘤残留或肿瘤切除后的浸润区域。脑转
移瘤的 5-ALA 荧光的预测因子尚未发现。然而，
5-ALA 荧光的二分法行为可能是脑转移瘤具有更
侵袭性的指标。

参考文献

[1] Borgelt B, Gelber R, Kramer S, et al. The palliation of brain metastases: final results of the first two studies by the Radiation Therapy Oncology Group. Int J Radiat Oncol Biol Phys. 1980; 6(1):1–9

[2] Kocher M, Wittig A, Piroth MD, et al. Stereotactic radiosurgery for treatment of brain metastases. A report of the DEGRO Working Group on Stereotactic Radiotherapy. Strahlenther Onkol. 2014; 190(6):521–532

[3] Gavrilovic IT, Posner JB. Brain metastases: epidemiology and pathophysiology. J Neurooncol. 2005; 75(1):5–14

[4] Patchell RA. The management of brain metastases. Cancer Treat Rev. 2003; 29 (6):533–540

[5] DeAngelis LM. Brain tumors. N Engl J Med. 2001; 344(2):114–123

[6] Shojania KG, Burton EC, McDonald KM, Goldman L. Changes in rates of autopsy-detected diagnostic errors over time: a systematic review. JAMA. 2003; 289(21):2849–2856

[7] Lin NU, Winer EP. Brain metastases: the HER2 paradigm. Clin Cancer Res. 2007; 13(6):1648–1655

[8] Takeda M, Okamoto I, Nakagawa K. Clinical impact of continued crizotinib administration after isolated central nervous system progression in patients with lung cancer positive for ALK rearrangement. J Thorac Oncol. 2013; 8(5): 654–657

[9] Patchell RA, Tibbs PA, Walsh JW, et al. A randomized trial of surgery in the treatment of single metastases to the brain. N Engl J Med. 1990; 322(8):494–500

[10] Vecht CJ, Haaxma-Reiche H, Noordijk EM, et al. Treatment of single brain metastasis: radiotherapy alone or combined with neurosurgery? Ann Neurol. 1993; 33(6):583–590

[11] Noordijk EM, Vecht CJ, Haaxma-Reiche H, et al. The choice of treatment of single brain metastasis should be based on extracranial tumor activity and age. Int J Radiat Oncol Biol Phys. 1994; 29(4):711–717

[12] Mintz AH, Kestle J, Rathbone MP, et al. A randomized trial to assess the efficacy of surgery in addition to radiotherapy in patients with a single cerebral metastasis. Cancer. 1996; 78(7):1470–1476

[13] Tsao MN, Rades D, Wirth A, et al. International practice survey on the management of brain metastases: Third International Consensus Workshop on Palliative Radiotherapy and Symptom Control. Clin Oncol (R Coll Radiol). 2012; 24(6):e81–e92

[14] Kalkanis SN, Kondziolka D, Gaspar LE, et al. The role of surgical resection in the management of newly diagnosed brain metastases: a systematic review and evidence-based clinical practice guideline. J Neurooncol. 2010; 96(1):33–43

[15] Soffietti R, Ducati A, Rudà R. Brain metastases. Handb Clin Neurol. 2012; 105: 747–755

[16] Soffietti R, Trevisan E, Rudà R. Targeted therapy in brain metastasis. Curr Opin Oncol. 2012; 24(6):679–686

[17] Goeckenjan G, Sitter H, Thomas M, et al. German Respiratory Society, German Cancer Society. Prevention, diagnosis, therapy, and follow-up of lung cancer: interdisciplinary guideline of the German Respiratory Society and the German Cancer Society. Pneumologie. 2011; 65(1):39–59

[18] Al-Shamy G, Sawaya R. Management of brain metastases: the indispensable role of surgery. J Neurooncol. 2009; 92(3):275–282

[19] Suki D, Abouassi H, Patel AJ, Sawaya R, Weinberg JS, Groves MD. Comparative risk of leptomeningeal disease after resection or stereotactic radiosurgery for solid tumor metastasis to the posterior fossa. J Neurosurg. 2008; 108(2):248–257

[20] Patel AJ, Suki D, Hatiboglu MA, et al. Factors influencing the risk of local recurrence after resection of a single brain metastasis. J Neurosurg. 2010; 113 (2):181–189

[21] Kamp MA, Rapp M, Bühner J, et al. Early postoperative magnet resonance tomography after resection of cerebral metastases. Acta Neurochir (Wien). 2015; 157(9):1573–1580

[22] Patchell RA, Tibbs PA, Regine WF, et al. Postoperative radiotherapy in the treatment of single metastases to the brain: a randomized trial. JAMA. 1998; 280(17):1485–1489

[23] Yoo H, Kim YZ, Nam BH, et al. Reduced local recurrence of a single brain metastasis through microscopic total resection. J Neurosurg. 2009; 110(4): 730–736

[24] Kocher M, Soffietti R, Abacioglu U, et al. Adjuvant whole-brain radiotherapy versus observation after radiosurgery or surgical resection of one to three cerebral metastases: results of the EORTC 22952–26001 study. J Clin Oncol. 2011; 29(2):134–141

[25] Kamp MA, Slotty PJ, Cornelius JF, Steiger HJ, Rapp M, Sabel M. The impact of cerebral metastases growth pattern on neurosurgical treatment. Neurosurg Rev. 2016

[26] Benveniste RJ, Ferraro N, Tsimpas A. Yield and utility of routine postoperative imaging after resection of brain metastases. J Neurooncol. 2014; 118(2):363–367

[27] Kamp MA, Rapp M, Slotty PJ, et al. Incidence of local in-brain progression after supramarginal resection of cerebral metastases. Acta Neurochir (Wien). 2015; 157(6):905–910, discussion 910–911

[28] Kamp MA, Dibué M, Niemann L, et al. Proof of principle: supramarginal resection of cerebral metastases in eloquent brain areas. Acta Neurochir (Wien). 2012; 154(11):1981–1986

[29] Stummer W, Pichlmeier U, Meinel T, Wiestler OD, Zanella F, Reulen HJ, ALAGlioma Study Group. Fluorescence-guided surgery with 5-aminolevulinic acid for resection of malignant glioma: a randomised controlled multicentre phase III trial. Lancet Oncol. 2006; 7(5):392–401

[30] Gamarra F, Lingk P, Marmarova A, et al. 5-aminolevulinic acid-induced fluorescence in bronchial tumours: dependency on the patterns of tumour invasion. J Photochem Photobiol B. 2004; 73(1–2):35–42

[31] Huber RM, Gamarra F, Hautmann H, et al. 5-Aminolaevulinic acid (ALA) for the fluorescence detection of bronchial tumors. Diagn Ther Endosc. 1999; 5 (2):113–118

[32] Tsai T, Ji HT, Chiang PC, Chou RH, Chang WS, Chen CT. ALA-PDT results in phenotypic changes and decreased cellular invasion in surviving cancer cells. Lasers Surg Med. 2009; 41(4):305–315

[33] Ali AH, Takizawa H, Kondo K, et al. 5-Aminolevulinic acid-induced fluorescence diagnosis of pleural malignant tumor. Lung Cancer. 2011; 74(1): 48–54

[34] Moan J, Bech O, Gaullier JM, et al. Protoporphyrin IX accumulation in cells treated with 5-aminolevulinic acid: dependence on cell density, cell size and cell cycle. Int J Cancer. 1998; 75(1):134–139

[35] Campbell DL, Gudgin-Dickson EF, Forkert PG, Pottier RH, Kennedy JC. Detection of early stages of carcinogenesis in adenomas of murine lung by 5- aminolevulinic acid-induced protoporphyrin IX fluorescence. Photochem Photobiol. 1996; 64(4):676–682

[36] Riedl CR, Daniltchenko D, Koenig F, Simak R, Loening SA, Pflueger H. Fluorescence endoscopy with 5-aminolevulinic acid reduces early recurrence rate in superficial bladder cancer. J Urol. 2001; 165(4):1121–1123

[37] Filbeck T, Pichlmeier U, Knuechel R, Wieland WF, Roessler W. Do patients profit from 5-aminolevulinic acid-induced fluorescence diagnosis in transurethral resection of bladder carcinoma? Urology. 2002; 60(6):1025– 1028

[38] Filbeck T, Pichlmeier U, Knuechel R, Wieland WF, Roessler W. Clinically relevant improvement of recurrence-free survival with 5-aminolevulinic acid induced fluorescence diagnosis in patients with superficial bladder tumors. J Urol. 2002; 168(1):67–71

[39] Kriegmair M, Zaak D, Rothenberger KH, et al. Transurethral resection for bladder cancer using 5-aminolevulinic acid induced fluorescence endoscopy versus white light endoscopy. J Urol. 2002; 168(2):475–478

[40] Zaak D, Hungerhuber E, Schneede P, et al. Role of 5-aminolevulinic acid in the detection of urothelial premalignant lesions. Cancer. 2002; 95(6):1234–1238

[41] Babjuk M, Soukup V, Petrík R, Jirsa M, Dvorácek J. 5-aminolaevulinic acidinduced fluorescence cystoscopy during transurethral resection reduces the risk of recurrence in stage Ta/T1 bladder cancer. BJU Int. 2005; 96(6):798– 802

[42] Schumacher MC, Holmäng S, Davidsson T, Friedrich B, Pedersen J, Wiklund NP. Transurethral resection of non-muscle-invasive bladder transitional cell cancers with or without 5-aminolevulinic Acid under visible and fluorescent light: results of a prospective, randomised, multicentre study. Eur Urol. 2010; 57(2):293–299

[43] Stenzl A, Penkoff H, Dajc-Sommerer E, et al. Detection and clinical outcome of urinary bladder cancer with 5-aminolevulinic acid-induced fluorescence cystoscopy : A multicenter randomized, double-blind, placebo-controlled trial. Cancer. 2011; 117(5):938–947

[44] Lee JY, Cho KS, Kang DH, et al. A network meta-analysis of therapeutic outcomes after new image technology-assisted transurethral resection for non-muscle invasive bladder cancer: 5-aminolaevulinic acid fluorescence vs hexylaminolevulinate fluorescence vs narrow band imaging. BMC Cancer. 2015; 15:566

[45] Nokes B, Apel M, Jones C, Brown G, Lang JE. Aminolevulinic acid (ALA): photodynamic detection and potential therapeutic applications. J Surg Res. 2013; 181(2):262–271

[46] Hoda MR, Popken G. Surgical outcomes of fluorescence-guided laparoscopic partial nephrectomy using 5-aminolevulinic acid-induced protoporphyrin IX. J Surg Res. 2009; 154(2):220–225

[47] Utsuki S, Miyoshi N, Oka H, et al. Fluorescence-guided resection of metastatic brain tumors using a 5-aminolevulinic acid-induced protoporphyrin IX: pathological study. Brain Tumor Pathol. 2007; 24(2):53–55

[48] Kamp MA, Grosser P, Felsberg J, et al. 5-aminolevulinic acid (5-ALA)-induced fluorescence in intracerebral metastases: a retrospective study. Acta Neurochir (Wien). 2012; 154(2):223–228, discussion 228

[49] Kamp MA, Fischer I, Bühner J, et al. 5-ALA fluorescence of cerebral metastases and its impact for the local-in-brain progression. Oncotarget. 2016; 7(41): 66776–66789

[50] Marbacher S, Klinger E, Schwyzer L, et al. Use of fluorescence to guide resection or biopsy of primary brain tumors and brain metastases. Neurosurg Focus. 2014; 36(2):E10

[51] Coburger J, Engelke J, Scheuerle A, et al. Tumor detection with 5-aminolevulinic acid fluorescence and Gd-DTPA-enhanced intraoperative MRI at the border of contrast-enhancing lesions: a prospective study based on histopathological assessment. Neurosurg Focus. 2014; 36(2):E3

[52] Takahashi K, Ikeda N, Nonoguchi N, et al. Enhanced expression of coproporphyrinogen oxidase in malignant brain tumors: CPOX expression and 5-ALA-induced fluorescence. Neuro-oncol. 2011; 13(11):1234–1243

[53] Suero Molina EJ, Ardon H, Schroeteler J, et al. Aquaporin-4 in glioma and metastatic tissues harboring 5-aminolevulinic acid-induced porphyrin fluorescence. Clin Neurol Neurosurg. 2013; 115(10):2075–2081

[54] Li YB, Sun SR, Han XH. Down-regulation of AQP4 inhibits proliferation, migration and invasion of human breast cancer cells. Folia Biol (Praha). 2016; 62(3):131–137

[55] Xie Y, Wen X, Jiang Z, Fu HQ, Han H, Dai L. Aquaporin 1 and aquaporin 4 are involved in invasion of lung cancer cells. Clin Lab. 2012; 58(1–2):75–80

[56] Warth A, Muley T, Meister M, et al. Loss of aquaporin-4 expression and putative function in non-small cell lung cancer. BMC Cancer. 2011; 11:161

[57] Kemmner W, Wan K, Rüttinger S, et al. Silencing of human ferrochelatase causes abundant protoporphyrin-IX accumulation in colon cancer. FASEB J. 2008; 22(2):500–509

[58] Salas S, Brulard C, Terrier P, et al. Gene expression profiling of desmoid tumors by cDNA microarrays and correlation with progression-free survival. Clin Cancer Res. 2015; 21(18):4194–4200

第 8 章　5-ALA 和吲哚菁绿荧光引导下切除脊髓髓内肿瘤

5–Aminolevulinic Acid and Indocyanine Green: Fluorescence–Guided Resection of Spinal Cord Intramedullary Tumors

Toshiki Endo　Tomoo Inoue　Teiji Tominaga　**著**

张星树　**译**

彭仁君　**校**

摘要：在脊髓髓内肿瘤手术中，明确病变与正常脊髓的边界是非常重要的。更好地显露肿瘤边界可以最大限度地切除肿瘤而不损害周边的脊髓。为此，我们阐述 5- 氨基乙酰丙酸（5-ALA）和吲哚菁绿（ICG）血管造影在脊髓髓内肿瘤手术中的应用。在星形细胞瘤和室管膜瘤中，5-ALA 在肿瘤中诱发红色荧光，这有助于外科医生从脊髓中勾勒出病变，特别是室管膜瘤。ICG 血管造影有助于切除包括血管母细胞瘤在内的富血管肿瘤。通过定位供血动脉和引流静脉，ICG 能帮助外科医生更好地了解肿瘤周边的血管结构并进行可靠的手术切除。在海绵状血管瘤手术中，ICG 血管造影显示病变为明显的无血管区。在脊髓髓内肿瘤手术中，5-ALA 和 ICG 都是有用的手术辅助工具。在脊髓手术中适当使用荧光引导技术，神经外科医生更有可能实现在最大限度地切除肿瘤的同时保留脊髓功能。

关键词：5- 氨基乙酰丙酸；内镜；吲哚菁绿；髓内肿瘤；脊髓肿瘤；神经监测

一、概述

脊髓肿瘤手术应实现的目标是最大限度切除肿瘤并保留神经功能。在这一章中，我们阐述了荧光引导下病变切除技术在脊髓髓内肿瘤手术中的应用。具体而言即 5- 氨基乙酰丙酸（5-ALA）在脊髓室管膜瘤和星形细胞瘤手术中的应用。我们还一并介绍术中使用吲哚菁绿（ICG）血管造影相关的临床病例（血管母细胞瘤和海绵状血管瘤）。

二、方案

（一）5-ALA

患者麻醉诱导前 2h 口服 5-ALA（20mg/kg，Cosmo Bio Co., Ltd, Tokyo, Japan）。术中 5-ALA 荧光检测显示使用的是 Carl Zeiss 公司的手术显微镜（Oberkochen, Germany），它可以将常规的白光切换到紫蓝色的激发光。为了避免潜在的皮肤光毒性，所有患者在给予 5-ALA 后 24h 内都远离光源进行防护。

（二）吲哚菁绿

ICG（Santen, Tokyo, Japan）0.3mg/kg，用 3.0ml 生理盐水稀释后，再静脉注射生理盐水 10ml 用于术中 ICG 血管造影。使用 Pentero 手术显微镜（Carl Zeiss Co.）用来激发和可视化 ICG。

三、5-ALA 应用于室管膜瘤手术

（一）综述

脊髓室管膜瘤是最常见的髓内肿瘤，占髓内肿瘤的 35%～40%[1]。髓内室管膜瘤一旦全切除，预后良好，复发率低，可以治愈[2,3]。全切除髓内室管膜瘤最重要的技巧是找到肿瘤与正常脊髓实质之间的分界面[4]。在肿瘤瘤腔的上下极或前内侧面的界面显露通常是困难的[5]。肿瘤的上下极与空洞和中央管相连，界面往往不清。来自脊髓前动脉的小分支参与肿瘤血供。必须小心保护脊髓前连合和脊髓前方血管，由于反复出血，肿瘤腹侧的胶质增生粘连可能很严重。在接下来的内容中，我们将叙述 5-ALA 荧光引导下室管膜瘤切除术的每一步骤。

（二）手术过程

患者多为俯卧位以便术中分离后正中沟并显露肿瘤。在脊髓肿瘤手术中我们常规监测运动诱发电位（MEP）和体感诱发电位（SSEP）。诱发的 SSEP 来自胫后神经和尺神经（脉宽 0.20ms，频率 4.7Hz，强度 10～30mA）。MEP 的经颅刺激条件为：双相 5 列刺激；脉冲宽度 0.5ms；脉冲间隔 2ms；强度 150～200mA（MS-120B, Nihon Koden, Tokyo, Japan）。诱发的肌肉包括肱二头肌、小鱼际肌、胫前肌和腓肠肌。在神经监测小组完成设置并确认反应后，手术过程开始。

（三）典型病例

切开后正中沟后，我们在脊髓中线区域发现灰色肿瘤（图 8-1C）。如图 8-1 所示，肿瘤显示明显的强荧光（图 8-1D）。正如我们前面叙述的，脊髓室管膜瘤经常显示 5-ALA 诱发的强荧光。在我们的病例中，9 例中有 7 例显示强荧光，这取决于 MIB-1 标记指数。

在一个病例中，我们无法分离出肿瘤的腹尾末端的黄色组织与正常脊髓组织之间的界面（图 8-1E）。用紫蓝色激发光观察没有 5-ALA 荧光（图 8-1F）。因此，我们认为没有必要继续对腹侧脊髓进行进一步的根治性解剖显露，所以我们缝合术区结束手术。

与术前相比，该病例的术后神经功能恢复明显。最后一次随访是手术后 5 年。患者无肿瘤复发，无须辅助即可正常行走和奔跑。

在另一例（图 8-2）中，在肿瘤的下极边缘观察到 5-ALA 诱导的原卟啉Ⅸ（Pp Ⅸ）荧光（图 8-2e）。因此，我们切除了这一部分组织，直至淡黄色的组织（图 8-2G）。我们没有切除淡黄色的组织，因为它没有表现出荧光（图 8-2H）。重要的是，术后组织学评估证实了 Pp Ⅸ荧光的发现。肿瘤边缘 5-ALA 荧光阳性的组织内肿瘤细胞很明显（图 8-2F）。在荧光引导下切除肿瘤后，该患者术后一段时期内神经功能恢复且肿瘤长期无复发。

（四）总结

正如上述典型病例所示，来自肿瘤的 5-ALA 荧光使神经外科医生能够在切除过程中识别肿瘤并更好地识别切除界面。5-ALA 荧光引导手术（FGS）操作简单，无须中断手术[5]。此外，该技术有助于区分肿瘤和非肿瘤组织，从而有助于全切髓内室管膜瘤，而不会造成永久性的神经损伤。

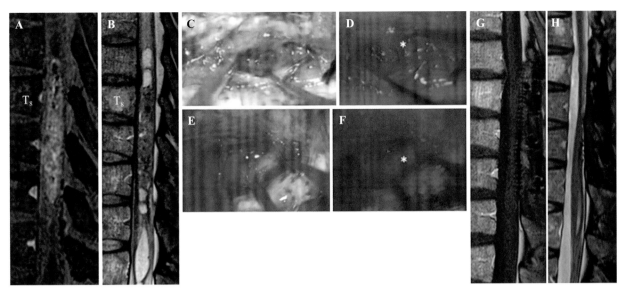

▲ 图 8-1　室管膜瘤 5-ALA 荧光引导下切除

A 和 B. 术前增强 T_1 加权（A）和 T_2 加权（B）矢状位 MRI 显示髓内 T_8 ～ T_{10} 节段内肿瘤不均匀强化，上极空洞形成延伸至 T_7。C 至 F. 术中影像。注意，使用白光获得的图像（左）与使用 5-ALA 荧光的图像（右）相耦合。C 和 D. 切开后正中沟后，发现肿瘤呈鲜红色荧光（*）。E 和 F. 在肿瘤的下极边缘，5-ALA 荧光（*）阴性的黄色组织未受影响。G 和 H. 术后增强 T_1 加权（G）和 T_2 加权（H）矢状位 MRI 证实 5 年后肿瘤无复发

四、5-ALA 应用于星形细胞瘤手术

（一）综述

一般来说，脊髓高级别星形细胞瘤的预后仍然较差。根据以往的报道，间变性星形细胞瘤和胶质母细胞瘤的预计中位生存期分别为 10～72 个月和 9～13.1 个月 [6-8]。在各种预后因素中，手术切除的范围可能改善患者的预后。如 McGirt 等报道，根治性切除能提高高级别星形细胞瘤病例的总体生存率 [7]。然而，追求根治性肿瘤切除有时可能是有害的，因为在大多数脊髓星形细胞瘤病例中，肿瘤和正常脊髓之间不存在明显的分界面 [9]。

在治疗脊髓星形细胞瘤时，我们认为治疗方案应该依赖于组织学分级。因此，当术前诊断可疑星形细胞瘤时，需行开放手术活检或部分切除以确定病理诊断。根据诊断和组织学分级，决定进一步的手术干预和（或）术后辅助化疗和放疗。

在接下来的内容中，我们将介绍我们在脊髓星形细胞瘤手术中应用 5-ALA-FGS 的发现。

（二）典型病例

患者男性，67 岁，进行性行走困难和下肢感觉减退 1 年。T_2 加权磁共振成像显示脊髓圆锥内有一个高信号区（图 8-3）。增强 MRI 表现为不均匀强化。为了获得病理诊断，经右侧 T_{12} 半椎板入路进行了开放活检。在手术过程中，5-ALA 诱导的荧光在手术肿瘤标本的活检区域呈强阳性（图 8-3D）。基于荧光，完成活检，组织病理学诊断为间变性星形细胞瘤。

在放射科该患者接受了总剂量为 50Gy 的脊椎局部放射治疗后，由于肿瘤迅速再生长，患者再次就诊（图 8-4A）。虽然患者仍能拄着拐杖行走，但他的下肢肌力恶化，排尿困难。在第二次手术中，5-ALA 注射后，肿瘤内可见模糊和弥漫的阳性荧光（图 8-4C）。在常规白光视野下很难确定肿瘤和脊髓的分界。因此，我们在 5-ALA 荧光引导下切除了肿瘤。然而，由于 MEP 的波

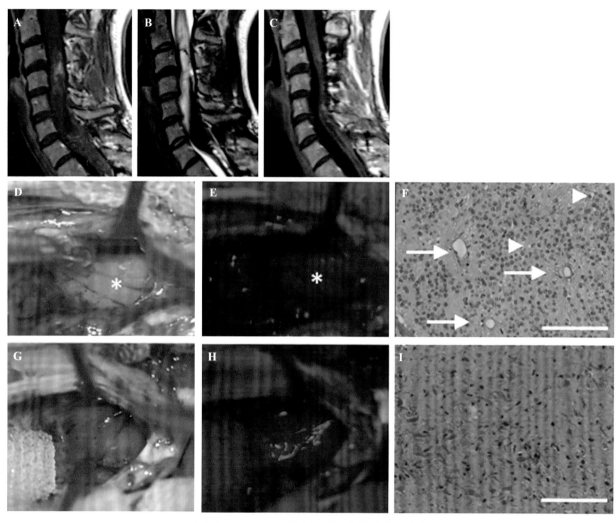

▲ 图 8-2　5-ALA 荧光引导下室管膜瘤切除术

术前增强 T_1 加权（A）和 T_2 加权（B）矢状位 MRI 显示 C_4 节段髓内肿瘤不均匀强化，并伴有瘤内囊变。C. 术后 T_1 加权矢状位 MRI 证实肿瘤完全切除，无复发征象。D 和 E. 肿瘤下极 5- 丙氨酸荧光（*）可见残留肿瘤。F. 5-ALA 阳性的病理组织内可见特征性的肿瘤血管周围假玫瑰花环（箭）和室管膜玫瑰花环（箭头）。HE 染色。比例尺为 200mm。G 和 H. 在 5-ALA 荧光引导下完成肿瘤全切除。I. 术后组织学检查证实 5-ALA 阴性荧光区无肿瘤组织。比例尺为 200mm（经许可转载，引自 Inoue 等）

幅显著降低，仅能部分切除肿瘤。手术后，患者的下肢功能进一步恶化。病人需要使用轮椅和通过自我间歇性导尿来排尿。而后，患者出现肿瘤颅内播散，在第一次手术后 2 年死亡。

（三）总结

到目前为止，5-ALA 荧光手术治疗脊髓星形细胞瘤的经验仅限于少数病例[10, 11]。EWelt 等报道了一例复发的脊髓胶质瘤病例，当他们实施姑息性脊髓肿瘤切除术时，发现 5-ALA 荧光阳性显示了脊髓和恶性胶质瘤之间的界面。根据我们初期的个案和文献中报道的其他病例，高级别星形细胞瘤倾向于 5-ALA 荧光阳性。然而，肿瘤和脊髓的界面并不像我们在室管膜瘤病例中所看到的那样清晰。更大限度地手术切除提高总体存活率是可信的。然而，外科医生面临着一个两难境地，因为这样的根治性切除可能会导致患者遭受新的或恶化的神经功能障碍。特别是当肿瘤和正常组织之间的界面不清楚时，手术操作可能会导致邻近微血管的破坏和周围组织的水肿[1, 12]。即

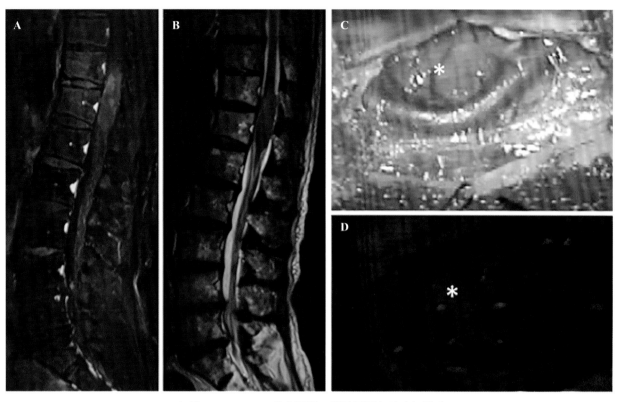

▲ 图 8-3　**5-ALA 荧光引导下脊髓星形细胞瘤切除术**

术前增强 T_1 加权（A）矢状位 MRI 显示脊髓圆锥内有不均匀强化的肿物。T_2 加权 MRI（B）显示脊髓肿胀和异常高信号；C 和 D. T_{12} 半椎板切除和硬脊膜切开后，红色荧光（*）表示适合进行组织学病理分析的区域

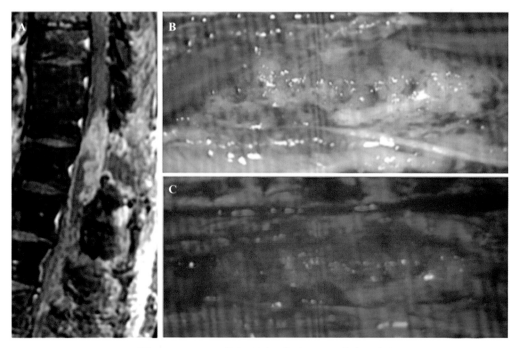

▲ 图 8-4　**5-ALA 荧光引导下脊髓星形细胞瘤切除术**

A. 增强 T_1 加权矢状位 MRI 显示脊髓圆锥内强化肿物快速生长；B. 显微镜下很难找到肿瘤与脊髓之间的边缘；C.5-ALA 呈弥漫模糊荧光

使电生理神经监测取得了明显进展，但仍然很难在保留高水平神经功能的情况下进行根治性手术切除脊髓星形细胞瘤[13-15]。有必要进行大量病例的前瞻性研究，以明确 5-ALA-FGS 是否可以改善该病种的临床预后。

五、吲哚菁绿应用于血管性肿瘤（如血管母细胞瘤和海绵状血管瘤）

（一）综述

静脉注射 ICG 后，血管内荧光可以通过手术显微镜成像[16]。ICG 血管造影最初用于脑[17]和脊髓血管病手术中提供有用的信息[18]。下面，我们描述一个血管母细胞瘤和海绵状血管瘤的病例，其中 ICG 视频血管造影有助于显示肿瘤的边界和相关的血管结构。

（二）典型案例

1. 血管母细胞瘤

患者男性，57 岁，主诉右下肢感觉异常。术前磁共振成像显示颈段脊髓内实质性强化肿物，周边囊变（图 8-5A）。经右侧 C₆ 半椎板入路，显露部分肿瘤（图 8-5B）。ICG 血管造影显示供血动脉的位置。通过 ICG 荧光可清晰显示嵌入髓内的肿瘤边界（图 8-5C）。通过了解这种富血管肿瘤的血管结构，我们可以安全地实现肿瘤的完全切除。术后患者症状明显改善。

2. 海绵状血管瘤

患者男性，43 岁，突然出现左上肢和下肢无力。患者双腿的位置感觉也减退。入院时 MRI 显示颈段脊髓内一不均匀强化的肿物，周围有实质内出血。增强 MRI 还显示脊髓背侧存在发育异常的静脉（图 8-6A 和 B）。行 C₂ 下半椎板切开、C₃ 半椎板切除和硬脊膜切开后，在左侧脊髓背侧可见髓内海绵状血管瘤(图 8-6C)。ICG 血管造影通过动脉和静脉期将海绵状血管瘤显示为无血管区域，而脊髓背侧静脉和正常脊髓实质被可视化。在保留脊髓背侧静脉的同时，病灶被安全切除。病理诊断为海绵状血管瘤。术后磁共振成像证实病变全切除而没有出现新的神经症状。在最近一次随访中，患者可以拄着拐杖行走，术后 4 年内都状态稳定。

（三）总结

ICG 在富血管肿瘤中的作用已经被报道并得到很好的证实[19]。ICG 血管造影可以准确定位供血动脉和引流静脉，帮助外科医生进行更安全地

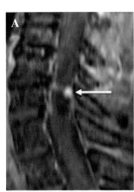
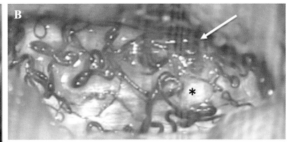
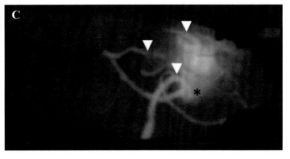

◀ 图 8-5 吲哚菁绿（ICG）荧光引导下血管母细胞瘤切除

A. 增强 T₁ 加权矢状位 MRI 显示肿瘤强化（箭），瘤周囊肿位于 C₆ 水平；B. C₆ 半椎板切开后，脊髓背侧可见肿瘤（箭），肿瘤与周围血管的关系尚不清楚，部分肿瘤嵌入脊髓内，不可见（＊）；C. 来自 ICG 血管造影的图像，在动脉期，可识别供血动脉（箭头），ICG 荧光显示部分肿瘤嵌入脊髓内（＊）

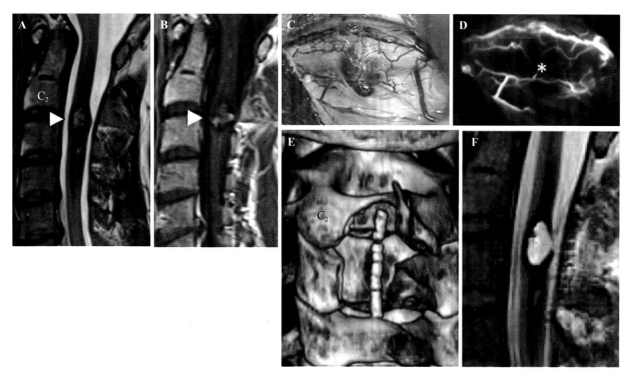

▲ 图 8-6　吲哚菁绿（ICG）荧光引导下髓内海绵状血管瘤切除

T_2 加权矢状位（A）显示 C_2/C_3 处脊髓内有混合信号的区域。增强 T_1 加权矢状位 MRI（B）显示与髓内海绵状血管瘤相符的不均匀强化的病变（A 和 B 中的箭头）。C 和 D. 术中左侧脊髓背侧影像。在 ICG 荧光下，注意到无血管区域（*）表示髓内海绵状血管瘤；E. 术后 CT 扫描（3D 重建图像）显示 C_2 和 C_3 的左侧背侧椎板开口；F. 术后 T_2 加权矢状位 MRI 证实肿瘤完全切除，术后 4 年无复发

手术切除。此外，术后即刻行 ICG 血管造影有助于确认病变是否全切[20]。

我们还描述了一例独特的髓内海绵状血管瘤的 ICG 荧光特征。有趣的是，注射 ICG 后，海绵状血管瘤仍然是无血管性的，而脊髓实质和脊髓静脉显示出强烈的 ICG 荧光。这种反差可在脊髓切开前即显示出病变的位置和可能的轮廓[21]。通过识别 ICG 血管造影中的无血管区，外科医生可以估计髓内海绵状血管瘤的边缘，以及病变与伴发的发育异常静脉之间的关系。

选择性动脉内注射 ICG 荧光血管造影进一步提高了与脊髓血管病变相关的临时分辨率和血流动向[22]。与 ICG 内镜检查相关的最新技术进展现已应用于脊髓病理学[23]。FGS 可以显示与脊髓肿瘤相关的细小血管，帮助外科医生安全可靠地进行手术切除。

六、结论

5-ALA 和 ICG-FGS 是治疗各种脊髓髓内肿瘤的可行方案。在脊髓手术中适当使用荧光可以增加最大限度地切除肿瘤和保留脊髓功能的可能性。

参考文献

[1] McCormick PC, Torres R, Post KD, Stein BM. Intramedullary ependymoma of the spinal cord. J Neurosurg. 1990; 72(4):523–532

[2] Aghakhani N, David P, Parker F, Lacroix C, Benoudiba F, Tadie M. Intramedullary spinal ependymomas: analysis of a consecutive series of 82 adult cases with particular attention to patients with no preoperative neurological deficit. Neurosurgery. 2008; 62(6):1279–1285, discussion 1285–1286

[3] Chang UK, Choe WJ, Chung SK, Chung CK, Kim HJ. Surgical outcome and prognostic factors of spinal intramedullary ependymomas in adults. J Neurooncol. 2002; 57(2):133–139

[4] Kucia EJ, Bambakidis NC, Chang SW, Spetzler RF. Surgical technique and outcomes in the treatment of spinal cord ependymomas, part 1: intramedullary ependymomas. Neurosurgery. 2011; 68(1) suppl operative: 57–63, discussion 63

[5] Inoue T, Endo T, Nagamatsu K, Watanabe M, Tominaga T. 5-aminolevulinic acid fluorescence-guided resection of intramedullary ependymoma: report of 9 cases. Neurosurgery. 2013; 72(2) suppl operative:159–168, discussion 168

[6] Adams H, Avendaño J, Raza SM, Gokaslan ZL, Jallo GI, Quiñones-Hinojosa A. Prognostic factors and survival in primary malignant astrocytomas of the spinal cord: a population-based analysis from 1973 to 2007. Spine. 2012; 37 (12):E727–E735

[7] McGirt MJ, Goldstein IM, Chaichana KL, Tobias ME, Kothbauer KF, Jallo GI. Extent of surgical resection of malignant astrocytomas of the spinal cord: outcome analysis of 35 patients. Neurosurgery. 2008; 63(1):55–60, discussion 60–61

[8] Santi M, Mena H, Wong K, Koeller K, Olsen C, Rushing EJ. Spinal cord malignant astrocytomas. Clinicopathologic features in 36 cases. Cancer. 2003; 98(3):554–561

[9] Minehan KJ, Brown PD, Scheithauer BW, Krauss WE, Wright MP. Prognosis and treatment of spinal cord astrocytoma. Int J Radiat Oncol Biol Phys. 2009; 73(3):727–733

[10] Millesi M, Kiesel B, Woehrer A, et al. Analysis of 5-aminolevulinic acid-induced fluorescence in 55 different spinal tumors. Neurosurg Focus. 2014; 36(2):E11

[11] Ewelt C, Stummer W, Klink B, Felsberg J, Steiger HJ, Sabel M. Cordectomy as final treatment option for diffuse intramedullary malignant glioma using 5-ALA fluorescence-guided resection. Clin Neurol Neurosurg. 2010; 112(4):357–361

[12] Nagasawa DT, Smith ZA, Cremer N, Fong C, Lu DC, Yang I. Complications associated with the treatment for spinal ependymomas. Neurosurg Focus. 2011; 31(4):E13

[13] Kothbauer KF, Deletis V, Epstein FJ. Motor-evoked potential monitoring for intramedullary spinal cord tumor surgery: correlation of clinical and neurophysiological data in a series of 100 consecutive procedures. Neurosurg Focus. 1998; 4(5):e1

[14] Deletis V, Sala F. Intraoperative neurophysiological monitoring of the spinal cord during spinal cord and spine surgery: a review focus on the corticospinal tracts. Clin Neurophysiol. 2008; 119(2):248–264

[15] Matsuyama Y, Sakai Y, Katayama Y, et al. Surgical results of intramedullary spinal cord tumor with spinal cord monitoring to guide extent of resection. J Neurosurg Spine. 2009; 10(5):404–413

[16] Raabe A, Beck J, Gerlach R, Zimmermann M, Seifert V. Near-infrared indocyanine green video angiography: a new method for intraoperative assessment of vascular flow. Neurosurgery. 2003; 52(1):132–139, discussion 139

[17] Holling M, Brokinkel B, Ewelt C, Fischer BR, Stummer W. Dynamic ICG fluorescence provides better intraoperative understanding of arteriovenous fistulae. Neurosurgery. 2013; 73(1) suppl operative:93–98, discussion 99

[18] Endo T, Shimizu H, Sato K, et al. Cervical perimedullary arteriovenous shunts: a study of 22 consecutive cases with a focus on angioarchitecture and surgical approaches. Neurosurgery. 2014; 75(3):238–249, discussion 249

[19] Murakami T, Koyanagi I, Kaneko T, Iihoshi S, Houkin K. Intraoperative indocyanine green videoangiography for spinal vascular lesions: case report. Neurosurgery. 2011; 68(1) suppl operative:241–245, discussion 245

[20] Hwang SW, Malek AM, Schapiro R, Wu JK. Intraoperative use of indocyanine green fluorescence videography for resection of a spinal cord hemangioblastoma. Neurosurgery. 2010; 67(3) suppl operative:300–303, discussion 303

[21] Endo T, Aizawa-Kohama M, Nagamatsu K, Murakami K, Takahashi A, Tominaga T. Use of microscope-integrated near-infrared indocyanine green videoangiography in the surgical treatment of intramedullary cavernous malformations: report of 8 cases. J Neurosurg Spine. 2013; 18 (5):443–449

[22] Yamamoto S, Kim P, Kurokawa R, Itoki K, Kawamoto S. Selective intraarterial injection of ICG for fluorescence angiography as a guide to extirpate perimedullary arteriovenous fistulas. Acta Neurochir (Wien). 2012; 154(3): 457–463

[23] Ito A, Endo T, Inoue T, Endo H, Sato K, Tominaga T. Use of indocyanine green fluorescence endoscopy to treat concurrent perimedullary and dural arteriovenous fistulas in the cervical spine. World Neurosurg. 2017; 101:814. e1–814.e6

第9章 5-ALA在小儿脑肿瘤、其他成人脑肿瘤及光动力治疗中的作用

5-Aminolevulinic Acid Utility in Pediatric Brain Tumors, Other Adult Brain Tumors, and Photodynamic Therapy

Nikita Lakomkin Isabelle M. Germano Constantinos G. Hadjipanayis **著**

汪浚泉 **译**

肖格磊 **校**

摘要： 与传统显微手术相比，使用 5- 氨基乙酰丙酸（5-ALA）作为荧光引导手术（FGS）治疗高级别胶质瘤（HGG）的标记物，可显著改善肿瘤切除范围和延长无进展生存期。这些发现已经得到了欧洲药品管理局（European Medicines Agency，EMA）和最近的美国食品药品管理局（Food and Drug Administration，FDA）的批准。该化合物目前适用于怀疑 HGG 而接受手术治疗的成人患者。然而，文献中的各种研究表明，其他脑肿瘤也可能适用于 5-ALA 引导下的切除术。基于实验室研究和早期临床报道的结果，5-ALA 可能有助于改善儿童脑肿瘤切除过程中肿瘤组织的识别。此外，在许多其他成人肿瘤类型中也观察到荧光积聚，包括原发性中枢神经系统淋巴瘤、血管网状细胞瘤、室管膜瘤和生殖细胞瘤。5-ALA 介导的肿瘤荧光也被用于定量诊断技术中，例如通过与光谱法的结合，可以增强检测出那些表现为减少荧光积聚的肿瘤的能力。虽然 5-ALA 在胶质瘤治疗中的主要作用是识别肿瘤组织，但这种化合物也可以通过光动力疗法直接和选择性地破坏肿瘤。已有研究开始评估这种治疗方式的可行性、有效性和安全性。在本章中，将讨论有关 5-ALA 的这些新兴应用的证据，以及值得进一步研究的潜在领域。

关键词： 5- 氨基乙酰丙酸；淋巴瘤；血管网状细胞瘤；生殖细胞瘤；室管膜下瘤；垂体瘤；神经鞘瘤；儿童脑肿瘤；室管膜瘤；光动力疗法

一、概述

5- 氨基乙酰丙酸（5-ALA）的应用，使得术者在高级别胶质瘤（HGG）切除术中可以直观地看到肿瘤组织，这一观点已经得到证实[1-6]。术中使用 5-ALA 能够明显扩大肿瘤切除范围及延长患者的无进展生存期[7]。这些因素让 EMA 在 2007 年批准了 5-ALA 的临床应用。2017 年 6 月，FDA 批准 5-ALA 作为显像剂辅助切除可疑 HGG，以便于在胶质瘤手术中实时检测和显示恶性组织。尽管只被批准用于疑似 HGG 的成人患

者，最近的研究发现了 5-ALA 的其他有前景的应用。5-ALA 已成功应用于小儿脑肿瘤的切除，很少有不良反应的报道[8-11]。此外，除 HGG 外，其他成人肿瘤如原发性中枢神经系统（CNS）淋巴瘤中也观察到大量 5-ALA 诱导的肿瘤荧光，被认为是这些患者的一种有用的外科辅助手段。除脑膜瘤、室管膜瘤和脑转移瘤外[12-15]，5-ALA 在血管网状细胞瘤、室管膜下瘤、垂体和生殖细胞瘤的手术中也有应用，其他章节也有讨论。此外，还提出了 5-ALA 在肿瘤可视化之外的应用。在特定条件下，这种药物已被证明对肿瘤有直接的细胞毒性作用，在某些情况下可提高生存率[16-18]。这项被称为光动力疗法（PDT）的技术利用特定波长的光通过氧自由基介导的毒性机制诱导肿瘤组织的损伤[19-21]。虽然这些应用目前代表了 5-ALA 的非标记物用途，但初步发现可能对揭示复杂颅内肿瘤的病因具有重要意义。在这一章中，我们将回顾以下有前景的新领域，以评估 5-ALA 作为辅助标记物切除其他成人肿瘤和儿童脑肿瘤的应用。我们还将讨论 5-ALA 光动力治疗脑肿瘤。

二、小儿肿瘤

小儿脑瘤的外科治疗面临许多独特的挑战。与成人患者一样，完全切除对降低复发率和改善长期预后非常重要[22-25]。虽然 5-ALA 已被证明是一种有价值的成人术中肿瘤可视化工具，但有关 5-ALA 在儿童肿瘤中应用的文献仍然很少。在没有大规模的对照试验的情况下，关于这个病人群体的治疗安全性和有效性的问题仍然存在。Ruge 和 Liu 于 2009 年首次报道了 5-ALA 增强显像在小儿肿瘤完全切除术中的成功应用。作者描述了一位 9 岁的右颞叶多形性黄色星形细胞瘤患者，他接受了 5-ALA 荧光引导手术（FGS）。术中荧光改善了肿瘤瘤床的显示，没有严重的副作用或并发症报告。这些观察结果后来又得到了几

份病例报告的证实。Bernal García 等[26]报道了 5-ALA 在儿童左额脑膜肉瘤切除术中的应用，而 Eicker 等[27]报道了一名 15 岁的髓母细胞瘤患者的肿瘤完全切除（图 9-1）。两个患者的术后过程都很平稳。除外这些报道，更大的病例组已经注意到不同肿瘤亚型在荧光积聚水平和随后的术中利用率方面的明显变化[9, 28]。与成人患者相同，HGG 最有可能荧光显影。

由于这些系列中包含的患者数量少，且队列之间存在大量的异质性，Stummer 等进行了一项调查研究，以收集欧洲各中心小儿脑瘤切除术中 5-ALA 使用的数据。11 名受访者被问及肿瘤类型、术中荧光水平、5-ALA 使用方法、患者人口统计学、并发症及其他围术期相关因素。此外，要求受访者报告 5-ALA 诱导荧光有助于鉴别高级别恶性组织或术中决策的病例数，作者用这些病例来衡量 5-ALA 对这些患者的"有用性"。收集 78 例患者的病例资料，其中 28 例患者的荧光被认为是有益的。肿瘤荧光最常见于 HGG 和室管膜瘤，分别占肿瘤的 85% 和 80%。然而，5-ALA 对神经节胶质瘤、髓母细胞瘤和毛细胞性星形细胞瘤的效果似乎较差，毛细胞性星形细胞瘤的肿瘤荧光证据低至 15%。作者还讨论了肿瘤特征（如位置和复发）与 5-ALA 的应用之间的关系。虽然有更大比例的幕上肿瘤显示有用的荧光，但这并没有达到统计学意义。调查结果还显示，5-ALA 给药方法在受试者之间存在明显差异，其中术前 5-ALA 溶液的摄取时间为 2～6h。这些早期发现强调了后续研究的重要性，需要循证医学的证据，以便在儿科患者中使用该制剂。

此外，还进行了体外研究，以描述儿童脑肿瘤对 5-ALA 的细胞反应。Schwake 等评估了几种儿童肿瘤细胞培养中 5-ALA 的摄取和荧光积累[29]。培养物包括胶质瘤、髓母细胞瘤、室管膜瘤、横纹肌样瘤和原始神经外胚层瘤（PNET）。所有细胞类型都有一定程度的 5-ALA 诱导荧光，但发射强度似乎与肿瘤类型有关。胶质母细胞瘤（GBM）和室管膜瘤细胞株显示出强烈的信号，

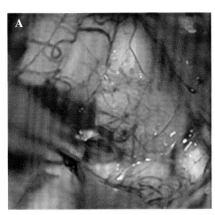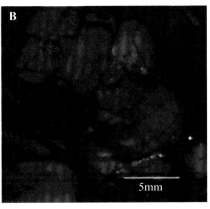

◀ 图 9-1 A. 白光下儿童髓母细胞瘤术中视图；B. 荧光组织在紫蓝色光线下可见（经 **Eicker** 等许可转载[27]）

5mm

而两种髓母细胞瘤细胞株的荧光水平不同。其他的测试细胞培养没有显示出强有力的反应。这些发现与先前在临床队列研究中所描述的观察结果一致[9, 11, 28]。暴露于 5-ALA 后的最大荧光时间也显示出可变性。尽管大多数细胞在 3h 出现荧光峰，但一个髓母细胞瘤培养物在 5-ALA 暴露 6h 后显示出最强的荧光信号。虽然这些发现可能有助于优化这些肿瘤患者的术前计划，但还需要采用体内模型进行进一步的研究。

虽然术中使用 5-ALA 似乎不会给成年胶质瘤患者带来额外的风险，但在小儿中使用 5-ALA 的安全性尚未得到验证，因为在小儿手术中使用 5-ALA 的病例数较少[30]。到目前为止，在大多数已发表的报告中，儿童患者在摄入 5-ALA 后没有出现不良反应[8-10, 27]。然而，一个包含 16 名儿童脑瘤患者的报道报告了与 5-ALA 使用相关的异常肝功能测试结果（LFT）[28]。在整个队列中，术后丙氨酸氨基转移酶（ALT）和 γ- 谷氨酰转肽酶（GGT）与基线相比显著升高，并且有天冬氨酸氨基转移酶（AST）升高的趋势。虽然已知成人服用 5-ALA 与 LFT 异常有关，但它们只是暂时性改变，对器官健康没有任何有害影响[30, 31]。尽管参与本研究的数位患儿的实验室结果超出了的正常范围，但并未发生显著肝功能异常。然而，作者发现术前低年龄与术后高值之间存在显著相关性，并评论了在未来试验中继续观察这一年龄组的重要性。需要进一步的研究来探讨 5-ALA 在儿科患者体内代谢的潜在差异以及

年龄与不良事件之间的关系。

三、其他成人肿瘤类型

（一）中枢神经系统淋巴瘤

神经外科文献中的大多数研究都探讨了 5-ALA 在胶质瘤切除中的作用，目前该化合物已用于其他成人脑肿瘤亚型，并取得了良好的效果。例如，一些报道强调了 5-ALA 介导的荧光在原发性中枢神经系统淋巴瘤外科治疗中的潜在应用（图 9-2）[14, 32, 33]。原发性中枢神经系统淋巴瘤是一种少见的肿瘤，占中枢神经系统肿瘤的4%[34]。由于这些病变很难通过影像学检查与其他恶性肿瘤区分开来，因此通常需要组织活检来做出明确诊断并决定后续治疗[35]。5-ALA 在脑胶质瘤切除术中的成功应用促使一些研究评估了该药物在原发性中枢神经系统淋巴瘤诊断中的作用。2014 年公布了第一例详细描述原发性中枢神经系统淋巴瘤对 5-ALA 术中反应的病例[32]。在开放切除位于第四脑室的脑肿瘤之前，患者给予 5-ALA。虽然术前 MRI 表现提示为 HGG，但术后组织病理学显示为大 B 细胞 CNS 淋巴瘤。术中可见清晰的肿瘤组织荧光，提示 5-ALA 在该类型肿瘤中的作用有待进一步研究。迄今为止，描述 5-ALA 在原发性中枢神经系统淋巴瘤中应用的最大病例系列由 Yamamoto 等报道[36]。在

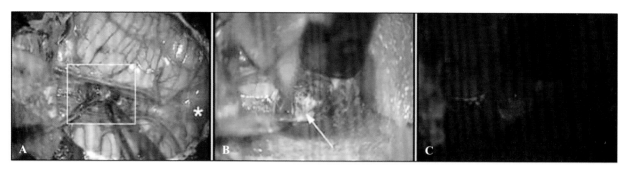

▲ 图 9-2　**A.** 原发性中枢神经系统淋巴瘤的切除术；**B.** 病变暴露后手术部位的近距离观察；**C.** 肿瘤在紫蓝色光线照射下发射的荧光（经 **Yamamoto** 等许可转载 [33]）

这个队列中，有 41 名患者在 5-ALA 引导下进行活检，结果术后病理证实为原发性中枢神经系统淋巴瘤。作者记录了其中 34 例肿瘤呈荧光阳性，真阳性率为 82.9%（图 9-3）。尽管这一比率低于 HGG 的公布值（已报道超过 90%），但它表明淋巴瘤患者有可能受益于荧光引导可视化 [37]。这项研究的作者认为，5-ALA 可能增加获得活检样本的可能性，该活检样本对于明确疑似淋巴瘤的病理诊断至关重要。

尽管 5-ALA 诱导荧光的比率相对较高，但很少有研究评价 5-ALA 在原发性中枢神经系统淋巴瘤切除中的作用，因为这些肿瘤通常不建议全切除 [38]。在诊断出原发性中枢神经系统淋巴瘤后，标准的治疗包括一个疗程的化疗，有时结合放疗 [35]。与胶质瘤不同，原发性中枢神经系统淋巴瘤的消退似乎与生存率的提高无关 [35, 39, 40]，部分或全切除导致的额外手术风险通常不被认为是合理的，因为这些病变对甲氨蝶呤等辅助治疗敏感 [35, 41]。

（二）血管网状细胞瘤、室管膜瘤和生殖细胞瘤

5-ALA 在肿瘤切除术中的指导作用已被报道用于其他几种肿瘤类型，包括良性病变和非胶质肿瘤。有报道在 5-ALA 荧光引导下切除血管网状细胞瘤的病例 [42, 43]。血管网状细胞瘤是良性病变，主要通过手术治疗。然而，部分切除与复发风险增加相关，荧光可视化可以更有利于完整地切除病变，从而改善患者的长期预后 [44]。Utsuki 等报道了 1 例 5-ALA 诱导的脑血管网状细胞瘤荧光，术中显示有助于更彻底的切除 [43]。作者报道了 5-ALA 的一个视觉益处，包括可见荧光，可以识别肿瘤周边囊肿中的肿瘤成分。由于这些囊肿通常不含肿瘤，外科医生可能会选择不切除这部分病变，以减少损伤周围组织的风险。作者提出 5-ALA 可用于术中根据该结构的荧光发射

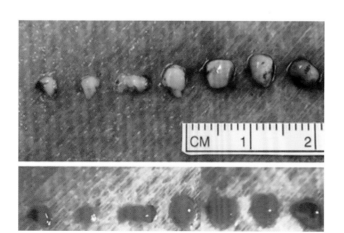

◀ 图 9-3　原发性中枢神经系统淋巴瘤活检，除 1 例外均可见荧光（经 **Yamamoto** 等许可转载 [36]）

来判断是否需要切除囊肿壁。Utsuki 等还发表了一个更大的血管网状细胞瘤病例系列，其中 9 例肿瘤在 5-ALA 给药后均出现荧光[42]。其中 2 个案例囊壁也可见荧光，随后切除。病理组织学分析显示囊肿壁有肿瘤细胞。

其他类型的肿瘤，包括 2 例在第四脑室室管膜瘤切除术中 5-ALA 介导的强烈荧光积聚，术后 MRI 未见残留病灶[12]。5-ALA 也被用于促进生殖细胞肿瘤的内镜活检[15]。由于在正常光照下难以看到肿块，荧光信号被认为有助于肿瘤与周围组织的鉴别。这些病例报告表明，荧光可以标记多种肿瘤类型，并提示 5-ALA 可能是一个有价值的术中干预工具，而不仅仅限于胶质瘤切除。然而，对于这种技术的可靠性，很难得出明确的结论。为了确定每种肿瘤类型累积足够荧光的比例，以提供有价值的术中指导，以及计算假阳性荧光信号的比率，需要更大的样本量。还需要更多的研究来探索 5-ALA 荧光引导在手术切除范围和患者预后方面所能提供的有意义的优势。

（三）垂体瘤和神经鞘瘤

Marbacher 等报道了一系列 458 例肿瘤，其中包括 12 例垂体腺瘤和 7 例神经鞘瘤。没有神经鞘瘤出现荧光，只有 1 例腺瘤出现明显荧光。相比之下，103 例 GBMs 中的 99 例和 110 例脑膜瘤中的 85 例显示出显著的荧光。这些作者的结论是，尽管 5-ALA 在 HGG 肿瘤可视化方面具有优势，但这种药物在腺瘤或神经鞘瘤切除方面似乎并不占优势。然而，这些肿瘤中荧光的存在仅仅基于外科医生的观察，这是许多 5-ALA 研究的局限性所在[20]。对荧光水平的主观评估会引入分级间变异性，并可能低估不同肿瘤类型 5-ALA 阳性反应的真实率。

（四）荧光的客观测定

为了增强肿瘤与周围实质的鉴别，还提出了直接、定量测量荧光水平的方法，包括增加光谱法[45-47]。Eljamel 等描述了他们在垂体腺瘤切除

术中结合光学活检系统的经验[13]。作者使用一个由激光和光纤电缆构成的探针，将 440nm 的光投射到组织上，并收集由此产生的荧光发射。探针与光谱仪相连，光谱仪可以用来产生荧光光谱。随后，根据已知的 PpIX 光谱特性，利用峰值的位置和强度来确定荧光肿瘤组织的存在。在连续 30 例垂体腺瘤患者中，光学活检系统的灵敏度为 95.5%，特异性为 100%。这些结果突出了光谱学在促进 5-ALA 引导荧光检测方面的潜力。尽管先前有报道荧光光谱分析可导致特异性降低，但本病例组未记录假阳性诊断[46]。这些发现很有前景，特别是考虑到 Marbacher 等报道的腺瘤的视觉识别荧光率较低[37]。Valdés 等在低级别胶质瘤手术中也使用了类似的探针[48]。然而，作者没有分析荧光光谱，而是使用数学模型来估计样品中 PpIX 的实际浓度。该模型的设计考虑了 PpIX 之外的其他荧光信号，以及在到达探针的收集通道之前通过组织时对发射的影响。作者发现，在 20 个没有明显荧光的肿瘤标本中，有 9 个通过他们的方法检测到了 PpIX 的积聚水平。使用光谱仪进行测量的灵敏度为 58%，而外科医生直接观察的灵敏度为 21%。这些研究表明，结合定量诊断技术有可能使 5-ALA 介导的术中指导在低级别肿瘤中得到更广泛地应用，这些肿瘤通常表现为荧光积聚减少。

四、光动力治疗

目前，5-ALA 在神经外科的主要功能是在活检或切除过程中显示肿瘤组织[2]。然而，据报道 5-ALA 在特定条件下可通过 PDT 直接产生抗肿瘤作用[18, 49]。PDT 的目标是用无毒化合物靶向癌性病变，然后触发其破坏性特性，在不损害周围实质的情况下杀死肿瘤细胞[50, 51]。给病人注射光敏剂，然后用特定波长的光激活，刺激活性氧自由基的释放（ROS）（图 9-4）[19]。对于 5-ALA 诱导的 PDT，5-ALA 代谢为 PpIX，然后由 635nm 激

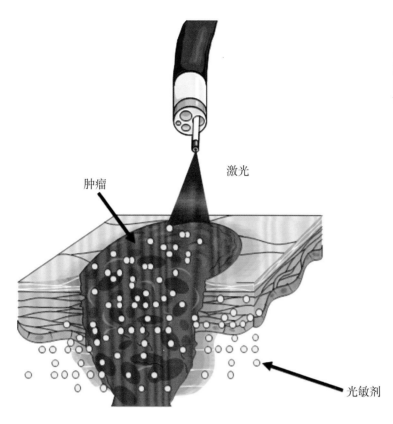

◀ 图 9-4 说明光敏剂在肿瘤组织中的积聚，然后通过激光激发诱导产生活性氧自由基（经 **Wachowska** 等许可转载[54]）

激光

肿瘤

光敏剂

光激发[52, 53]。这种疗法通过多种机制导致肿瘤细胞死亡[54]。首先，ROS 可导致包括 DNA、线粒体和细胞膜在内的重要细胞结构受损，随后激活凋亡信号通路。此外，在 PDT 治疗的肿瘤内还观察到大量坏死和血管损伤[19]。一些疗法也被证明能刺激白细胞活化和募集，从而驱动对肿瘤的免疫反应[55]。这些技术已经应用于多种肿瘤类型的治疗，包括宫颈癌、膀胱癌、肺癌、皮肤癌、胃肠癌和头颈癌，使用了几种光敏剂[55, 56]。5-ALA 已经获得 FDA 的批准，作为 PDT 的一种制剂，商标是 Levulan，用于光化性角化病的局部治疗[57]。除了皮肤科应用外，5-ALA PDT 还被考虑用于神经肿瘤，因为相对于正常组织，HGG 中具有高浓度 Pp IX 积聚[52]。

为了阐明 5-ALA 光毒性作用的机制以及评估其在神经肿瘤 PDT 中的潜在应用价值，已经进行了一些实验室研究[17, 58-60]。Neumann 等研究了 5-ALA PDT 在大鼠和人垂体腺瘤培养物中的细胞反应[59]。作者发现，5-ALA 单独使用不会

导致细胞破坏，没有 5-ALA 使用的激光照射同样对细胞增殖没有影响。对于同时暴露于 5-ALA 和 635nm 激光辐射的细胞，观察到细胞死亡。据报道，该 PDT 的毒性效应受 5-ALA 剂量的调节，在较高的 5-ALA 浓度下，存活细胞的比率较低。当这种疗法在不同的人腺瘤细胞培养物中进行时，反应水平不同。5-ALA 被细胞完全清除所需的剂量并不均匀，这表明肿瘤组织学，甚至在单个肿瘤类型中，可能是 5-ALA PDT 临床应用的一个重要考虑因素。该技术也已在大鼠脑胶质瘤模型体内进行了评价[60]。对提取的大鼠大脑的治疗后分析显示，破坏的组织与术前影像学研究所记录的病灶大小和位置一致。正常脑组织的轻微损伤仅在测试的最高激光强度下观察到，并且在照射前无论是否给予 5-ALA 都会发生。因此，5-ALA 诱导的 Pp IX 积聚和毒性似乎是从肿瘤中分离出来的。除了直接刺激凋亡途径外，5-ALA PDT 还可能抑制其他肿瘤特性。Etminan 等[17]研究了 5-ALA PDT 对三维基质中培养的人脑胶质

瘤侵袭性的潜在影响。结果发现，接受 5-ALA 治疗和激光照射的培养物几乎没有迁移，导致与未经治疗的对照物相比，侵袭性有统计学意义（$P < 0.001$）。还观察到细胞形状和细胞骨架的底层结构的变化，这可能是这些癌细胞生长模式改变的原因之一。由于 GBM 预后差主要归因于该肿瘤类型的侵袭性，其不仅能破坏局部肿瘤细胞，还能抑制侵袭，具有潜在的治疗价值。

5-ALA PDT 在临床研究中的应用在治疗脑肿瘤患者的安全性和有效性方面取得了令人鼓舞的结果。Stummer 等报道了一例成功的 5-ALA 介导的 PDT[18]。该患者接受了 GBM 切除术，并在第二年出现了远处复发。这种复发被认为是不可手术的，随后用放疗和替莫唑胺治疗，但没有达到疗效。患者随后选择了 5-ALA PDT 的超适应证治疗。作者发现术后 24h 磁共振成像（MRI）上不再可见肿块，表明反应迅速且高度敏感。在磁共振成像上观察到暂时性水肿，但没有症状，并且在随后的随访影像学检查中已经恢复到基线。在整个治疗过程中，没有发生并发症，患者的神经系统状况保持完好。随访 56 个月，影像学检查无复发迹象。同一研究组公布了另外 9 名同样因复发性 GBM 而进行 5-ALA PDT 的患者的经验[16]。与先前一样，其中 6 例患者术后图像显示肿瘤完全消失，其余 3 例肿瘤部分缩小。此外，没有继发于 PDT 的不良事件报告。总的来说，中位生存期为 15 个月。尽管接受标准治疗的患者不包括在本研究中进行比较，但作者认为这些结果是有希望的，因为复发性 GBM 的预期寿命通常为 6～8 个月。有必要进行进一步研究来证明 5-ALA PDT 有希望成为治疗 HGG 的辅助甚至替代常规手术和辅助性外照射放疗的方案。

5-ALA 介导的 PDT 作为脑肿瘤手术可视化和术后细胞毒治疗的联合工具的潜力进一步得到加强。Eljamel 等进行了一项前瞻性试验，受试者为新诊断 GBM 患者，先接受 5-ALA FGS，后续进行 PDT，再评估这些患者的预后。本组 27 例患者[49] 行开颅手术，并尝试最大限度切除肿瘤，随后进行一个疗程的放疗。随机选择 13 例患者作为治疗组，术前给予 5-ALA 和 Photofrin，另一种具有已知荧光和光敏特性的药物[61]。用激光照射观察肿瘤，用光谱探针检测残留的荧光组织，促进肿瘤的大体全切除。手术完成后，患者立即接受 PDT，这触发了 5-ALA 和 Photofrin 在切除腔内任何残留肿瘤细胞中的光毒性特性。在接下来的几天里，患者接受了四轮 PDT，并在每次治疗前给予额外剂量的 Photofrin。在随访评估中，治疗组患者表现出良好的预后。实验组平均生存 52.8 周，对照组平均生存 24.6 周。接受 PDT 的患者也有延迟肿瘤进展和更大程度的功能状态改善，这由 Karnofsky 评分来量化。与采用标准切除和放射治疗的患者组相比，这些积极效果具有统计学意义。两组的平均住院时间为 7 天。在所有入组患者中，观察到的唯一并发症是 3 例深静脉血栓形成。其中两个事件发生在治疗组，但被认为与光动力药物无关。然而，治疗组的患者经历了长期的皮肤过敏，即已知的 Photofrin 和 5-ALA 的不良反应[62]。皮肤过敏是 5-ALA 的众所周知的不良反应，如果患者在给药后 24～48h 内暴露在强光下，则可能发生这种副作用[16, 54]。根据这些初步数据，似乎使用光动力制剂可以对治疗结果产生有益的影响，而不会带来实质性的风险。进一步的研究有必要量化 5-ALA PDT 对 GBM 患者的影响。

五、结论

5-ALA 作为除 HGG 以外的中枢神经系统肿瘤手术切除的辅助剂，在美国已经得到批准。越来越多的证据表明，5-ALA 可用于成人良性和非胶质肿瘤患者。同样，初步证据表明，它可能有利于用于儿童脑肿瘤切除，切除范围对患者的长期生存率十分重要。最后，5-ALA 似乎在 PDT 治疗 HGG 中有很好的作用，有必要通过进一步临床试验来探索这些新的应用技术。

参考文献

[1] Coburger J, Engelke J, Scheuerle A, et al. Tumor detection with 5-aminolevulinic acid fluorescence and Gd-DTPA-enhanced intraoperative MRI at the border of contrast-enhancing lesions: a prospective study based on histopathological assessment. Neurosurg Focus. 2014; 36(2):E3

[2] Hadjipanayis CG, Widhalm G, Stummer W. What is the surgical benefit of utilizing 5-aminolevulinic acid for fluorescence-guided surgery of malignant gliomas? Neurosurgery. 2015; 77(5):663–673

[3] Panciani PP, Fontanella M, Schatlo B, et al. Fluorescence and image guided resection in high grade glioma. Clin Neurol Neurosurg. 2012; 114(1):37–41

[4] Stummer W, Novotny A, Stepp H, Goetz C, Bise K, Reulen HJ. Fluorescenceguided resection of glioblastoma multiforme by using 5-aminolevulinic acidinduced porphyrins: a prospective study in 52 consecutive patients. J Neurosurg. 2000; 93(6):1003–1013

[5] Tonn J-C, Stummer W. Fluorescence-guided resection of malignant gliomas using 5-aminolevulinic acid: practical use, risks, and pitfalls. Clin Neurosurg. 2008; 55:20–26

[6] Yamada S, Muragaki Y, Maruyama T, Komori T, Okada Y. Role of neurochemical navigation with 5-aminolevulinic acid during intraoperative MRI-guided resection of intracranial malignant gliomas. Clin Neurol Neurosurg. 2015; 130:134–139

[7] Stummer W, Pichlmeier U, Meinel T, Wiestler OD, Zanella F, Reulen HJ, ALAGlioma Study Group. Fluorescence-guided surgery with 5-aminolevulinic acid for resection of malignant glioma: a randomised controlled multicentre phase III trial. Lancet Oncol. 2006; 7(5):392–401

[8] Barbagallo GMV, Certo F, Heiss K, Albanese V. 5-ALA fluorescence-assisted surgery in pediatric brain tumors: report of three cases and review of the literature. Br J Neurosurg. 2014; 28(6):750–754

[9] Preuß M, Renner C, Krupp W, et al. The use of 5-aminolevulinic acid fluorescence guidance in resection of pediatric brain tumors. Childs Nerv Syst. 2013; 29(8):1263–1267

[10] Ruge JR, Liu J. Use of 5-aminolevulinic acid for visualization and resection of a benign pediatric brain tumor. J Neurosurg Pediatr. 2009; 4(5):484–486

[11] Stummer W, Rodrigues F, Schucht P, et al. European ALA Pediatric Brain Tumor Study Group. Predicting the "usefulness" of 5-ALA-derived tumor fluorescence for fluorescence-guided resections in pediatric brain tumors: a European survey. Acta Neurochir (Wien). 2014; 156(12):2315–2324

[12] Bernal García LM, Cabezudo Artero JM, Marcelo Zamorano MB, Gilete Tejero I. Fluorescence-guided resection with 5-aminolevulinic acid of subependymomas of the fourth ventricle: report of 2 cases: technical case report. Neurosurgery. 2015; 11 suppl 2:E364–E371, discussion E371

[13] Eljamel MS, Leese G, Moseley H. Intraoperative optical identification of pituitary adenomas. J Neurooncol. 2009; 92(3):417–421

[14] Evers G, Kamp M, Warneke N, et al. 5-aminolaevulinic acid-induced fluorescence in primary central nervous system lymphoma. World Neurosurg. 2017; 98:375–380

[15] Takeda J, Nonaka M, Li Y, et al. 5-ALA fluorescence-guided endoscopic surgery for mixed germ cell tumors. J Neurooncol. 2017; 134(1):119–124

[16] Beck TJ, Kreth FW, Beyer W, et al. Interstitial photodynamic therapy of nonresectable malignant glioma recurrences using 5-aminolevulinic acid induced protoporphyrin IX. Lasers Surg Med. 2007; 39(5):386–393

[17] Etminan N, Peters C, Ficnar J, et al. Modulation of migratory activity and invasiveness of human glioma spheroids following 5-aminolevulinic acidbased photodynamic treatment. Laboratory investigation. J Neurosurg. 2011; 115(2):281–288

[18] Stummer W, Beck T, Beyer W, et al. Long-sustaining response in a patient with non-resectable, distant recurrence of glioblastoma multiforme treated by interstitial photodynamic therapy using 5-ALA: case report. J Neurooncol. 2008; 87(1):103–109

[19] Castano AP, Mroz P, Hamblin MR. Photodynamic therapy and anti-tumour immunity. Nat Rev Cancer. 2006; 6(7):535–545

[20] Ferraro N, Barbarite E, Albert TR, et al. The role of 5-aminolevulinic acid in brain tumor surgery: a systematic review. Neurosurg Rev. 2016; 39(4):545–555

[21] Onuki J, Chen Y, Teixeira PC, et al. Mitochondrial and nuclear DNA damage induced by 5-aminolevulinic acid. Arch Biochem Biophys. 2004; 432(2):178–187

[22] Brown TJ, Brennan MC, Li M, et al. Association of the extent of resection with survival in glioblastoma: a systematic review and meta-analysis. JAMA Oncol. 2016; 2(11):1460–1469

[23] Kramm CM, Wagner S, Van Gool S, et al. Improved survival after gross total resection of malignant gliomas in pediatric patients from the HIT-GBM studies. Anticancer Res. 2006; 26 5B:3773–3779

[24] McCrea HJ, Bander ED, Venn RA, et al. Sex, age, anatomic location, and extent of resection influence outcomes in children with high-grade glioma. Neurosurgery. 2015; 77(3):443–452, discussion 452–453

[25] Rutkowski S, von Hoff K, Emser A, et al. Survival and prognostic factors of early childhood medulloblastoma: an international meta-analysis. J Clin Oncol. 2010; 28(33):4961–4968

[26] Bernal García LM, Cabezudo Artero JM, Royano Sánchez M, Marcelo Zamorano MB, López Macías M. Fluorescence-guided resection with 5-aminolevulinic acid of meningeal sarcoma in a child. Childs Nerv Syst. 2015; 31(7):1177–1180

[27] Eicker S, Sarikaya-Seiwert S, Borkhardt A, et al. ALA-induced porphyrin accumulation in medulloblastoma and its use for fluorescence-guided surgery. Cent Eur Neurosurg. 2011; 72(2):101–103

[28] Beez T, Sarikaya-Seiwert S, Steiger H-J, Hänggi D. Fluorescence-guided surgery with 5-aminolevulinic acid for resection of brain tumors in children: a technical report. Acta Neurochir (Wien). 2014; 156(3):597–604

[29] Schwake M, Günes D, Köchling M, et al. Kinetics of porphyrin fluorescence accumulation in pediatric brain tumor cells incubated in 5-aminolevulinic acid. Acta Neurochir (Wien). 2014; 156(6):1077–1084

[30] Teixidor P, Arráez MÁ, Villalba G, et al. Safety and efficacy of 5-aminolevulinic acid for high grade glioma in usual clinical practice: a prospective cohort study. PLoS One. 2016; 11(2):e0149244

[31] Offersen CM, Skjoeth-Rasmussen J. Evaluation of the risk of liver damage from the use of 5-aminolevulinic acid for intra-operative identification and resection in patients with malignant gliomas. Acta Neurochir (Wien). 2017; 159(1):145–150

[32] Grossman R, Nossek E, Shimony N, Raz M, Ram Z. Intraoperative 5-aminolevulinic acid-induced fluorescence in primary central nervous system lymphoma. J Neurosurg. 2014; 120(1):67–69

[33] Yamamoto J, Kitagawa T, Akiba D, Nishizawa S. 5-aminolevulinic acid-induced fluorescence in cerebellar primary central nervous system lymphoma: a case report and literature review. Turk Neurosurg. 2015; 25(5):796–800

[34] Villano JL, Koshy M, Shaikh H, Dolecek TA, McCarthy BJ. Age, gender, and racial differences in incidence and survival in primary CNS lymphoma. Br J Cancer. 2011; 105(9):1414–1418

[35] Yun J, Iwamoto FM, Sonabend AM. Primary central nervous system lymphoma: a critical review of the role of surgery for resection. Arch Cancer Res. 2016; 4(2):71

[36] Yamamoto T, Ishikawa E, Miki S, et al. Photodynamic diagnosis using 5-aminolevulinic acid in 41 biopsies for primary central nervous system lymphoma. Photochem Photobiol. 2015; 91(6):1452–1457

[37] Marbacher S, Klinger E, Schwyzer L, et al. Use of fluorescence to guide resection or biopsy of primary brain tumors and brain metastases. Neurosurg Focus. 2014; 36(2):E10

[38] Batchelor T, Loeffler JS. Primary CNS lymphoma. J Clin Oncol. 2006; 24(8): 1281–1288

[39] Bataille B, Delwail V, Menet E, et al. Primary intracerebral malignant lymphoma: report of 248 cases. J Neurosurg. 2000; 92(2):261–266

[40] Henry JM, Heffner RR, Jr, Dillard SH, Earle KM, Davis RL. Primary malignant lymphomas of the central nervous system. Cancer. 1974; 34(4):1293–1302

[41] Hoang-Xuan K, Bessell E, Bromberg J, et al. European Association for Neuro-Oncology Task Force on Primary CNS Lymphoma. Diagnosis and treatment of primary CNS lymphoma in immunocompetent patients: guidelines from the European Association for Neuro-Oncology. Lancet Oncol. 2015; 16(7): e322–e332

[42] Utsuki S, Oka H, Kijima C, Miyajima Y, Hagiwara H, Fujii K. Utility of intraoperative fluorescent diagnosis of residual hemangioblastoma using

5- aminolevulinic acid. Neurol India. 2011; 59(4):612–615

[43] Utsuki S, Oka H, Sato K, Shimizu S, Suzuki S, Fujii K. Fluorescence diagnosis of tumor cells in hemangioblastoma cysts with 5-aminolevulinic acid. J Neurosurg. 2010; 112(1):130–132

[44] Conway JE, Chou D, Clatterbuck RE, Brem H, Long DM, Rigamonti D. Hemangioblastomas of the central nervous system in von Hippel-Lindau syndrome and sporadic disease. Neurosurgery. 2001; 48(1):55–62, discussion 62–63

[45] Kim A, Khurana M, Moriyama Y, Wilson BC. Quantification of in vivo fluorescence decoupled from the effects of tissue optical properties using fiber-optic spectroscopy measurements. J Biomed Opt. 2010; 15(6):067006

[46] Stummer W, Tonn J-C, Goetz C, et al. 5-Aminolevulinic acid-derived tumor fluorescence: the diagnostic accuracy of visible fluorescence qualities as corroborated by spectrometry and histology and postoperative imaging. Neurosurgery. 2014; 74(3):310–319, discussion 319–320

[47] Valdés PA, Leblond F, Kim A, et al. Quantitative fluorescence in intracranial tumor: implications for ALA-induced PpIX as an intraoperative biomarker. J Neurosurg. 2011; 115(1):11–17

[48] Valdés PA, Jacobs V, Harris BT, et al. Quantitative fluorescence using 5-aminolevulinic acid-induced protoporphyrin IX biomarker as a surgical adjunct in low-grade glioma surgery. J Neurosurg. 2015; 123(3):771–780

[49] Eljamel MS, Goodman C, Moseley H. ALA and Photofrin fluorescence-guided resection and repetitive PDT in glioblastoma multiforme: a single centre phase III randomised controlled trial. Lasers Med Sci. 2008; 23(4):361–367

[50] Friesen SA, Hjortland GO, Madsen SJ, et al. 5-aminolevulinic acid-based photodynamic detection and therapy of brain tumors (review). Int J Oncol. 2002; 21(3):577–582

[51] Quirk BJ, Brandal G, Donlon S, et al. Photodynamic therapy (PDT) for malignant brain tumors–where do we stand? Photodiagn Photodyn Ther. 2015; 12(3):530–544

[52] Ewelt C, Nemes A, Senner V, et al. Fluorescence in neurosurgery: its diagnostic and therapeutic use. Review of the literature. J Photochem Photobiol B. 2015; 148:302–309

[53] Yang X, Palasuberniam P, Kraus D, Chen B. Aminolevulinic acid-based tumor detection and therapy: molecular mechanisms and strategies for enhancement. Int J Mol Sci. 2015; 16(10):25865–25880

[54] Wachowska M, Muchowicz A, Firczuk M, et al. Aminolevulinic acid (ALA) as a prodrug in photodynamic therapy of cancer. Molecules. 2011; 16:4140–4164

[55] Dolmans DEJGJ, Fukumura D, Jain RK. Photodynamic therapy for cancer. Nat Rev Cancer. 2003; 3(5):380–387

[56] Dougherty TJ, Gomer CJ, Henderson BW, et al. Photodynamic therapy. J Natl Cancer Inst. 1998; 90(12):889–905

[57] Jeffes EWB. Levulan: the first approved topical photosensitizer for the treatment of actinic keratosis. J Dermatolog Treat. 2002; 13 suppl 1:S19–S23

[58] Nemes A, Fortmann T, Poeschke S, et al. 5-ALA Fluorescence in native pituitary adenoma cell lines: resection control and basis for photodynamic therapy (PDT)? PLoS One. 2016; 11(9):e0161364

[59] Neumann LM, Beseoglu K, Slotty PJ, et al. Efficacy of 5-aminolevulinic acid based photodynamic therapy in pituitary adenomas-experimental study on rat and human cell cultures. Photodiagn Photodyn Ther. 2016; 14:77–83

[60] Olzowy B, Hundt CS, Stocker S, Bise K, Reulen HJ, Stummer W. Photoirradiation therapy of experimental malignant glioma with 5-aminolevulinic acid. J Neurosurg. 2002; 97(4):970–976

[61] Yang VXD, Muller PJ, Herman P, Wilson BC. A multispectral fluorescence imaging system: design and initial clinical tests in intra-operative Photofrinphotodynamic therapy of brain tumors. Lasers Surg Med. 2003; 32(3): 224–232

[62] Agostinis P, Berg K, Cengel KA, et al. Photodynamic therapy of cancer: an update. CA Cancer J Clin. 2011; 61(4):250–281

第 10 章　荧光素引导下切除神经肿瘤
Fluorescein–Guided Tumor Resection in Neurosurgical Oncology

Joseph F. Georges　Peter Nakaji　著

谭　军　译

刘　庆　校

摘要： 本章回顾了荧光素引导下切除颅内肿瘤，如胶质瘤、脑膜瘤和转移瘤。同时也讨论了荧光素在处理颅内脓肿和无须手术处理病变中的作用，比如中枢神经系统淋巴瘤。荧光素是第一个获得广泛临床应用的荧光造影剂，其在神经外科手术中的应用随着荧光显影技术的提高而逐步完善。在 21 世纪 10 年代早期，第一台具有荧光素特异性激发和发射滤光器的商用手术荧光显微镜上市。专用荧光手术显微镜的推出使神经外科医生重新对优化荧光素引导肿瘤手术方案产生了兴趣。最近，神经外科领域已经开始使用低剂量的荧光素用于肿瘤的切除。低剂量方案的研究数据表明，荧光素可准确定位于颅内病变，其通过血脑屏障的模式与磁共振成像（MRI）中对比剂钆类似。目前的文献表明在肿瘤切除中应用荧光素能增加肿瘤的全切率（GTR），甚至在一组荧光素引导胶质母细胞瘤切除病例中肿瘤全切除率达到了 100%。到目前为止，低剂量荧光素方案用于脑肿瘤显影未见严重不良报道。本章重点介绍了商用荧光手术显微镜推出后采用的标准化给药方案的相关研究，并回顾分析了荧光手术显微镜推出之前的相关文献。自从 19 世纪 40 年代报道了第一例应用荧光素显示颅内肿瘤以来，荧光素给药与可视化技术不断在进步，荧光素引导手术切除病灶的优点也不断被发现。

关键词： 切除程度；荧光素；荧光成像；荧光显微镜；胶质母细胞瘤；颅内肿瘤；术中显影；脑膜瘤；转移瘤；神经系统肿瘤；肿瘤切除

一、发展史

荧光素发现于 1871 年，是第一个临床荧光基团，广泛用于化学、生物科学及临床医学[1]。临床上，除神经外科外，荧光素常被急诊科用于角膜擦伤的评估。该技术利用荧光素在适当波长的光激发下能产生较强的可见荧光。自 20 世纪 60 年代以来，神经外科用荧光素来检测脑脊液漏，也常被用来检测经蝶手术的硬脑膜损伤[2-4]。在 2006 年的一项标志性临床试验中，Stummer 等[5] 表明荧光引导下肿瘤切除能提高脑肿瘤的切除程度（EOR）。由于 EOR 与患者的存活率呈正相关，神经外科医生一直致力于发现其他的荧光对比增强剂以更好地在手术过程中显示肿瘤及其边界[6-9]。在本章，我们集中讨论荧光素在神经系统肿瘤中的应用。

1947 年，Moore 等[10] 第一次报道了用荧光素定位脑肿瘤。在荧光手术显微镜推出之前，最初的研究使用紫外线激发荧光团，然后在没有二色滤片的光路中观察荧光。这种办法突出了荧光素被激发后的高量子产率和较低的光褪色。这些研究表明，荧光素主要定位于肿瘤区域，很少渗透至正常脑组织[10, 11]。

在生物科学领域，随着 20 世纪 80 年代第一台商用共聚焦显微镜的出现，荧光成像技术开始对数据采集产生革命性的影响[12]。成像技术的进步和新型荧光基团的发展开创了活细胞成像的新时代，使科学家能实时、可视化地观测细胞生理过程，临床荧光成像技术的发展也随之跟进。

1998 年具备明亮视野和荧光成像的手术显微镜问世[13]。同样在 1998 年首次报道了利用专用荧光显微镜在荧光素引导下切除脑肿瘤。Kuroiwa 等[13] 用 Zeiss OPMI MD 和 OPMI CS-NC 手术显微镜（Carl Zeiss Meditec AG, Oberkochen, Germany），通过合适的激发与发射滤片以观察高级别胶质瘤（HGG）患者术中肿瘤情况。他们的报道称荧光素很好地聚集到受累的血脑屏障，且与磁共振增强剂钆分布的区域高度相关。

2003 年，Shinoda 等[11] 对比了荧光素引导下切除胶质母细胞瘤的 GTR 和非荧光素引导下切除胶质母细胞瘤的 GTR。在他们的研究中，打开硬膜后注射较高剂量的荧光素，然后在白光下观察肿瘤。据他们报道，在注射了荧光素的患者中，荧光素 100% 定位于 GBM，其 GTR 达到 84.4%（27/32），显著高于未经荧光素引导的胶质母细胞瘤切除组的 30.1%（22/73）。

在 2012 年以前，尚无研究评估荧光素引导下肿瘤切除的长期临床效益。2012 年的发表的一项研究，评估了荧光素引导下肿瘤切除后患者的无进展生存期（Progression-free survival，PFS）[14]。在这项研究中，他们对比了 10 位采用经荧光素引导下切除病变和 12 位没有采用经荧光素引导切除病变患者的结局，结果表明荧光组的中位

PFS 升高（ > 7.2 个月 vs. > 5.4 个月）。

2013 年，Zeiss Pentero YE560 成为第一台具有专门的荧光成像滤光片的商用手术显微镜。该显微镜提供了蓝光激发和 540～690nm 波长的可见荧光素发射滤光片（图 10-1）。从 2013 年开始，不少同行评议报告详细介绍了该显微镜对术中脑肿瘤成像的效果[15, 16]。2015 年，Diaz 等[17] 报道说 YE560 引导下高级别胶质瘤的 GTR 能达到 100%。自从在外科显微镜中引入专用的荧光成像套件后，大多数研究评估其有用性的同时囊括了相似的荧光素剂量和成像方案。本章中的数据来自那些实施荧光素引导下外科手术的研究，而且该手术遵循了商用荧光手术显微镜（如 YE560）常用的临床规则（表 10-1）[15-22]。

二、高级别胶质瘤

许多荧光素引导脑肿瘤切除的研究都集中在

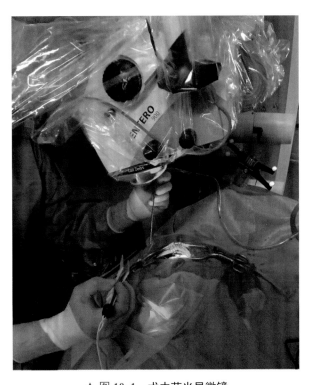

▲ 图 10-1　术中荧光显微镜

术中照片显示来自 Zeiss YE560 的蓝光照射在脑肿瘤上（经 Barrow Neurological Institute, Phoenix, Arizona 许可转载）

表 10-1 使用商用荧光手术显微镜 (YE560) 切除肿瘤的分类

研究者	病例数	病变	剂量 (mg/kg)	给药时机	边界是否可视	EOR	GTR	结论
Acerbi 等[15]	12	GBM	5~10	麻醉诱导后	不确定	97.6%	75%	增加 GTR
Diaz 等[17]	12	GBM	3	麻醉诱导时	是	100%	100%	增加 GTR
Acerbi 等[18]	20	HGG	5~10	麻醉诱导后	量化数据;敏感度:94%;特异性:89.5%	92.6%	80%	FNA 是安全的能增加 GTR
Hamamcioglu 等[19]	30	GBM, 脑转移瘤和淋巴瘤	2~4	麻醉诱导后	标出率 97%	NA	总体:79% 胶质瘤:72.2% 转移瘤:100% CNS 淋巴瘤:50%	增加 GTR
Schebesch 等[16]	31	胶质瘤和转移瘤	3~4	在骨板切除后硬膜打开后立即注射	胶质瘤:肿瘤的边界可视率达到 80.8%; 转移瘤:肿瘤的边界达到 100%	NA	80%	FNA 有助于肿瘤切除;肿瘤边缘的显示取决于组织学和肿瘤预处理
Höhne 等[20]	95	转移瘤	2~5	麻醉诱导后	NA	无定量统计	83%	Enhances EOR
Höhne 等[21]	1	脑脓肿	5	麻醉诱导时:手术前 30~45min	标出脓肿囊壁	NA	NA	标出脓肿
Höhne 等[22]	7	脑脓肿	5	麻醉诱导时:手术前 30~45min	标出脓肿囊壁	NA	NA	标出脓肿

CNS. 中枢神经系统; EOR. 切除程度; FNA. 细针抽吸; GBM. 胶质母细胞瘤; GTR. 全切除; HGG. 高级别胶质瘤; NA. 无法获知

高级别胶质瘤上，这进一步强调了减少肿瘤细胞残留能提高新诊断和复发高级别胶质瘤患者的生存期[23, 24]。自从有报道称使用 5- 氨基乙酰丙酸（5-ALA）荧光引导可增加胶质瘤的 EOR 后，神经外科医生一直在寻求美国 FDA 批准临床使用具有类似作用的对比剂。荧光素已经在临床使用数十年、价格便宜以及能产生明亮的荧光等特点使它成为比较理想的选择[25]。到目前为止，使用荧光素作为高级别胶质瘤手术的对比剂已经在至少 11 篇研究中有报道[26]。这些研究探讨了荧光素的特异性、剂量、使用时间和潜在的不良反应。

自从引入商用荧光手术显微镜以来，4 项研究评估了荧光素引导胶质瘤切除术的敏感性及特异性[15-17, 19]。这些研究显示荧光素引导胶质瘤切除术的敏感性和特异性达到 90% 或者更高。对于神经外科医生而言，意味着荧光与高级别胶质瘤高度相关，而且与增强磁共振成像高度吻合。在当代（自 2013 年起），使用荧光素引导技术的胶质瘤患者的 GTR 能达到 80%[1]。

三、转移瘤

颅内转移瘤的 GTR 是预测患者生存期、PFS 和神经外科手术后状态的独立指标[27-29]。因此，术中能提高患者 EOR 的技术，比如荧光引导手术，可能会延长患者生存期和改善患者的最终结局。几个系列病例研究已经评估了荧光素引导切除颅内转移瘤的有效性[1, 20, 29]。最初的研究没有使用标准的荧光素剂量或者标准成像软件。由于缺乏标准化，因此无法对这些数据进行准确比较。在本章节，我们主要关注 2013 年 YE560 推出后和荧光素的标准剂量引入后发表的研究。这些研究表明荧光素引导显微手术比传统白光显微手术能更好提高肿瘤的 EOR 和 GTR[19, 20]。目前的数据表明荧光素优先定位于脑内的转移组织而不是正常脑组织[30]。此外，尽管没有直接对比荧

光素与 5-ALA 的效果，但是荧光素似乎比 5-ALA 更能提高颅内转移瘤的 EOR[20, 31]。

切除的有效性和范围

研究人员主观性地评估了荧光素引导下切除颅内转移瘤的有效性，有些作者通过比较术中和术后的磁共振图像来量化 EOR。在 95%～97% 的病例中，术中使用荧光素造影剂有助于鉴别肿瘤和肿瘤边缘[19, 20]。此外，荧光素引导切除颅内转移瘤的 GTR 能达到 83%～100%。相比之下，传统的白光显微手术的 GTR 仅仅能达到 54%～76%[32, 33]。有些作者注意到荧光素产生的荧光似乎略微超过肿瘤的边界，导致过度切除的风险，尽管这种可能性还没有得到严格的验证。当在转移病灶周边进行手术时，外科医生应该考虑到荧光可能超过边界的可能，在大脑重要功能区域操作需要非常谨慎，反复确认。

四、颅内病变：脑膜瘤、脓肿和淋巴瘤

荧光素引导下切除脑膜瘤及其他颅内病变的优势已经逐渐在神经外科文献中报道。目前，还没有大宗病例使用标准方案或者专用荧光显微镜进行荧光引导切除这些病变的报道。本章中，我们回顾了自 2010 年以来针对脑膜瘤、脑脓肿和淋巴瘤的系列病例或者病例个案的报道。

（一）脑膜瘤

荧光素引导脑膜瘤切除术主要针对凸面和颅底脑膜瘤。Da Silva 等[34]报道了用荧光引导技术切除 5 例凸面脑膜瘤的病例。荧光素有助于术中观察瘤体及其脑膜尾征，并将其与周边正常组织区分。虽然硬脑膜会被荧光素增强，但是也能将脑膜瘤的尾征与肿瘤周边的正常硬脑膜区分开来。在此系列病例中，肿瘤暴露后再注射荧光素。注射 1g（70kg 患者约 14mg/kg）荧光素后，

显影前使其循环约 10min。成像时用白炽灯显影，电荷耦合器件摄像机进行成像。在这 5 例患者中，4 例患者取得了 Simpson Ⅰ 级或者更好的切除程度，其中一例累及矢状窦的患者取得 Simpson Ⅱ 级切除。

保留神经和血管是颅底手术的基础。因此在切除颅底肿瘤时，如脑膜瘤，荧光引导技术被作为区分肿瘤组织与正常脑组织的工具。2010 年，Da Silva 等 [35] 第一次报道了使用荧光素引导切除颅底脑膜瘤，目前这一方面的外科文献还是以病例汇报或者回顾性的系列病例为主。在这些报道中，他们并没有使用特殊显微镜，如 YE560。而是在打开硬脑膜后注射 1g 荧光素，然后再用明场照明进行引导手术。这些报道显示，荧光素在肿瘤区域定位良好，而脑神经相对缺乏荧光。因此，在切除颅底肿瘤的过程中，荧光对比剂对区分肿瘤与颅底边界还是有一定的应用价值。当然，荧光素引导切除脑膜瘤的技术还需要更多的研究 [36]。

（二）脑脓肿

2016 年，Höhne 等 [21] 报道了 1 例荧光素用于鉴别脑脓肿的病例，说明这项技术可能有助于脑脓肿的切除。在随后的几年，Höhne 等 [22] 报道了 7 例经荧光素引导颅内脓肿清除的病例。截止到 2017 年中，本报道是病例数最大的利用荧光素引导清除颅内脓肿的研究。该研究中，患者在术前 30～45min 注射 5mg/kg 的荧光素，然后用 YE560 显微镜进行术中成像。5 例患者同时进行了神经导航辅助切除，2 例没有进行神经导航。在所有接受手术的 7 例患者中，荧光素使脓肿囊腔与周边组织形成鲜明对比，并在术中予以彻底清除。注射荧光素后也未见严重不良反应。

（三）淋巴瘤

原发性中枢神经系统淋巴瘤的经典治疗方案为放化疗。因此，荧光素引导切除颅内淋巴瘤的报道很少 [19, 37]。在两个系列病例报道中，一个包含 7 个病例，另外一个包含 2 个病例，作者描述了荧光素引导切除原发性中枢神经系统淋巴瘤。所有病例在术前都被诊断为高级别胶质瘤。对患者完成麻醉诱导后立即注射 2～10mg/kg 的荧光素，术中用 YE560 进行成像。荧光素能显著的区分淋巴瘤与正常脑组织。5 例患者得到全切，2 例患者因术中诊断为淋巴瘤或肿瘤累及重要功能区而取得次全切 [15, 19, 37]。

五、剂量与给药途径

不同浓度的荧光素已被研究用于高级别胶质瘤的切除。荧光素使用的剂量从 2～10mg/kg 不等 [15-19]。尽管不同报道中荧光素的浓度不一样，但是研究者们报道的敏感度、灵敏度和 EOR 却比较相似。传统观点认为能达到预期效果的最低剂量比较合适。

在目前的胶质瘤和转移瘤的荧光引导显微手术时代，荧光素的使用剂量为 3～5mg/kg。一般手术前 2～3h 通过静脉注射荧光素，以区分肿瘤与正常脑组织（图 10-2）。该方案荧光素增强对比的定位效应与钆对比剂类似 [19, 22]。到目前为止，该方案没有严重不良反应的报道。

更低剂量的荧光素是否也能很好地区分肿瘤与正常脑组织需要进一步的研究来确定。给药时机可能是影响荧光素特异性的重要因素。由于荧光素能渗透到血脑屏障受损的区域，手术过程中荧光素能持续渗透到非肿瘤区域，进而标记正常脑组织 [38]。需要更多的研究来确定荧光素的敏感性和特异性是否在手术过程中发生改变。

六、不良反应

荧光素主要经肾脏排泄，给药后会造成短暂皮肤和尿液颜色的改变。少数患者在静脉注射荧光素时会出现低血压。出现低血压患者的给药剂

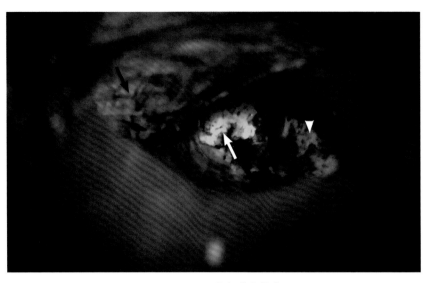

▲ 图 10-2　术中肿瘤荧光

黄光模式下术中照片显示集中的明亮荧光（白箭），明显与周边正常脑组织不同（白箭头）。在最显著的位置可见硬脑膜的荧光（黑箭）（经 Barrow Neurological Institute, Phoenix, Arizona 许可转载）

量达到 20mg/kg 或者更高，低血压症状在重症监护室得到恢复[15,39]。到目前为止，神经外科领域还未见因使用 3～5mg/kg 荧光素观察术中肿瘤而致过敏性休克或死亡的报道。在其他专科，文献中未常规报道或证实荧光素能导致肾毒性或对其他器官系统造成损伤[40]。

七、荧光手术显微镜与临床批准

（一）荧光手术显微镜

荧光素是一种强荧光对比剂。在常规手术显微镜的白光下可见其特有的黄绿色荧光。然而，白光照射下研究其临床应用需要更高浓度的荧光团。荧光素的最佳激发波长为 494nm，发射波长为 514nm。YE560 显微镜能持续观测荧光基团的特点促进了荧光素在神经外科手术中的应用。其他荧光成像技术的引入和对 YE560 的改进将为荧光素和其他术中荧光剂带来更多的新应用。

（二）临床批准

在美国，荧光素被用于神经外科手术中实际上是超适应证使用。该制剂在所在机构审查委员会的批准下可以用于术中引导，在有些机构可以在患者同意情况下超适应证使用。提交给机构审查委员会的方案至少应该包括：安全跟踪目标（如注意不良反应），并在最佳情况下记录正在使用的制剂的功效，以有助于更好地了解其最佳用途。

八、展望

近来，荧光成像已经彻底改变了生物科学。在临床神经外科领域，我们正处于使用这些新兴技术的早期。在其作用机制上，荧光素与钆对比剂类似，能无选择性的定位于血脑屏障破坏区域。在生物科学中，荧光素被螯合在不同的分子探针上，用于细胞类型和分子过程的特定显示。神经外科医生正在接受这些概念，早期的研究表明，将这种荧光团或类似的荧光团螯合到分子探针上进行肿瘤特异性标记具有临床应用价值[41,42]。随着神经外科对这种有机化合物的研究不断深入，荧光素最终可能被用于特定肿瘤的术中鉴别和观察已损坏血脑屏障外的浸润性肿瘤。

九、结论

术中荧光素成像是一项神经外科领域用于观察脑肿瘤及其边界的技术。多项研究探讨了荧光引导下切除胶质瘤及转移瘤的有效性，并表明术中使用荧光素对比剂可增加肿瘤的 GTR、EOR 和 PFS。有些正在进行的研究评估了荧光素在切除其他性质病变（如脑膜瘤、颅底肿瘤和脑脓肿）中的作用。随着新成像技术和荧光标记分子探针的发展，我们将继续见证荧光素在神经外科中的进一步应用。

参考文献

[1] Schebesch KM, Brawanski A, Hohenberger C, Hohne J. Fluorescein sodiumguided surgery of malignant brain tumors: history, current concepts, and future project. Turk Neurosurg. 2016; 26(2):185–194

[2] Jakimovski D, Bonci G, Attia M, et al. Incidence and significance of intraoperative cerebrospinal fluid leak in endoscopic pituitary surgery using intrathecal fluorescein.World Neurosurg. 2014; 82(3–4):e513–e523

[3] Kirchner FR, Proud GO. Method for the identification and localization of cerebrospinal fluid, rhinorrhea and otorrhea. Laryngoscope. 1960; 70:921–931

[4] Moseley JI, Carton CA, Stern WE. Spectrum of complications in the use of intrathecal fluorescein. J Neurosurg. 1978; 48(5):765–767

[5] Stummer W, Pichlmeier U, Meinel T, Wiestler OD, Zanella F, Reulen HJ, ALAGlioma Study Group. Fluorescence-guided surgery with 5-aminolevulinic acid for resection of malignant glioma: a randomised controlled multicentre phase III trial. Lancet Oncol. 2006; 7(5):392–401

[6] Butte PV, Mamelak A, Parrish-Novak J, et al. Near-infrared imaging of brain tumors using the tumor paint BLZ-100 to achieve near-complete resection of brain tumors. Neurosurg Focus. 2014; 36(2):E1

[7] Georges JF, Martirosyan NL, Eschbacher J, et al. Sulforhodamine 101 selectively labels human astrocytoma cells in an animal model of glioblastoma. J Clin Neurosci. 2014; 21(5):846–851

[8] Kim EH, Cho JM, Chang JH, Kim SH, Lee KS. Application of intraoperative indocyanine green videoangiography to brain tumor surgery. Acta Neurochir (Wien). 2011; 153(7):1487–1495, discussion 1494–1495

[9] Li Y, Rey-Dios R, Roberts DW, Valdés PA, Cohen-Gadol AA. Intraoperative fluorescence-guided resection of high-grade gliomas: a comparison of the present techniques and evolution of future strategies. World Neurosurg. 2014; 82(1–2):175–185

[10] Moore GE. Fluorescein as an agent in the differentiation of normal and malignant tissues. Science. 1947; 106(2745):130–131

[11] Shinoda J, Yano H, Yoshimura S, et al. Fluorescence-guided resection of glioblastoma multiforme by using high-dose fluorescein sodium: technical note. J Neurosurg. 2003; 99(3):597–603

[12] Cox IJ, Sheppard CJ. Scanning optical microscope incorporating a digital framestore and microcomputer. Appl Opt. 1983; 22(10):1474–1478

[13] Kuroiwa T, Kajimoto Y, Ohta T. Development of a fluorescein operative microscope for use during malignant glioma surgery: a technical note and preliminary report. Surg Neurol. 1998; 50(1):41–48, discussion 48–49

[14] Chen B, Wang H, Ge P, et al. Gross total resection of glioma with the intraoperative fluorescence-guidance of fluorescein sodium. Int J Med Sci. 2012; 9(8):708–714

[15] Acerbi F, Broggi M, Eoli M, et al. Fluorescein-guided surgery for grade IV gliomas with a dedicated filter on the surgical microscope: preliminary results in 12 cases. Acta Neurochir (Wien). 2013; 155(7):1277–1286

[16] Schebesch KM, Proescholdt M, Höhne J, et al. Sodium fluorescein-guided resection under the YELLOW 560nm surgical microscope filter in malignant brain tumor surgery–a feasibility study. Acta Neurochir (Wien). 2013; 155 (4):693–699

[17] Diaz RJ, Dios RR, Hattab EM, et al. Study of the biodistribution of fluorescein in glioma-infiltrated mouse brain and histopathological correlation of intraoperative findings in high-grade gliomas resected under fluorescein fluorescence guidance. J Neurosurg. 2015; 122(6):1360–1369

[18] Acerbi F, Broggi M, Eoli M, et al. Is fluorescein-guided technique able to help in resection of high-grade gliomas? Neurosurg Focus. 2014; 36(2):E5

[19] Hamamcıoğlu MK, Akçakaya MO, Göker B, Kasımcan MO, Kırış T. The use of the YELLOW 560nm surgical microscope filter for sodium fluorescein-guided resection of brain tumors: our preliminary results in a series of 28 patients. Clin Neurol Neurosurg. 2016; 143:39–45

[20] Höhne J, Hohenberger C, Proescholdt M, et al. Fluorescein sodium-guided resection of cerebral metastases—an update. Acta Neurochir (Wien). 2017; 159(2):363–367

[21] Höhne J, Brawanski A, Schebesch KM. Fluorescein sodium-guided surgery of a brain abscess: a case report. Surg Neurol Int. 2016; 7 suppl 39:S955–S957

[22] Höhne J, Brawanski A, Schebesch KM. Fluorescence-guided surgery of brain abscesses. Clin Neurol Neurosurg. 2017; 155:36–39

[23] Oppenlander ME, Wolf AB, Snyder LA, et al. An extent of resection threshold for recurrent glioblastoma and its risk for neurological morbidity. J Neurosurg. 2014; 120(4):846–853

[24] Sanai N, Polley MY, McDermott MW, Parsa AT, Berger MS. An extent of resection threshold for newly diagnosed glioblastomas. J Neurosurg. 2011; 115(1):3–8

[25] Behbahaninia M, Martirosyan NL, Georges J, et al. Intraoperative fluorescent imaging of intracranial tumors: a review. Clin Neurol Neurosurg. 2013; 115 (5):517–528

[26] Senders JT, Muskens IS, Schnoor R, et al. Agents for fluorescence-guided glioma surgery: a systematic review of preclinical and clinical results. Acta Neurochir (Wien). 2017; 159(1):151–167

[27] Kalkanis SN, Linskey ME. Evidence-based clinical practice parameter guidelines for the treatment of patients with metastatic brain tumors: introduction. J Neurooncol. 2010; 96(1):7–10

[28] Patchell RA, Tibbs PA, Walsh JW, et al. A randomized trial of surgery in the treatment of single metastases to the brain. N Engl J Med. 1990; 322(8): 494–500

[29] Schödel P, Schebesch KM, Brawanski A, Proescholdt MA. Surgical resection of brain metastases—impact on neurological outcome. Int J Mol Sci. 2013; 14 (5):8708–8718

[30] Rey-Dios R, Cohen-Gadol AA. Technical principles and neurosurgical applications of fluorescein fluorescence using a microscope-integrated fluorescence module. Acta Neurochir (Wien). 2013; 155(4):701–706

[31] Kamp MA, Fischer I, Bühner J, et al. 5-ALA fluorescence of cerebral metastases and its impact for the local-in-brain progression. Oncotarget. 2016; 7(41): 66776–66789

[32] Patchell RA, Tibbs PA, Regine WF, et al. Postoperative radiotherapy in the treatment of single metastases to the brain: a randomized trial. JAMA. 1998; 280(17):1485–1489

[33] Schackert G, Steinmetz A, Meier U, Sobottka SB. Surgical management of single and multiple brain metastases: results of a retrospective study. Onkologie. 2001; 24(3):246–255

[34] da Silva CE, da Silva VD, da Silva JL. Convexity meningiomas enhanced by sodium fluorescein. Surg Neurol Int. 2014; 5:3

[35] da Silva CE, da Silva JL, da Silva VD. Use of sodium fluorescein in skull base tumors. Surg Neurol Int. 2010; 1:70

[36] da Silva CE, da Silva VD, da Silva JL. Skull base meningiomas and cranial nerves contrast using sodium fluorescein: a new application of an old tool. J Neurol Surg B Skull Base. 2014; 75(4):255–260

[37] Schebesch KM, Hoehne J, Hohenberger C, et al. Fluorescein sodium-guided surgery in cerebral lymphoma. Clin Neurol Neurosurg. 2015; 139:125–128

[38] Pavlov V, Meyronet D, Meyer-Bisch V, et al. Intraoperative probe-based confocal laser endomicroscopy in surgery and stereotactic biopsy of lowgrade and high-grade gliomas: a feasibility study in humans. Neurosurgery. 2016; 79(4):604–612

[39] Dilek O, Ihsan A, Tulay H. Anaphylactic reaction after fluorescein sodium administration during intracranial surgery. J Clin Neurosci. 2011;

18(3):430–431

[40] Alemzadeh-Ansari MJ, Beladi-Mousavi SS, Feghhei M. Effect of fluorescein on renal function among diabetic patients. Nefrologia. 2011; 31(5):612–613

[41] Georges JF, Liu X, Eschbacher J, et al. Use of a conformational switching aptamer for rapid and specific ex vivo identification of central nervous system lymphoma in a xenograft model. PLoS One. 2015; 10(4):e0123607

[42] Martirosyan NL, Georges J, Kalani MY, et al. Handheld confocal laser endomicroscopic imaging utilizing tumor-specific fluorescent labeling to identify experimental glioma cells in vivo. Surg Neurol Int. 2016; 7 suppl 40:S995–S1003

第11章 荧光素和高级别胶质瘤
Fluorescein and High–Grade Gliomas

Justin A. Neira Randy S. D'Amico Jeffrey N. Bruce 著

肖 凯 译

刘 庆 校

摘要： 随着 5- 氨基乙酰丙酸（5-ALA）在指导恶性胶质瘤切除术中的广泛应用，其他荧光剂的研究也随之展开。在这种情况下，荧光素钠已经作为 5-ALA 的替代物出现。在某些情况下，它还可以作为 5-ALA 的辅助物，特别是在 5-ALA 未被批准使用的国家。荧光素便宜、安全并容易在实践中使用，可在有或无专门的显微镜条件下使用。迄今为止，荧光素主要应用于恶性胶质瘤的切除，在这方面已经有大量的研究评估了荧光素的效用。本章将回顾荧光素标记肿瘤的作用机制，支持其在恶性胶质瘤手术中应用的现有证据，以及其在肿瘤神经外科中的新应用。

关键词： 高级别胶质瘤；胶质母细胞瘤；恶性；胶质瘤；切除范围；荧光素钠；荧光素；5- 氨基乙酰丙酸（5-ALA）

一、概述

5- 氨基乙酰丙酸（5-ALA）能够对弥漫性浸润性胶质母细胞瘤（GBM）提供安全、准确、实时性的鉴别，这一点与手术切除程度（EOR）的提高相关。5-ALA 的这些优点促进了对其他具有类似功能的荧光剂的研究 [1]。这一点尤其重要，因为安全、最大程度切除肿瘤被广泛认为是高级别胶质瘤（HGG）的独立预后因素 [2-5]。

荧光素钠是一种绿色荧光化合物，可在恶性肿瘤、血管渗漏缺损、淤积性改变、异常血管系统或新生血管形成等部位聚集 [6]。荧光素最早在 1947 年被 George E. Moore 作为一种术中实时准确标记肿瘤并进行切除的方法所记录，由于荧光素在血脑屏障（BBB）破坏区域的积累可作为术中实时准确标记并切除肿瘤的方法，近年来荧光素的应用再次引起人们的关注 [7]。

与 5-ALA 相比，荧光素便宜，易于使用，并且不良反应最小 [8]。此外，最近发明的装有荧光素特异性过滤器的手术显微镜有助于改进术中荧光素染色组织的可视化，其剂量比传统使用的低，因此促使了对其用于切除 HGG 的应用，具有广阔应用前景 [9-19]。然而，明确概述荧光素益处的权威研究目前仍缺失。

本章将综述荧光素在肿瘤标记中的作用机制、其应用的具体技术考虑、支持其在 HGG 中应用的证据，以及荧光素在切除 HGG 中的潜在应用前景。

二、荧光素在 HGG 中的分子机制

荧光素钠（$NaC_{20}H_{10}Na_2O_5$；分子量 =376g/mol）是合成有机荧光团的盐型。荧光素的峰值吸收光谱在 465~490nm，在 500~530nm 处出现发射峰，可以在白光下自发荧光，并且便于肉眼观察[9, 15]。与 5-ALA[在肿瘤细胞内代谢为荧光副产物原卟啉 IX（Pp IX）[4]] 相比，静脉注射的荧光素通过血液系统运输，它无差别地渗透进入血管通透性增高区域。然后，荧光素在这些由 HGG 等中枢神经系统疾病引起的血脑屏障破坏的细胞外空间聚集[7]。有趣的是，正常的星形胶质细胞显示出一定程度的胞内荧光素摄取，而肿瘤细胞则没有[12]。从胶质瘤细胞中排除荧光素被认为是有机阴离子流出转运体如多药耐药蛋白 1（MRP1）上调的结果，荧光素被证明是 MRP1 的底物[20-22]。

在静脉注射荧光素后，循环系统中的荧光素可迅速从拥有完整血管结构的正常、健康的大脑区域清除。相对于健康人，胶质瘤患者的正常血脑屏障功能受损，细胞外间隙的荧光药物积聚于病变区域，由此产生荧光素介导的 HCG 标识结果（图 11-1）。

三、技术因素

荧光素给药的时间和剂量仍不规范，氧化和药物代谢等物理因素及处理时间长度对荧光强度的影响仍不明确。特别值得关注的是，荧光素在无差别地扩散到瘤周水肿组织之前，其在病理组织中优先保留的时间长度也是未知的[23]。时间的重要性是相互关联的，因为早期立即对使用静脉荧光素的正常组织进行手术操作会因为正常组织缺乏足够的时间正常清除荧光染料，导致荧光染料杂乱地外渗[24, 25]。

目前，大多数人接受的方法是在麻醉诱导后，手术切开前，给予荧光素，这似乎可使病理组织和正常组织显现出更好的对比度，同时在有经验的外科医生实施开颅并显露肿瘤的时间内避免从手术操作的正常毛细血管床溢出染

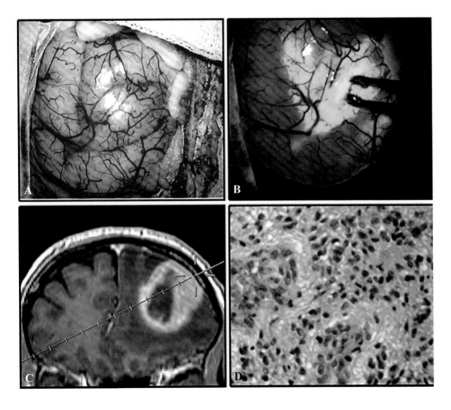

◀ 图 11-1　术中所示白光下的荧光素（A）和 YE560 系统下的荧光素（B）；麻醉诱导后，手术切除胶质母细胞瘤的患者予以 **3mg/kg** 的剂量荧光素处理；**C**. 荧光素染色区域的术中导航；**D**. 荧光染色区域的肿瘤病理

料[11, 12, 14, 24-26]。采用该方法，荧光素注射后的1~4h的时间窗内，其鉴别恶性胶质瘤组织的敏感性、特异性和阳性预测值仍可令人满意。这一特点表明在切皮前给予荧光素可使药物有足够的时间从正常脑组织清除，同时药物从病理组织内的适当渗出是可以接受的，但应避免通过断裂的毛细血管床的无意义渗出。不幸的是，延长手术时间对荧光素的准确性的影响还有待确定。

荧光素的最佳使用剂量仍然难以确定。最初研究使用荧光素的量，取决于在手术白光下通过肉眼可见染色组织，通常需要高达20mg/kg剂量的静脉荧光素使用量。根据已发表的系列研究，如此高剂量的荧光素与常见的副作用相关，如恶心、呕吐和荨麻疹，发生率为1%~9.24%。严重不良反应，如支气管痉挛和呼吸道水肿的发生相当罕见[15-17, 27-29]。另外，有报道发现，鞘内荧光素注射来鉴别脑脊液（CSF）泄漏可导致癫痫发生，可能与细胞外渗漏到脑脊液所在间隙的荧光素相关[30-32]。

后来发展和广泛采用带有荧光滤光器的特殊显微镜，使得在白光和荧光模式之间的切换变得容易，从而使剂量减少到2~5mg/kg，从而使得剂量相关不良反应的风险降低。该剂量允许识别白光下不易察觉的荧光素染色[24, 25]。此外，现有的荧光滤光器可以在荧光照明下提供足够清晰的解剖图像，以便外科医生可以在滤光器下切除肿瘤，而无须切换到可见光[14]。

尽管在显微镜方面有了进步，但目前还没有标准的方法来观察荧光素。虽然荧光显微镜的使用有利于降低荧光素的使用剂量并提高区分荧光染色组织的能力，但使用白光照明来观察荧光染色组织是很有吸引力的，特别是在资源有限的情况下。当考虑荧光显微镜本身的影响时，就存在更大的变异性了。各种荧光滤光器已经商业化，例如，YE560系统（Carl Zeiss）或FL560系统（Leica Microsystems），吸收波长的变化导致现在及未来的研究缺乏一致性。因此，研究结果无法根据所使用的荧光系统推广。

四、荧光素引导下切除对高级别胶质瘤切除范围及预后的影响

安全、最大限度切除肿瘤可改善HGG患者的症状、生活质量、无进展生存期（PFS）和总生存期（OS）[4]。鉴于5-ALA在提高切除程度方面的成功，许多研究已经尝试使用荧光素来提高恶性胶质瘤的切除程度[4, 9-19]。

第一次描述荧光引导下切除HGG的现代研究早于术中荧光显微术的普及（表11-1）[15-18]。这些研究使用高剂量的静脉荧光素，依赖于在白光下识别荧光素染色组织的能力。总的来说，这些研究都证实了在白光照明下，与传统显微技术相比，荧光素引导下切除肉眼可见的染色组织，提高了外科医生完全切除对比剂增强的肿瘤区域的能力，在可切除区域其全切除率从80%~100%不等[15-18]。

能够识别荧光染色组织的专业手术显微镜的发展进一步引起了人们对荧光素引导手术切除的兴趣[9]。这些显微镜最初使用的是氙气光源，一种450~490nm的激发滤光片，以及一个只能透射510nm以上光的屏障滤光片。该滤器最大的激发荧光（峰值450~490nm），和观察荧光（峰值500~530nm），在降低了荧光素的剂量的同时，提高了对染色和未染色组织的分辨能力。在术者认为可全切除的非重要功能区域，使用最新技术的荧光显微镜，全切率可达69.2%至接近100%（表11-2）[9, 10, 12, 13, 14, 19]。

五、荧光素染色的敏感性和特异性

目前支持使用荧光素引导切除HGG的证据仍然局限于小范围的研究，其使用的潜在益处已经从5-ALA成功的提高切除程度以及切除HGG的效果中推断出来。由于这些荧光团的作用机制

表 11-1 在胶质瘤手术中使用白光照射的荧光素的现有研究总结，包括剂量方案，每次试验中荧光素对切除范围的影响

作者	年份	荧光组数量	对照组数量	光源	剂量（mg/kg）	荧光素使用时机	病理	荧光素组全切率（%）	对照组全切率（%）	敏感度	特异度
Shinoda[15]	2003	32	73	白光	20	硬膜打开后	GBM	84.3	30.1	—	—
Koc[16]	2008	47	33	白光	20	硬膜打开后	GBM	83	55	—	—
Chen[17]	2012	10	12	白光	15～20	硬膜打开后	II、III、IV	80	33.3	—	—
Liu[18]	2013	56	27	白光	?	?	I～IV	80.4	40.7	—	—

表 11-2 使用专门的荧光素显微镜的荧光素研究总结，包括剂量方案，荧光素对切除范围的影响及在每个试验中鉴定肿瘤的敏感性和特异性

作者	年份	荧光组数量	对照组数量	光源	剂量（mg/kg）	荧光素使用时机	病理	荧光素组全切率（%）	对照组全切率（%）	敏感度（%）	特异度（%）
Kuroiwa[9]	1998	10	—	滤光器	8	—	HGG	80	—	—	—
Schebesch[19]	2013	35	—	YE560	3～4	硬膜打开前	I～IV, mets	80	—	—	—
Acerbi[10]	2014	20	—	BLU400 & YE560	5～10	麻醉诱导后	HGG	80	—	94	89.5
Rey–Dios[11]	2014	3	—	YE560	3	麻醉诱导后	GBM	—	—	79	100
Diaz[12]	2015	12	—	YE560	3	麻醉诱导后	HGG	100	—	82.2	90.9
Hamacioglu[13]	2016	13*	—	YE560	2～4	麻醉诱导后	HGG*	69.2	—	—	—
Neira[14]	2016	32	32	YE560	4	麻醉诱导后	GBM	93.1	77.3	75.6	75

*. 诊断为 GBM 而非其他 CNS 恶性肿瘤的病例

各不相同，为了更好地区分其与 5-ALA 的效用，荧光素引导的敏感性和特异性研究已经做了大量的工作。根据最近 20 项荟萃分析的研究结果，其敏感性和特异性分别为 82.6% 和 88.9%[33]。此外，由于其非特异性的作用机制，我们有理由担忧荧光剂的敏感性和特异性，特别是当其渗入瘤周水肿的非肿瘤性区域时[25, 34]。然而，在使用大剂量荧光素和白光照明指导切除胶质瘤的研究中，荧光素染色已被证明与存在的病理特征密切相关[15, 17]。重要的是，这种相关性在使用低剂量的荧光素钠中也存在。Acerbi 等[10]利用荧光显微镜，对给予低剂量荧光素的处理对象，比较荧光组织和非荧光组织的活检结果，并计算出灵敏性为 94%，特异性为 89.5%。但是，这些结果的解释作用是有限的，因为为了便于分析，在没有清晰的胶质母细胞瘤形态学特征的肿瘤细胞浸润的区域被认定是"阴性"。

考虑到恶性胶质瘤的弥漫浸润生长的特点，研究者试图通过评估肿瘤累及荧光组织的程度来解决肿瘤浸润的问题，结果显示荧光组织中肿瘤的中位含量为 95%，而非荧光组织中为 10%[12]。此外，在至少一项研究中，敏感性 - 特异性分析显示在 67 例活检结果中有 2 例假阳性和 8 例假阴性，敏感性和特异性分别为 82.2% 和 90.9%[12]。其后一项立体定向探针活检检查荧光和非荧光性瘤周组织的研究报道的敏感性为 79%，特异性为 100%[11]。

我们最近报道了 90 例同时从可变对比增强区和荧光染色区进行立体定向开放式活检的经验[14]。荧光区域被分为无、低、中、高荧光区，这些标记与荧光定量相关。为了规避荧光定量的问题，理解肿瘤浸润的荧光区域，组织病理学检查人员认为，如果该区域存在确定的肿瘤、胶质瘤细胞浸润或坏死的证据，标本即认定为阳性。任何程度的荧光出现对肿瘤检测的敏感性和特异性分别为 75.6% 和 75%。在对比增强区域，灵敏度提高到 87.9%，由于缺乏真实阴性，特异性无法计算，这表明，在对比增强区域，荧光的出现对判断肿瘤的存在具有非常高的特异性[14]。在非增强液体衰减反转恢复序列（FLAIR）阳性组织区域，敏感性为 69.4%，特异性为 66.7%，提示荧光阳性可能实际上提高了外科医生在术前 MRI 所认定的对比增强边界之外对肿瘤浸润区域的识别能力。

六、未来发展方向

在撰写本文时，一项大型的 III 期临床试验（FLUO GLIO）正在进行中[8, 10]，这可能有助于阐明荧光素在切除恶性胶质瘤中的作用。同时，由于其低成本、易用性和安全性，它为肿瘤外科医生提供了一个有用的辅助方法。为了掌握在联合使用情况下个体受益情况，如 5-ALA 的选择性、荧光素荧光的背景亮度，以及他们在相同过滤器下的可视化程度，至少一个科研团队已经开始了荧光素和 5-ALA 共同使用的研究[35]。在此研究中，荧光素在被证实不含肿瘤细胞的 Pp IX 阴性区域被发现。虽然作者认为荧光素对指导手术切除没有帮助，但它提供了增强的背景亮度，以利于 5-ALA 引导的病理组织的识别和切除[35]。

荧光的客观测量消除了荧光评价的主观性。我们设定了一个荧光数字化测量阈值，增强区域以组织的荧光值，如超出阈值，肿瘤检出的特异性可达 100%[14]。基于已具备的荧光素定量测量的能力，我们有望实现自动化检出肿瘤组织。

七、结论

荧光素钠提供了一种安全、经济、易于使用的 5-ALA 的替代物，用于荧光引导胶质瘤切除术。虽然有证据表明，荧光素引导提高了全切率，但关于荧光素的敏感性和特异性，以及荧光素引导对高级别胶质瘤结果的影响，尚无定论。此外，荧光素的剂量和识别荧光的方法还没有得到优化。尚需大规模的临床试验来更好地阐明这些影响因素。因此，荧光数据必须始终在所有相关临床信息的背景下进行评估，这些因素包括特定的神经解剖学、成像、手术导航、必要时的功能定位，以及最重要的，外科医生的专业知识和判断。

参考文献

[1] Liu JT, Meza D, Sanai N. Trends in fluorescence image-guided surgery for gliomas. Neurosurgery. 2014; 75(1):61–71

[2] Lacroix M, Abi-Said D, Fourney DR, et al. A multivariate analysis of 416 patients with glioblastoma multiforme: prognosis, extent of resection, and survival. J Neurosurg. 2001; 95(2):190–198

[3] Sanai N, Polley MY, McDermott MW, Parsa AT, Berger MS. An extent of resection threshold for newly diagnosed glioblastomas. J Neurosurg. 2011; 115(1):3–8

[4] Stummer W, Pichlmeier U, Meinel T, Wiestler OD, Zanella F, Reulen HJ, ALAGlioma Study Group. Fluorescence-guided surgery with 5-aminolevulinic acid for resection of malignant glioma: a randomised controlled multicentre phase III trial. Lancet Oncol. 2006; 7(5):392–401

[5] Stummer W, Reulen HJ, Meinel T, et al. ALA-Glioma Study Group. Extent of resection and survival in glioblastoma multiforme: identification of and adjustment for bias. Neurosurgery. 2008; 62(3):564–576, discussion 564–576

[6] Moore GE. Fluorescein as an agent in the differentiation of normal and malignant tissues. Science. 1947; 106(2745):130–131

[7] Kozler P, Pokorný J. Altered blood-brain barrier permeability and its effect on the distribution of Evans blue and sodium fluorescein in the rat brain applied by intracarotid injection. Physiol Res. 2003; 52(5):607–614

[8] Schebesch KM, Brawanski A, Hohenberger C, Hohne J. Fluorescein sodiumguided surgery of malignant brain tumors: history, current concepts, and future project. Turk Neurosurg. 2016; 26(2):185–194

[9] Kuroiwa T, Kajimoto Y, Ohta T. Development of a fluorescein operative microscope for use during malignant glioma surgery: a technical note and preliminary report. Surg Neurol. 1998; 50(1):41–48, discussion 48–49

[10] Acerbi F, Broggi M, Eoli M, et al. Is fluorescein-guided technique able to help in resection of high-grade gliomas? Neurosurg Focus. 2014; 36(2):E5

[11] Rey-Dios R, Hattab EM, Cohen-Gadol AA. Use of intraoperative fluorescein sodium fluorescence to improve the accuracy of tissue diagnosis during stereotactic needle biopsy of high-grade gliomas. Acta Neurochir (Wien). 2014; 156(6):1071–1075, discussion 1075

[12] Diaz RJ, Dios RR, Hattab EM, et al. Study of the biodistribution of fluorescein in glioma-infiltrated mouse brain and histopathological correlation of intraoperative findings in high-grade gliomas resected under fluorescein fluorescence guidance. J Neurosurg. 2015; 122(6):1360–1369

[13] Hamamcıoğlu MK, Akçakaya MO, Göker B, Kasımcan MO, Kırış T. The use of the YELLOW 560nm surgical microscope filter for sodium fluorescein-guided resection of brain tumors: our preliminary results in a series of 28 patients. Clin Neurol Neurosurg. 2016; 143:39–45

[14] Neira JA, Ung TH, Sims JS, et al. Aggressive resection at the infiltrative margins of glioblastoma facilitated by intraoperative fluorescein guidance. J Neurosurg. 2017; 127(1):111–122

[15] Shinoda J, Yano H, Yoshimura S, et al. Fluorescence-guided resection of glioblastoma multiforme by using high-dose fluorescein sodium. Technical note. J Neurosurg. 2003; 99(3):597–603

[16] Koc K, Anik I, Cabuk B, Ceylan S. Fluorescein sodium-guided surgery in glioblastoma multiforme: a prospective evaluation. Br J Neurosurg. 2008; 22 (1):99–103

[17] Chen B, Wang H, Ge P, et al. Gross total resection of glioma with the intraoperative fluorescence-guidance of fluorescein sodium. Int J Med Sci. 2012; 9(8):708–714

[18] Liu JG, Yang SF, Liu YH, Wang X, Mao Q. Magnetic resonance diffusion tensor imaging with fluorescein sodium dyeing for surgery of gliomas in brain motor functional areas. Chin Med J (Engl). 2013; 126(13):2418–2423

[19] Schebesch KM, Proescholdt M, Höhne J, et al. Sodium fluorescein-guided resection under the YELLOW 560nm surgical microscope filter in malignant brain tumor surgery: a feasibility study. Acta Neurochir (Wien). 2013; 155 (4):693–699

[20] Tivnan A, Zakaria Z, O'Leary C, et al. Inhibition of multidrug resistance protein 1 (MRP1) improves chemotherapy drug response in primary and recurrent glioblastoma multiforme. Front Neurosci. 2015; 9:218

[21] Sun H, Johnson DR, Finch RA, Sartorelli AC, Miller DW, Elmquist WF. Transport of fluorescein in MDCKII-MRP1 transfected cells and mrp1-knockout mice. Biochem Biophys Res Commun. 2001; 284(4):863–869

[22] Abe T, Hasegawa S, Taniguchi K, et al. Possible involvement of multidrugresistance- associated protein (MRP) gene expression in spontaneous drug resistance to vincristine, etoposide and adriamycin in human glioma cells. Int J Cancer. 1994; 58(6):860–864

[23] McLaren JW, Brubaker RF. Measurement of fluorescein and fluorescein monoglucuronide in the living human eye. Invest Ophthalmol Vis Sci. 1986; 27(6):966–974

[24] Acerbi F, Broggi M, Broggi G, Ferroli P. What is the best timing for fluorescein injection during surgical removal of high-grade gliomas? Acta Neurochir (Wien). 2015; 157(8):1377–1378

[25] Stummer W. Factors confounding fluorescein-guided malignant glioma resections: edema bulk flow, dose, timing, and now: imaging hardware? Acta Neurochir (Wien). 2016; 158(2):327–328

[26] Rey-Dios R, Cohen-Gadol AA. Technical principles and neurosurgical applications of fluorescein fluorescence using a microscope-integrated fluorescence module. Acta Neurochir (Wien). 2013; 155(4):701–706

[27] Lira RP, Oliveira CL, Marques MV, Silva AR, Pessoa CdeC. Adverse reactions of fluorescein angiography: a prospective study. Arq Bras Oftalmol. 2007; 70(4): 615–618

[28] Kwan AS, Barry C, McAllister IL, Constable I. Fluorescein angiography and adverse drug reactions revisited: the lions eye experience. Clin Experiment Ophthalmol. 2006; 34(1):33–38

[29] Butner RW, McPherson AR. Adverse reactions in intravenous fluorescein angiography. Ann Ophthalmol. 1983; 15(11):1084–1086

[30] Anari S, Waldron M, Carrie S. Delayed absence seizure: a complication of intrathecal fluorescein injection. A case report and literature review. Auris Nasus Larynx. 2007; 34(4):515–518

[31] Coeytaux A, Reverdin A, Jallon P, Nahory A. Non convulsive status epilepticus following intrathecal fluorescein injection. Acta Neurol Scand. 1999; 100(4): 278–280

[32] Wallace JD, Weintraub MI, Mattson RH, Rosnagle R. Status epilepticus as a complication of intrathecal fluorescein. Case report. J Neurosurg. 1972; 36 (5):659–660

[33] Eljamel S. 5-ALA fluorescence image guided resection of glioblastoma multiforme: a meta-analysis of the literature. Int J Mol Sci. 2015; 16(5): 10443–10456

[34] Stummer W, Götz C, Hassan A, Heimann A, Kempski O. Kinetics of Photofrin II in perifocal brain edema. Neurosurgery. 1993; 33(6):1075–1081, discussion 1081–1082

[35] Suero Molina E, Wolfer J, Ewelt C, Ehrhardt A, Brokinkel B, Stummer W. Duallabeling with 5-aminolevulinic acid and fluorescein for fluorescence-guided resection of high-grade gliomas: technical note. J Neurosurg. 201 8; 128:1: 399–405

第 12 章　第二窗口期吲哚菁绿：近红外光学显像术中识别脑肿瘤

Second Window Indocyanine Green: Near-Infrared Optical Contrast for Intraoperative Identification of Brain Tumors

Ryan D. Zeh　Ryan D. Salinas　Sunil Singhal　John Y.K. Lee　**著**

张丰启　**译**

秦超影　**校**

摘要： 吲哚菁绿（ICG）是一种经美国食品药品管理局（FDA）批准的近红外造影剂，常应用于神经外科手术中的血管显像，外科医生可利用这一新技术识别并进一步探测体内肿瘤[1]。传统的血管造影技术在注射造影剂后几分钟内即可使分子显像，而"第二窗口期"ICG（SWIG）通过大剂量静脉注射吲哚菁绿后 24h 实现显像。越来越多的研究团体使用这一技术观察原发及转移脑肿瘤。这些前期研究表明，因其在肿瘤术中定位与边界划定中具有明确的作用，SWIG 具有在神经外科领域广泛应用的潜力。

关键词： 荧光显像；吲哚菁绿（ICG）；近红外；成像；第二窗口期 ICG（SWIG）

一、SWIG 概述

吲哚菁绿（ICG，$C_{43}H_{47}N_2NaO_6S_2$）是一种分子量为 751.4Da 的三碳氰基染料，近红外荧光显像在 780nm 与 810nm 处有峰值发射和激发。二战后，ICG 被应用于医药领域，1959 年，美国 FDA 批准该药品应用于眼科研究[1-3]。

传统上，ICG 最常被用于血管造影，并在脑肿瘤的血管研究中有相关应用[4]。0.2～0.5mg/kg 剂量的 ICG 被输注入手术患者体内并用近红外光使染色剂显色，几分钟后，使用近红外摄像机捕捉染色剂分子沿患者脉管系统的溢出。

早期的临床前研究表明，在小鼠接受 ICG 注射 1h 后会持续产生信号。1996 年，Haglund 发现患恶性肿瘤的小鼠，其体内的 ICG 与肿瘤边界密切相关[5]，人体临床研究也呈现相似的结果。20 世纪 90 年代的科研工作并没有进行 ICG 信号的体内研究，这些研究通常会在切除肿瘤后分析其边界，而这限制了研究者使用此技术指导肿瘤切除的作用。

然而，随着新型内窥镜和广角外窥镜出现，研究者在为患者注射药物后识别 ICG 阳性组织变得更加顺利，ICG 人体试验因此得以发展。越来越多的研究团体通过不同方式进行吲哚菁绿在脉管系统的研究。新型技术已经蓬勃发展，这有助于外科医生在术中进行肿瘤定位，且很多新技术已经与 SWIG 联合使用[6]，运用这种手段，在显像前 24h 即有高达 5.0mg/kg 的剂量被输入患者体内。

在患者体内进行高剂量注射 24h 后显像，ICG 会受到随之增强的渗透性和滞留效应的影响，小分子（如纳米颗粒）可以通过这种机制在肿瘤或其他具有相似病理学特征的组织中聚集[7]。虽然确切的机制目前不甚清楚，研究者们仍认为 ICG 与人血清白蛋白产生了可逆性联系并导致其随后在肿瘤中沉积，包括内皮细胞缺陷、血管开窗、引流系统紊乱（如淋巴系统）及其他渗透性改变等是诱发沉积效应的潜在因素[6-8]。研究者已经在皮下成瘤动物模型、犬类和人类临床试验中证明了 ICG 识别实体肿瘤的能力，此外，其在人体内肿瘤的研究已经被应用于肺癌、前列腺癌、乳腺癌、卵巢癌、肠癌、胰腺癌、食管癌及脑转移癌等多种癌症的治疗。

二、临床前研究

Jiang 等报道在啮齿类动物标本中，高剂量的 ICG 会产生延时效应，因此可以在患者术前 24h 内使用 ICG。在这一研究中，ICG 被用于以转移性肺癌、间皮瘤及食管癌细胞系进行皮下成瘤的小鼠，按照小鼠体重 0.7～10mg/kg 在小鼠尾静脉注射 ICG，肿瘤在 72h 后持续显像。经研究发现，5.0mg/kg 的剂量优于更低剂量，在输注 ICG 24h 后，最佳信号 – 背景比值（SBR）将会出现[9, 10]。因此，临床上以 5.0mg/kg 的剂量于术前 24h 向人体输注 ICG。

研究者近一步对鼠科动物模型中除脑部以外的其他肿瘤进行评估，尤其对啮齿类及其他大型动物模型（如犬科）进行了乳腺癌、食管癌、前列腺癌、肺癌方面的研究[6, 10-19]，证明了 ICG 对体内原发肿瘤的定位能力。此外，研究者发现应用 ICG 可以在鼠科和犬科动物的术后瘤床检测到

残留病灶[18]。

本研究组还使用 U251-Luc-GFP 细胞系（尚未发表）对 SWIG 在啮齿类动物颅内肿瘤模型中的价值进行了研究。我们使用了两种剂量，虽然用药 1h 后出现信 – 背比峰值，但仍存在 6～72h 的长平台期；在平台期，信 – 背比保持相对稳定，因此产生一段可以观察图像变化的宽松时间窗。在此期间，信 – 背比保持相对稳定，因此可以有一个较宽的时段进行显像观察。我们对 SWIG 的临床研究是在 ICG 全身用药后 24h 进行的。

三、第二窗口期吲哚菁绿在人体其他系统的同行评审研究

SWIG 已被成功应用于人体其他系统的癌症研究。Keating[16]、Newton[19]、Okusanya[20] 等证明可以使用 SWIG 识别肺部结节和多种肺癌。Xia 等证明可以使用 SWIG 识别精原细胞癌和前列腺癌中转移的淋巴结节[10, 21]。Keating 等证明可以用 SWIG 检测胸腺瘤、乳腺癌、肺转移癌[14, 15, 17]。

这些研究说明，当使用 SWIG 这项技术时，不同种类的肿瘤均会出现 ICG 聚集现象。然而，该技术的主要局限之一是非特异性聚集会产生背景荧光。在注射高剂量的 ICG 后，它们会通过体循环输送到不同的器官中。ICG 也由肝脏代谢，因此在肝脏和肠道中大量聚集。非特异性聚集可以造成结节邻近部位产生潜在的强背景荧光。

大脑拥有相对不可穿透的血脑屏障且与其他可以发生 ICG 聚集的人体组织相对隔离，因此在脑肿瘤诊治中应用 ICG 是独特的；同时，ICG 在颅内环境中的背景荧光极为微弱，所以脑肿瘤是研究 SWIG 的理想对象。事实上，在 Lee 等[6] 发表的结果中 SBR 高达 7～10，这是因为邻近的实质或软组织呈现出极弱的荧光性（图 12-1 和图 12-2）。

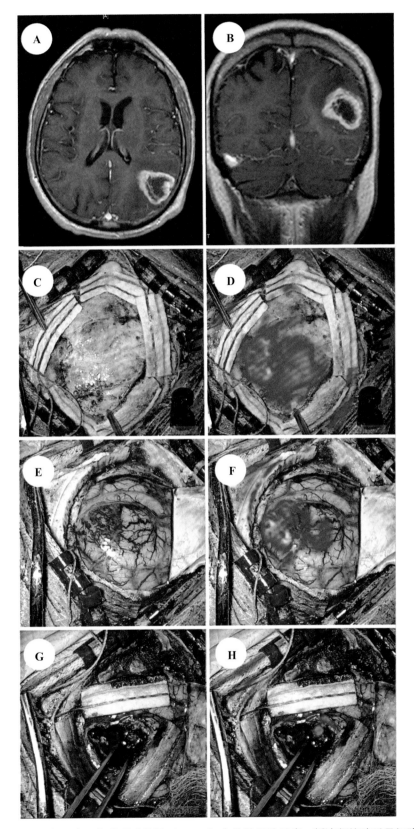

▲ 图 12-1　第二窗口期的吲哚菁绿（SWIG）定位神经胶质瘤。新诊断的胶质母细胞瘤

A. T₁钆增强的轴位磁共振成像；B. T₁冠状动脉磁共振成像；C. 打开硬脑膜之前的可见光视图像；D. 打开硬脑膜前，近红外信号覆盖图；E. 打开硬脑膜时可见光；F. 打开硬脑膜后，近红外信号覆盖图，注意肿瘤实质肉眼可见；G. 切除术后可见的手术切缘；H. 切除腔中残留的近红外信号

四、脑肿瘤中的普遍研究及发现

SWIG 的重要发现之一是其能够定位到肉眼不可及的深度。因为近红外线可以穿透厚达 2cm 的脑组织，并可透过硬脑膜显示肿瘤，有助于在切开硬膜时进行手术规划（图 12-1C 和 D）。此外，深层脑组织中的近红外信号有助于规划脑皮质切开的策略（图 12-1E 和 F，图 12-2C 和 D），这有助于减轻手术对邻近正常神经结构的损伤，甚至在切开硬脑膜和皮质前，荧光团就可发射激光、显示肿瘤，这种特性极有意义（图 12-2）。

使用 SWIG 进行术中定位不依赖受控因素多、准确性低的立体定向成像和表面标志物；为患者摆体位、置入颅骨钉时，脑表面标志物发生移动而导致基线不准是外科医生的担忧之一。此外，肿瘤切除过程中的脑组织移位会导致立体定向导航不可靠。SWIG 的实时术中定位可以帮助术者进一步分析肿瘤边界。

为了研究 SWIG 在划定肿瘤边界的效用，我们将使用 SWIG 与外科医生裸眼产生的判断进行比较，高年资医生在仅使用白光的情况下，将每个活检标本标记为病理阳性或阴性，在标记完成后立即用近红外摄像机拍摄样本，并将样本标记

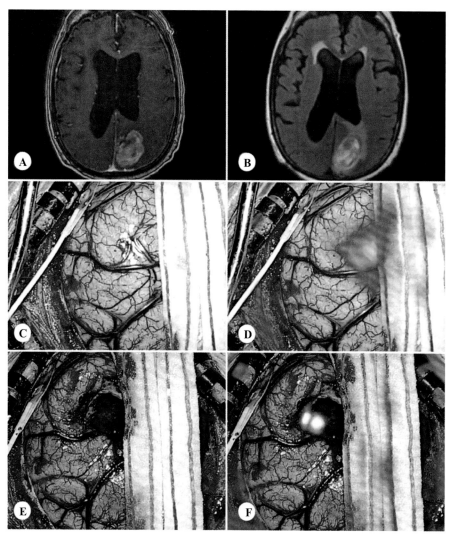

▲ 图 12-2 第二窗口期的吲哚菁绿（SWIG）定位转移灶。新诊断的转移性腺癌

A. 轴位 T_1 磁共振成像；B. 轴位压水相磁共振成像；C. 透过实质可见光；D. 透过实质细胞的近红外信号覆盖图，注意可以透过实质可视化肿瘤；E. 手术切除后瘤腔的可见光；F. 手术切除后瘤腔中的近红外信号覆盖图

为近红外荧光阴性或阳性。

值得注意的是，在这些研究中，切除范围并未因近红外荧光显像结果而改变，只有在资深医生认为安全时才进行活检，以最终的病理标本作为诊断"金标准"，进行敏感性、特异性、阳性预测值和阴性预测值的诊断测试。

五、SWIG 应用于脑肿瘤研究

（一）SWIG 应用于胶质瘤研究

首次公开应用 SWIG 进行的脑肿瘤研究涵盖 WHO Ⅰ～Ⅳ级胶质瘤[6]。15 例患者 [10 例胶质母细胞瘤（GBM），1 例 WHO Ⅲ级间变性星形细胞瘤（AA），2 例 WHO Ⅱ级星形细胞瘤，1 例 WHO Ⅰ级青少年毛细胞星形细胞瘤（JPA）和 1 例神经节胶质瘤] 被纳入 Ⅰ 期临床试验。在注入 5.0mg/kg ICG 后，平均 22.8h 后产生近红外荧光成像。肿瘤的平均 SBR 为 9.5 ± 0.8，并且可以使用近红外荧光显像技术透过硬脑膜识别，最大深度为 13mm。

在上述 15 例胶质瘤中，12 例表现近红外荧光阳性（图 12-1）。值得关注的是，在术前磁共振成像注射钆（增强剂）后，3 例未显示近红外荧光的胶质瘤也无强化，荧光阳性与肿瘤大小和体积、组织学特征及注射时间均未见明显关联。

术后分析手术切缘（图 12-1G 和 H），使用近红外显像设备扫描切除腔，如果高年资医师认为解剖周边结构安全，即可对残留荧光的区域进行活检。我们从 12 例近红外荧光阳性患者身上获取 71 例标本进行定性测试；经鉴定，在 61 例（85.9%）近红外荧光阳性的标本中有 51 例标本（71.8%）被病理诊断为胶质瘤。以病理学诊断作为最终的"金标准"，根据外科医生的经验判断和近红外荧光显像技术计算灵敏度、特异性、阳性预测值和阴性预测值（表 12-1）。

本研究是使用 SWIG 作为检测和切除胶质瘤

表 12-1 使用 SWIG 后神经胶质瘤的诊断特征

	可见光与病理（%）	近红外与病理（%）
敏感性	84.3	98.0
特异性	80.0	45.0
阳性预测值	91.5	82.0
阴性预测值	66.7	90.0

的工具以来，第一项论证其实用性的工作。研究证明，MRI 有强化的肿瘤近红外荧光显像阳性，在术中可以实时可视化。使用吲哚菁绿的近红外显像技术的灵敏度优于裸眼，尽管这是以牺牲特异性为代价的，这种低特异性很可能是由于 ICG 通过电子顺磁共振效应在肿瘤内非特异性聚积，但我们认为苏木精和曙红（HE）常使活检标本中的肿瘤漏检[22]。因此，我们相信 SWIG 有望成为通过硬脑膜和有限的脑实质鉴别胶质瘤的工具。其用于划定肿瘤边界和确定切除范围的效用值得深入研究。

（二）SWIG 应用于脑膜瘤研究

另一项关于 SWIG 的公开研究分析了 18 例脑膜瘤患者（13 例女性和 5 例男性）[23]。患者的平均年龄为 55 岁（年龄范围为 20—74 岁），包括 11 例凸面脑膜瘤，1 例额部矢状窦旁脑膜瘤，其余 6 例为脑室内脑膜瘤或颅底脑膜瘤（嗅沟、桥小脑角和蝶骨小翼内侧），最终病理显示 15 例 WHO Ⅰ 级、3 例 WHO Ⅱ 级。这些肿瘤的病理亚型包括 12 例上皮型、3 例间变型、1 例沙砾体型，另 2 例为缺乏或无法确定病理亚型分级。

使用 SWIG 的近红外荧光显像技术可于术中鉴定出 14/18（78%）的脑膜瘤。这些患者的肿瘤平均 SBR 为 5.6 ± 1.7。这 14 例患者中均于打开硬脑膜之前观察到了近红外信号（图 12-3）。

未显示荧光的 4 例肿瘤表现出独特的"倒置"荧光模式。在这种情况下，邻近的脑实质显示出高于肿瘤的近红外信号（SBR = 0.31 ± 0.1）。这种倒置模式与性别、WHO 分级以及既往手术史

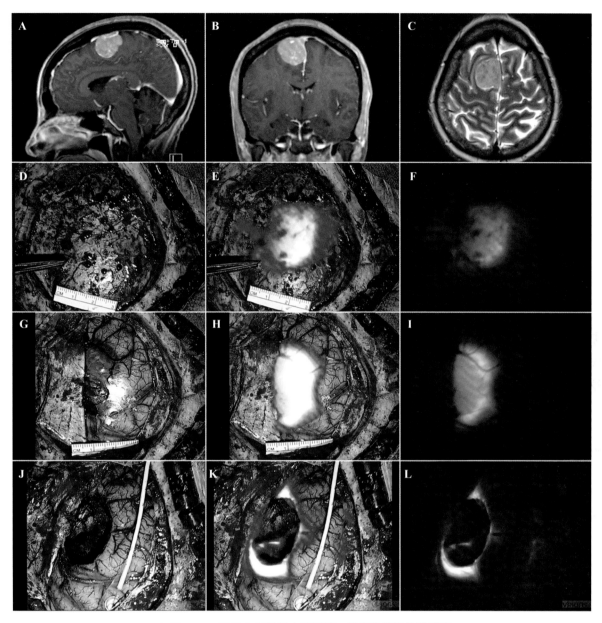

▲ 图 12-3　**SWIG 定位颅内脑膜瘤。患者均确诊为脑膜瘤**

A 至 C. 矢状位、冠状位和轴位造影后磁共振成像；D 至 F. 打开硬膜前的视图。从左到右可见光视图、融合的近红外覆盖图、仅使用近红外光线后的显像；G 至 I. 打开硬脑膜后的视图；J 至 L. 切除巨大肿瘤后的切缘

或放疗史无关。所有的倒置现象均发生于无手术史 / 放疗史、患有 WHO Ⅰ级脑膜瘤的女性。此外，通过逻辑回归的方式，不能预测经术前磁共振测量的肿瘤最大直径、年龄、肿瘤周围 T_2-Flair 信号强度、T_1 信号强度、肿瘤位置、BMI、Ki-67 和病理亚型的倒置现象。预测倒置现象的变量中，只有"从输注到成像的时间"这一组接近统计显著性（$P < 0.25$）。近红外检测结果显示，阳性患者从接受输注到肿瘤显像的平均时间为 22.4h，而 4 名有倒置现象的患者，其输注到成像的平均时间为 24.4h。这一现象可能的解释之一是，非特异性和细胞外积累的 ICG 会在一段时间后从肿瘤扩散到相邻的脑组织中。值得关注的是，这 4 例荧光倒置病例的肿瘤中，仍可检测到 ICG 的痕迹。这些肿瘤在体内表现出倒置模式，然而，当切除肿瘤并离体成像时，荧光信号

仍然明显强于周边硬脑膜。因此,这些肿瘤仍显示出 ICG 聚集现象,与此同时,体内成像时,近红外信号不足也可能是肿瘤内 ICG 饱和所致。

使用前述划定肿瘤边缘的机制,本组对 14 例肿瘤呈荧光阳性患者的 46 个标本进行了分析(表 12-2)。只使用白光观察,23 例样本被检测出阳性肿瘤组织,共 38 例呈现近红外荧光阳性。最终,28 个标本在肿瘤病理学检测中呈阳性。

研究者还对非典型脑膜瘤进行了独立分析,因为这种类型的肿瘤更有可能在边界处有肿瘤残留,且复发率更高。表 12-3 列举了从非典型(WHO Ⅱ级)脑膜瘤活检组织中提取的 20 个标本的特征。

本研究是使用 SWIG 作为检测和切除脑膜瘤的工具以来,第一项论证其实用性的工作。使用 SWIG 来确定脑膜瘤的切除范围是一项灵敏度很高的技术,但要以牺牲特异性为代价。对于高级别脑膜瘤,特异性有所提高;但在仅使用可见光的情况下,仍然不如外科医生的经验判断准确。其用于划定肿瘤边界的实用性仍值得进一步研究。

(三) SWIG 用于脑转移瘤的研究

以下数据在 2017 年美国神经外科医师协会会议上通过海报的形式发布。目前正在同行评审中,以待发表。

SWIG 可用于识别脑实质转移瘤(图 12-2)。我们分析了最初参加临床试验的 13 例患者的相关数据(男 4 例,女 9 例),这些患者年龄在 36—73 岁(平均 59 岁)之间,均表现为脑转移瘤。原发癌症的病理诊断包括肺癌($n = 4$)、黑色素瘤($n = 2$)、结肠癌($n = 2$)、乳腺癌($n = 2$)、卵巢癌($n = 1$)、肾癌($n = 1$)和食管癌($n = 1$),这些病变的平均 SBR 为 6.62 ± 1.6。与在胶质瘤分析中的发现相反,术前磁共振成像 T_1 相信号强度与脑转移瘤的术中信号强度无关。

此项分析显示在所有转移性脑癌中,黑色素瘤的信 – 背比最低。具体来说,转移性黑色素瘤在囊壁被打开之前没有任何荧光显示,作者认为这是黑色素瘤的"光吸收"物理特性造成的。

使用前述方法,本组分析了使用 SWIG 检测手术切缘残余肿瘤的能力(表 12-4)。该分析共有 39 例标本,包括 13 例主瘤体标本,仅使用可见光,其中 23 例被诊断为肿瘤阳性;与之对比,其中 27 例标本近红外荧光阳性。最终病理学结果显示这些标本中有 28 例为肿瘤组织。表 12-4 显示了诊断特征。

自进行这项分析以来,SWIG 已被成功地用于显示其他多种转移癌,包括前列腺癌、淋巴瘤、颅内孤立性纤维性肿瘤和臀肌肉瘤(未发表的数据)。本研究是使用 SWIG 作为检测和切除脑转移瘤的工具以来,第一项论证其实用性的工作。与神经胶质瘤和脑膜瘤类似,在切除转移瘤时,SWIG 用于这一手术比裸眼灵敏度高,但也

表 12-2　使用 SWIG 后脑膜瘤的诊断特征

	可见光与病理(%)	近红外与病理(%)
敏感性	82.1	96.4
特异性	100	38.9
阳性预测值	100	71.1
阴性预测值	78.3	87.5

表 12-3　使用 SWIG 后 WHO Ⅱ 级非典型脑膜瘤的诊断特征

	可见光与病理(%)	近红外与病理(%)
敏感性	81.8	90.4
特异性	100	55.6
阳性预测值	100	71.4
阴性预测值	81.8	83.3

表 12-4　使用 SWIG 后研究脑转移瘤时的诊断特征

	可见光与病理(%)	近红外与病理(%)
敏感性	82.1	96.4
特异性	90.9	27.3
阳性预测值	95.8	77.1
阴性预测值	66.7	75.0

是以牺牲特异性为代价。SWIG 似乎也成了一种通过硬脑膜和有限脑实质识别脑转移瘤的、具有实用意义的工具（图 12-2C 和 D），但其用于划定肿瘤边界与确定切除范围的实用性仍待进一步研究（图 12-2E 和 F）。

（四）SWIG 应用于其他脑肿瘤治疗

除了胶质瘤、脑膜瘤和脑转移瘤外，我们还探讨了 SWIG 在多种组织病理学方面的应用。早期未发表的研究表明，在定位不同类型的脑肿瘤时，ICG 的能力具有很大差别（表 12-5）。近红外荧光信号可以被"完美地"限制在某些类型的病变中。有时，从垂体、辐射改变和窦黏膜等正常结构中也可观察到荧光，这些正常结构在磁共振成像时部分呈高信号。在定位不同类型肿瘤时，ICG 体现出差异性，这可能归因于肿瘤的生长方式、位置和灌注方式存在差异，特别要考虑到这些区域中血脑屏障的破坏情况。

六、SWIG 的潜在优势

利用近红外信号定位脑瘤有助于术中显示肿瘤。当前的术中神经导航技术主要通过对表面标志物来启用立体定向机制。由于使用 Mayfield 头架固定头部可导致皮肤发生位移，这些通过术前磁共振成像扫描建立的体表标识易发生改变；此外，随着肿瘤切除，这些有赖于术前扫描的磁共振成像的定位技术，结果也可能不准确。

与基于磁共振成像的神经导航不同，SWIG 与实时和体内对比度增强相关。这一发现使神经外科医生具有实时评估术中肿瘤切除范围的潜力。

七、SWIG 的局限性

（一）相机增益

尽管所有用于近红外荧光显像技术的摄像系统都有不同的特点，但摄像系统的主要限制因素之一是动态自动曝光功能。在缺乏强信号的情况下，系统会增加曝光度，进而产生异常的荧光斑点，并可能导致活检结果假阳性。因此，我们认为通过优化摄像系统设置可以改善假阳性率（特异性）。

（二）特异性

ICG 是非特异性的，使用 ICG 得出的病理切片，其阳性切缘在肿瘤病理学研究中常呈现阴性，但这可能是取样错误引起的。由 Lee 等[6, 23]发表的病理学统计结果表明，这种技术对划定肿瘤边界而言敏感性较高，但特异性低。吲哚菁绿确实不受控于受体，且我们不认为 ICG 常与血浆白蛋白结合，就有使其进入胞内的必要。因此，

表 12-5　应用 SWIG 确诊的肿瘤类型

类　型	数　量
胶质瘤	44
● 胶质母细胞瘤（GBM）	34
● 其他神经胶质瘤	10
脑膜瘤	47
● WHO Ⅰ级	40
● WHO Ⅱ级	7
转移灶	30
● 黑色素瘤	4
● 肺（非小细胞肺癌和癌）	7
● 乳腺癌	4
● 结直肠	4
● 其他	11
垂体腺瘤	13
颅咽管瘤	3
脊索瘤	5
其他组织病理学	15

SWIG 是不具有特异性的染色剂。尽管存在这些局限，SWIG 作为钆剂增强的替代手段，在确定肿瘤切除范围方面具有一定价值。

（三）强化渗透性和滞留效应的学说

较早的研究表明，ICG 可以将癌症与正常组织区分开来，而不能区分癌症与炎症[11]。实际上，相关研究表明放射性坏死也呈现 ICG 阳性。ICG 不受控于相应受体，因此研究者无法在肿瘤环境中精确定位其位置。进一步了解 ICG 在脑组织中聚集的方式和原因，将更有助于有效地利用这一手段。

八、结论

总而言之，SWIG 已经成为协助肿瘤识别、切除原发性和转移性脑肿瘤的有力手段。这一技术可通过完整硬脑膜和有限的脑实质显示肿瘤。这些特征有助于在切开皮质前进行手术规划，从而最大限度地减少对正常脑组织的损伤。此外，SWIG 不依赖于立体定向成像或正常组织表面标识，具有独特优势。由于在肿瘤切除过程中存在不精确配准和脑移位等一系列变量，此技术会变得不精确。

SWIG 的优势还体现在全切肿瘤后最大限度地清理手术切缘以根治肿瘤。根据 I 期临床试验的初步结果，SWIG 在检测创面残留病灶方面比裸眼敏感性高，尽管这是以牺牲特异性为代价的。

SWIG 越来越多的研究表明该技术在术中早期和准确识别脑肿瘤方面具有广泛的应用。

参考文献

[1] Vahrmeijer AL, Hutteman M, van der Vorst JR, van de Velde CJ, Frangioni JV. Image-guided cancer surgery using near-infrared fluorescence. Nat Rev Clin Oncol. 2013; 10(9):507–518

[2] Cherrick GR, Stein SW, Leevy CM, Davidson CS. Indocyanine green: observations on its physical properties, plasma decay, and hepatic extraction. J Clin Invest. 1960; 39:592–600

[3] Reinhart MB, Huntington CR, Blair LJ, Heniford BT, Augenstein VA. Indocyanine green: historical context, current applications, and future considerations. Surg Innov. 2016; 23(2):166–175

[4] Kim EH, Cho JM, Chang JH, Kim SH, Lee KS. Application of intraoperative indocyanine green videoangiography to brain tumor surgery. Acta Neurochir (Wien). 2011; 153(7):1487–1495, discussion 1494–1495

[5] Haglund MM, Hochman DW, Spence AM, Berger MS. Enhanced optical imaging of rat gliomas and tumor margins. Neurosurgery. 1994; 35(5):930–940, discussion 940–941

[6] Lee JY, Thawani JP, Pierce J, et al. Intraoperative near-infrared optical imaging can localize gadolinium-enhancing gliomas during surgery. Neurosurgery. 2016; 79(6):856–871

[7] Singhal S, Nie S,Wang MD. Nanotechnology applications in surgical oncology. Annu Rev Med. 2010; 61:359–373

[8] Iyer AK, Khaled G, Fang J, Maeda H. Exploiting the enhanced permeability and retention effect for tumor targeting. Drug Discov Today. 2006; 11(17–18):812–818

[9] Jiang JX, Keating JJ, Jesus EM, et al. Optimization of the enhanced permeability and retention effect for near-infrared imaging of solid tumors with indocyanine green. Am J Nucl Med Mol Imaging. 2015; 5(4):390–400

[10] Xia L, Zeh R, Mizelle J, et al. Near-infrared intraoperative molecular imaging can identify metastatic lymph nodes in prostate cancer. Urology. 2017; 106: 133–138

[11] Holt D, Okusanya O, Judy R, et al. Intraoperative near-infrared imaging can distinguish cancer from normal tissue but not inflammation. PLoS One. 2014; 9(7):e103342

[12] Holt D, Parthasarathy AB, Okusanya O, et al. Intraoperative near-infrared fluorescence imaging and spectroscopy identifies residual tumor cells in wounds. J Biomed Opt. 2015; 20(7):76002

[13] Keating J, Judy R, Newton A, Singhal S. Near-infrared operating lamp for intraoperative molecular imaging of a mediastinal tumor. BMC Med Imaging. 2016; 16:15

[14] Keating J, Newton A, Venegas O, et al. Near-infrared intraoperative molecular imaging can locate metastases to the lung. Ann Thorac Surg. 2017; 103(2): 390–398

[15] Keating J, Tchou J, Okusanya O, et al. Identification of breast cancer margins using intraoperative near-infrared imaging. J Surg Oncol. 2016; 113(5):508–514

[16] Keating JJ, Kennedy GT, Singhal S. Identification of a subcentimeter pulmonary adenocarcinoma using intraoperative near-infrared imaging during video-assisted thoracoscopic surgery. J Thorac Cardiovasc Surg. 2015; 149(3):e51–e53

[17] Keating JJ, Nims S, Venegas O, et al. Intraoperative imaging identifies thymoma margins following neoadjuvant chemotherapy. Oncotarget. 2016; 7 (3):3059–3067

[18] Madajewski B, Judy BF, Mouchli A, et al. Intraoperative near-infrared imaging of surgical wounds after tumor resections can detect residual disease. Clin Cancer Res. 2012; 18(20):5741–5751

[19] Newton AD, Kennedy GT, Predina JD, Low PS, Singhal S. Intraoperative molecular imaging to identify lung adenocarcinomas. J Thorac Dis. 2016; 8 suppl 9:S697–S704

[20] Okusanya OT, Holt D, Heitjan D, et al. Intraoperative near-infrared imaging can identify pulmonary nodules. Ann Thorac Surg. 2014; 98(4):1223–1230

[21] Xia L, Venegas OG, Predina JD, Singhal S, Guzzo TJ. Intraoperative molecular imaging for post-chemotherapy robot-assisted laparoscopic resection of seminoma metastasis: a case report. Clin Genitourin Cancer. 2017; 15(1): e61–e64

[22] Yano H, Nakayama N, Ohe N, Miwa K, Shinoda J, Iwama T. Pathological analysis of the surgical margins of resected glioblastomas excised using photodynamic visualization with both 5-aminolevulinic acid and fluorescein sodium. J Neurooncol. 2017; 133(2):389–397

[23] Lee JY, et al. Near-infrared fluorescent image-guided surgery for intracranial meningioma. J Neurosurg. 2018; 128:380–390

第 13 章 用于术中肿瘤可视化的靶向烷基磷酸胆碱类似物

Cancer-Targeted Alkylphosphocholine Analogs for Intraoperative Visualization

Ray R. Zhang　Paul A. Clark　Jamey P. Weichert　John S. Kuo　著

黄　蒙　译

袁　健　校

摘要： 近 10 年进行的肿瘤靶向荧光团及其搭配的探测仪器相关临床试验，致力于提升肿瘤手术切除预后及生存。荧光引导手术（FGS）的迅速发展将革新外科手术的操作方式。烷基磷酸胆碱（APC）类似物是一类多功能小分子基团，其可与其他不同成分相结合以实现肿瘤靶向诊断性成像及治疗。肿瘤细胞内通常过表达脂筏，而 APCs 可通过脂筏介导的选择性摄取这一独特机制在多种类型的肿瘤中发挥作用，并且由于肿瘤细胞分解代谢降低，其滞留时间被延长。数种 APC 试剂正处于临床试验阶段，其中荧光性 APC 类似物 1501 和 1502 成功地在多种原位异种移植小鼠模型中表现出了选择性摄取及滞留，其中包括了人多形性胶质母细胞瘤（GBM）干细胞起源的原位模型。类似物 1501 携带有绿色荧光 BODIPY 标记以便于进行细胞亚定位研究，而 1502 携带有近红外荧光 IR-775 标记，被证实在多种肿瘤类型的临床前小鼠模型中具备较高的肿瘤 - 正常组织对比度，可应用于荧光引导下手术。PET/ 荧光双标记的 APC 类似物也被成功合成并证实有效，这类物质可帮助我们更好地理解这一新的荧光模式。目前已有数种包含不同诊断及治疗性功能基团的 APC 衍生物及全套设备，这些 APC 衍生物可通过同一机制靶向定位肿瘤。这些设备可协助我们对多种类型的肿瘤进行术前成像、术中切除、术后辅助治疗及随访，改善患者的预后。

关键词： 烷基磷酸胆碱类似物；荧光引导下手术；标记荧光团；近红外荧光团；多形性胶质母细胞瘤；肿瘤外科

一、概述

手术切除仍是肿瘤的基本治疗方式，而且肿瘤切除范围影响病人的生存预后[1-3]。对于大多数肿瘤而言，与实现完全切除和肿瘤切缘阴性的患者相比，镜下残留及肿瘤切缘阳性会导致患者肿瘤复发及长期生存期的显著缩短[4-7]。对于大脑恶性肿瘤，实现完全手术切除（GTR）的患者比次全切除的患者具有更长的长期生存期（高级别胶质瘤：13 个月 vs 8 个月；低级别胶质瘤：15 年 vs 9.9 年）[4,5,8]。此外，据报道高达 65% 的高级别胶质瘤切除术为镜下切缘阳性，更加突显了进一步在术中区分恶性和非恶性组织的必要性[8]。同时，相比于完全切除，阳性切缘意味着复发率增高及预后变差，而过度切除又将损害邻近重要组织，造成术后神经功能不良[2,3]。荧光引导下手术能够通过提供实时且可重叠的视野来区分良恶性组织，从而实现更理想的肿瘤切缘，提升手术患者神经功能预后。

传统上来说，术者在术中通过触感及视觉上的组织差异等主观判断来区分肿瘤组织及邻近正常组织。肿瘤成像技术的进步正辅助术者在术中将肿瘤可视化。包括超声、荧光、CT 和 MRI 在内的多种术中手段均已被用于促进肿瘤的切除。这些手段能够在术中提供更多异常病灶、邻近重要结构及组织移位的解剖定位相关信息。然而，这些术中的成像技术依赖于异常灌注或组织一致性等一般特征，缺乏肿瘤特异性，对比敏感度有限，而且仅仅提供与肉眼所见手术腔不同且不可叠加的视野。荧光成像具有多个有益于临床应用的良好特性，其中包括可叠加视野的实时检测功能，丰富的肿瘤标记荧光选择，临床上已有使用探针的优良安全记录[9-12]，不存在电离辐射暴露，成本更低，与其他成像技术相比有更高的检测灵敏度及更加轻便的检测设备[13-16]。重要的是，荧光团可与多种不同靶向分子结合，从而实现在多种肿瘤类型中的应用。

荧光引导成像通常包括肿瘤特异性荧光团的给药，并在其最佳时间点来激发及探测其荧光信号来实现对比。近红外荧光团激发和发射频谱位于近红外波长范围内（700~900nm），与其他短波长的荧光团相比，具有更强的穿透能力和更低的体内背景。近红外荧光团因其优良特性和良好对比度而备受关注[17,18]。

二、荧光性烷基磷酸胆碱类似物 1501、1502

Weichert 等近期合成了术中显现肿瘤边缘的荧光性烷基磷酸胆碱（APCs，小分子平台试剂）类似物，从而增加了可用于肿瘤成像的 APC 成员。2014 年，Weichert 等报道了 APC 类似物，一种全新的可合成的磷脂醚类小分子物质用于 PET 成像和靶向放疗。这些 APC 类似物在超过 60 种临床前肿瘤模型和早期人体临床研究中展现出了广谱肿瘤靶向潜能[19]。经过大量构效关系的研究，NM404 从 30 种相关的磷酯醚类和 APC 类化合物中脱颖而出[20]。PET 化合物 ^{124}I-NM404 可用于肿瘤无创性定位及分期，而带有放射性同位素的 ^{131}I-NM404 则可用于肿瘤靶向治疗（图 13-1）[19,21,22]。鉴于 NM404 巨大的肿瘤靶向潜能，研究者通过用不同的荧光团标记其同一个 APC- 靶向骨架从而得到了两种荧光性 APC 类似物（1501 和 1502）（图 13-1）。1501 携带有绿色荧光性 BODIPY 标记，可用于亚细胞定位研究，而 1502 携带有近红外荧光团 IR-775，被证实可应用于多种临床前小鼠肿瘤模型的荧光引导下手术中。其他多种 APC 类似物也被合成并测试应用于多种模式的肿瘤成像及治疗中。

关于 1501 的亚细胞定位研究有助于我们理解 APC 所具有的肿瘤特异性的原理[19]。与正常细胞共培养时，肿瘤细胞可比成纤维细胞摄取更多的 1501。而与在其他 APC 类似物中的发现类似，在添加 1501 前干扰细胞膜脂筏中的甲

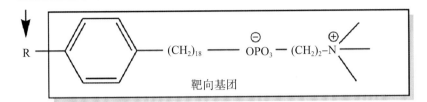

成像 / 治疗基团

靶向基团

不同基团（R）：

^{124}I 用于诊断性 PET

^{124}I 和 IR–775 用于 PET/NIRF 成像

^{131}I 用于靶向放疗

BODIPY 用于细胞内定位

IR–775 用于术中检测

◀ 图 13-1　应用于肿瘤多模成像与治疗的 APC 类似物

APC 类似物由磷酸胆碱头部、C18 烷基链和芳香环组成，而三者一起构成了靶向基团以及成像 / 治疗基团。其中 ^{124}I 可用于 PET 成像，^{131}I 可用于靶向放疗，荧光团 BODIPY 被用于细胞内定位以及机制研究，而荧光团 IR-775 则被用于近红外成像。其他成像 / 治疗基团也可被添加至 APC 靶向骨架用于肿瘤多模成像和治疗

基 –β– 环糊精可显著降低 1501 的摄取及荧光强度，其下降幅度超过 60%。这些关键研究提示肿瘤细胞内存在细胞膜脂筏介导的 APC 选择性摄取，而很多团队都曾报道肿瘤细胞可过表达脂筏[23-25]。这些研究结果与在其他多种 APC 类似物上所得到的是一致的。

在一个横向对比荧光性物质 1501，1502 及 5-ALA 特性的研究中，1501 和 1502 都在小鼠异种移植 GBM 模型中表现出了极高的肿瘤 – 正常脑组织对比度，具体分别为 7.23 和 9.28。而且 1502 的肿瘤 – 正常脑组织对比度（9.28）显著高于 5-ALA（4.81）（图 13-2）[26]。5-ALA 已在世界范围内被应用于临床，并且最近在美国被批准用于 GBM 的荧光下引导手术，而 1502 能比 5-ALA 提供更好的对比度。将原位异种 GBM 小鼠模型以 1501 处理后，流式细胞分析显示肿瘤细胞中 1501 的荧光信号比周围正常脑组织细胞的背景信号高 14.8 倍（图 13-3）[26]。肿瘤切缘的组织学分析也显示 1501 的荧光信号存在于肿瘤内，未超出肿瘤边缘。这些研究体现了 1501 和 1502 对于 GBM 的特异性，以及 1502 可作为高敏感度的术中荧光试剂的巨大潜能。

在其他的研究中，在结肠及乳腺腺癌的异种移植动物模型中对于 1502 的摄取高于腺瘤及周围正常组织[27, 28]。1502 还能检测到腺癌周围局部异常增生的淋巴结，这对于结肠癌及乳腺癌分

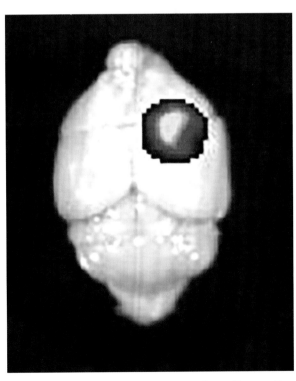

▲ 图 13-2　利用近红外烷基磷酸胆碱类似物 1502 获得的小鼠大脑内 U87 原位胶质母细胞瘤荧光成像

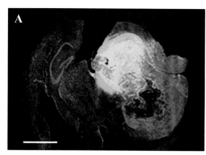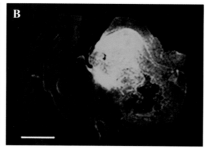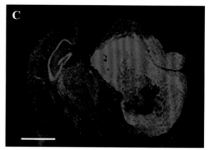

▲ 图 13-3　GBM 干细胞起源的异种移植物中 1501 成像和 ToPro3 细胞核染色的共聚焦显微成像

在原位胶质瘤干细胞异种移植脑切片上覆盖 1501 和 ToPro 荧光（A）、1501 荧光（B）和 ToPro3 核染色（C）

期及预后都十分重要。此外，在向乳腺癌小鼠模型血液中注射 1502 约 1.5d 后，其肿瘤及局部淋巴结荧光强度甚至更高。利用 ^{131}I 同位素标记的 ^{131}I–NM404 可以在单光子放射 CT 中检测到结肠癌患者的肺部转移，表明 APC 类似物可用于局部以及转移性疾病的多模性成像及其分期 [28]。

三、烷基磷酸胆碱的作用机制

APC 类似物是一类新兴的具有多种不同类型恶性肿瘤靶向的小分子类物质 [19]，其通过癌组织特异性摄取和癌细胞内滞留两部分机制来发挥作用。APCs 通过脂筏被摄取，而脂筏是细胞质膜的区域化结构，其中包含高浓度的胆固醇、鞘糖脂和多种参与信号转导和细胞黏合的重要跨膜蛋白 [19, 29]。据报道，癌细胞及癌症干细胞均过表达脂筏水平 [23]。被摄入后，这些合成的 APC 化合物可因为癌症细胞代谢酶的缺失而滞留在细胞内。目前仍不清楚哪一种酶或亚型参与了这些分子的代谢 [30, 31]。但是，APC 化合物和相关结构类似物中的磷酸 – 碳骨架酯键在癌细胞中的裂解更加缓慢。

APC 类似物的广谱肿瘤靶向能力甚至可在添加更大体积的诊断性成像和治疗基团后仍得到保留。用 BODIPY 或者氰色荧光团 IR–775 替换碘原子不会影响其广谱肿瘤靶向能力 [21, 26]。下一代 APC 类似物的后续合成、试验和验证将进一步扩宽这一类小分子肿瘤靶向物质的诊断及治疗应用。APC 类似物另一突出优势是其对于肿瘤的高阳性特异度，以及可显著避开炎性病灶的能力 [19]。其他的成像和治疗试剂常与炎性病灶交叉反应而出现假阳性信号，因而降低了其诊断准确度和治疗效果 [32]。

虽然这些 APC 类似物在多种类型肿瘤中摄取的动力学特性均一致，但不同 APC 类似物之间却稍有差别。荧光性化合物 1501 和 1502 在给药 1h 后即可被检测到，通常在 24～48h 内到达峰值。将这些化合物与不同的血液成分结合的研究正在进行中，这些研究可帮助我们理解功能基团对于与血浆蛋白的结合以及摄入排出的动力学的影响。

四、利用双重标记的碘代 – 1502 类似物进行多模成像

不同成像模式具有各自特有的优点及局限性，因此联合多种成像模式就成了一种可能的解决方法：通过两种成像模式的协同作用来克服单一模式的局限性。荧光团与放射性追踪剂结合，能够具有定量检测、无限探测深度、高空间分辨率以及适合体内功能性分子成像等多种潜在优势。利用 PET 作为定量的金标准，能够实现近红外荧光成像模式的细致显像。此外，荧光的总体表现可因为一些因素而变得复杂化，如组织内高

浓度时荧光淬灭、荧光团在体内时及长期成像的稳定性。目前近红外荧光成像仍处于初期发展阶段，关于其定量以及局限性的研究仍非常少，因此这种双重标记的化合物所能提供的信息将非常新颖有趣。

具有 NIRF 及 PET 双模式成像试剂能够检测到非浅表的肿瘤及转移，极大拓宽了其未来的临床适应证。这类试剂同时也能做到初步定位这些病灶以协助诊断及分期，甚至在某些情况下无须 PET/CT 以外的成像便可协助肿瘤病灶的切除。此外，相同的药代动力学、生物分布及毒性特征极大地简化了双重标记 APC 试剂的管理以及使用。正因为这些潜在优势，双模成像技术不仅能协助研究和理解 NIRF 的局限性，同时也能促进具有克服 NIRF 缺点能力的试剂的研发，为多模成像性 APC 类似物在未来临床应用中争取到一席之地（表 13–1）。

双重标记化合物碘代 –1502 是通过在 1502 的苯环上以一个碘原子取代氢原子，通过合成、纯化以及放射性标记得到的。初期实验成功地用碘代 –1502 实现了小鼠异种移植皮下肿瘤的靶向标记。在 U87 起源的 GBM 皮下肿瘤模型中，荧光和 PET 信号都能在予以碘代 –1502 后的 48h 后被探测到（图 13–4）。胶质瘤干细胞来源的原位异种移植模型成像也证实了在脑肿瘤中荧光及 PET 的活性（图 13–5）。这些前期的体内试验结果证实在 APC 类似物的苯环结构上添加碘原子不会显著影响其在体内的肿瘤靶向能力及药代动

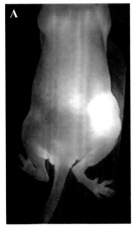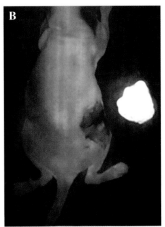

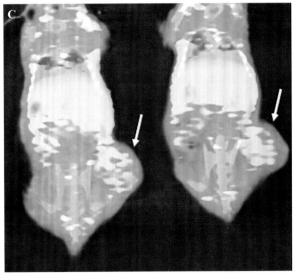

▲ 图 13-4　U87 胶质母细胞瘤皮下异种移植物中利用碘代 -1502 的荧光及 PET 成像

A 和 B 分别为携带有碘代 -1502 的 U87 皮下肿瘤切除前及切除后的荧光成像；C. U87 皮下肿瘤的 PET/CT 成像显示了皮下肿瘤的 PET 活性，图中以白箭标出

力学。上述试验说明利用双重标记 APC 类似物碘代 –1502 研究近红外成像荧光试剂是可行的。

这些理论研究证明了将 PET 及 NIRF 结合在同一化合物上用于肿瘤的协同诊断性检测的可行性。下一步关于碘代 –1502 的定量研究将会着重于解决 NIRF 成像模式的一些关键缺点。通过深入发掘荧光团的独特性质（如极高浓度下的淬灭），可以帮助我们进一步理解将这些荧光科技应用于临床的可行性及禁忌。而且，NIRF 和 PET 的双重标记物质可以克服 NIRF 成像模式深层穿透力不足以及缺乏定量手段的缺点，从而达

表 13–1　将 PET 和近红外荧光成像（NIRF）合并为一个类似物能够克服 NIRF 成像的关键不足：定量及深层穿透

优　势	NIRF	PET	NIRF/PET
灵敏度	×	×	×
实时检测	×		×
定量		×	
深层穿透		×	×

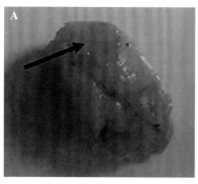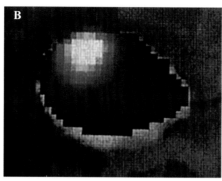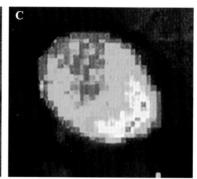

▲ 图 13-5　标记有碘代 -1502 的 GBM 干细胞原位模型的荧光及 Cherenkov 成像

标记有双模碘代 -1502 的 GBM 干细胞原位肿瘤在体外释放的白光（A）、荧光（B）及由 ^{124}I 衰变产生的 Cherenkov 光（C）

到更高的诊断精度，实现深层肿瘤和淋巴结的定位以及分期。随着荧光引导下手术被接受度及规范化的提高，合理的肿瘤 / 背景信号的阈值设定将有利于区分肿瘤与其邻近重要组织，在不牺牲患者功能的前提下实现最大限度的手术切除。双重标记类似物的发明能够帮助我们更好地理解如何区分肿瘤与正常组织。

五、其他用于肿瘤个体化诊断及治疗的 APC 类似物

有多个 APC 类似物可被用于多模成像以及治疗。携带有放射性同位素的 ^{124}I-NM404 和 ^{131}I-NM404 分别用于无创性 PET 成像以及靶向放疗[21]。目前，NM404 参与了大量的临床试验以评估其在几种不同肿瘤中的应用。1502 被用于多种癌性组织的荧光引导下手术检测。未来的 APC 类似物将会进一步丰富这些化合物用于多模成像、靶向治疗包括肿瘤靶向 MRI 的能力。

由于所有 APC 类似物具有相同的摄取机制，这一类具有协助诊断及治疗能力的化合物能在一定程度上为处于各个分期的患者治疗提供协作效果。以 1 名肿瘤患者为例说明这些多模成像物质具有的优势：^{124}I-NM404 在初始阶段用于全身给药以协助疾病初期肿瘤病灶的评估及分期。1502 可参与荧光引导下手术以实现肿瘤最大范围的

安全切除。术后 APC PET 成像示踪剂的摄入可用于靶向放疗试剂 ^{131}I-NM404 的个体化剂量计算。随访过程中 APC PET 可以检测肿瘤是否复发，进一步加强患者治疗。如上述例子所述，由于 APC 独特的肿瘤靶向机制，磷脂醚类类似物的协同作用可被用于临床肿瘤治疗的多个阶段，以达到效率最大化同时降低患者手术及放疗的并发症。多模成像技术已经得到了大力发展，APC 类似物的治疗潜能也得到了发掘，从而能够成功应用于 PET 成像、荧光引导下手术以及靶向放疗，而下一代具有更高多模肿瘤成像潜能的 APC 类似物的研发和试验也正在进行中。

六、总结与未来发展方向

作为新一代近红外标记的 APC 类似物，1502 的激发和发射波长位于近红外范围内，所以其比 1501 和 5-ALA 具有更高的组织穿透能力和更好的肿瘤 / 正常组织对比度。更重要的是，1502 是一个广谱肿瘤靶向性物质，有希望大力提高多种肿瘤的手术切除程度。1502 已经通过 GBM、乳腺癌、结肠癌等多种肿瘤模型的试验，而其 PET 标记类似物 ^{124}I-NM404 已经通过 60 多种临床前肿瘤模型的试验并正处于临床试验中。

小分子 APC 合成的低难度和低成本使得其与其他更大分子量的载体相比具有几个显著优

势，如与抗体相比，其具有在肿瘤细胞内更好的扩散能力、更高的摄入量及更长时间的滞留。除此以外，各种肿瘤几乎都能摄取 APC。目前对于 APC 类肿瘤选择性摄取和滞留机制的研究也许能启发我们找到新的肿瘤靶向策略和药物。

最后，目前有多种 APC 类似物可被用于肿瘤多模成像和治疗。鉴于 APC 类似物具有相同的摄取机制，这一类具有协助诊断和治疗能力的化合物可在一定程度上应用于各个不同分期的肿瘤治疗。一部分 APC 类似物的临床试验正在进行中，而更多 APC 类似物在被研究应用于多模成像和治疗。适用于肿瘤靶向磁共振成像的 APC 类似物和携带有其他放射性同位素用于靶向放疗的 APC 类似物目前正在研发和试验中。这些试剂后续的合成、试验和验证有希望在未来为多个类型肿瘤的诊断成像和治疗提供更加个体化和多模态的策略手段。

七、处于临床试验阶段的肿瘤选择性荧光团

近 10 年来荧光引导手术已经取得了飞速的发展。5-ALA 早在 10 年前就已在欧洲和日本通过批准用于 GBM 的荧光引导手术，而最近在成功通过Ⅲ期试验后，5-ALA 在美国也获得了批准。随着亮度更高、组织穿透力更强的荧光团以及具有肿瘤特异性的靶向配体的出现，FGS 领域也出现了具有更高特异性和更好肿瘤 / 背景对比度的临床试验。这些全新的靶向荧光团是在基于氰色荧光团的基础上合成的，其激发和释放波长位于近红外区域（700～900nm）。IRDye-800CW（Li-COR, Lincoln, NE）已经成功上市，其安全性高，结合方便，与其前一代氰绿荧光团光谱重叠，因此可应用于目前已有的临床检测设备，是目前最受欢迎的氰色荧光团。

这些肿瘤靶向试剂的适应证已经从 GBM 扩展到了其他肿瘤类型。科学家和医生筛选出了一批具有高靶向性和高表达的肿瘤亚型作为荧光引导手术的候选对象，其中包括表达血管内皮生长因子的乳腺癌、结肠癌、直肠癌和食管癌，表达前列腺癌特异性抗原（PSMA）的前列腺癌，表达碳酸酐酶 9 的肾细胞癌及叶酸受体阳性的癌。用于靶向治疗这些癌症的手段包括抗体（贝伐单抗、西妥昔单抗）、小分子多肽（PSMA）和其他小分子化合物（叶酸）。此外，由于某些荧光会出现淬灭，临床试验的新策略是激活存在于肿瘤微环境中被酶裂解的"可激活"荧光团。这些新策略可显著增强肿瘤 / 背景对比度，从而提高了肿瘤探测的灵敏度。将多模成像试剂应用于肾细胞癌的临床研究目前也在进行中。

随着荧光引导手术进入临床试验，用于检测这些荧光的设备也在同步研发中。随着具有更好性能的荧光团出现，这些荧光团与以往的光谱不重叠，所以目前的检测设备也必须更新换代。同时取得靶向荧光团和其对应的成像设备的批准将会是一大挑战，因为这样会产生监管壁垒，而像 FDA 这样的监管机构可能会要求将靶向荧光团和其检测设备相匹配成为组合产品。为了促进新型靶向试剂从临床前向临床转化，FDA 已经批准了探索性研究新药（eIND）程序，允许成像试剂在成本高耗时长的 IND 程序之前，在 10～15 位患者身上以低药物剂量进行试验以检测其可行性。目前数个靶向荧光团的全新临床试验已启动了 eIND 程序。

参考文献

[1] Zhang RR, Schroeder AB, Grudzinski JJ, et al. Beyond the margins: real-time detection of cancer using targeted fluorophores. Nat Rev Clin Oncol. 2017; 14 (6):347–364
[2] Rosenthal EL, Warram JM, de Boer E, et al. Successful translation of fluorescence navigation during oncologic surgery: a consensus report. J Nucl Med. 2016; 57(1):144–150
[3] Rosenthal EL, Warram JM, Bland KI, Zinn KR. The status of contemporary image-guided modalities in oncologic surgery. Ann Surg. 2015; 261(1):46–55
[4] McGirt MJ, Chaichana KL, Gathinji M, et al. Independent association of extent of resection with survival in patients with malignant brain astrocytoma. J Neurosurg. 2009; 110(1):156–162

[5] McGirt MJ, Chaichana KL, Attenello FJ, et al. Extent of surgical resection is independently associated with survival in patients with hemispheric infiltrating low-grade gliomas. Neurosurgery. 2008; 63(4):700–707, author reply 707–708

[6] Yossepowitch O, Briganti A, Eastham JA, et al. Positive surgical margins after radical prostatectomy: a systematic review and contemporary update. Eur Urol. 2014; 65(2):303–313

[7] McMahon J, O'Brien CJ, Pathak I, et al. Influence of condition of surgical margins on local recurrence and disease-specific survival in oral and oropharyngeal cancer. Br J Oral Maxillofac Surg. 2003; 41(4):224–231

[8] Stummer W, Pichlmeier U, Meinel T, Wiestler OD, Zanella F, Reulen HJ, ALAGlioma Study Group. Fluorescence-guided surgery with 5-aminolevulinic acid for resection of malignant glioma: a randomised controlled multicentre phase III trial. Lancet Oncol. 2006; 7(5):392–401

[9] Hope-Ross M, Yannuzzi LA, Gragoudas ES, et al. Adverse reactions due to indocyanine green. Ophthalmology. 1994; 101(3):529–533

[10] Marshall MV, Draney D, Sevick-Muraca EM, Olive DM. Single-dose intravenous toxicity study of IRDye 800CW in Sprague-Dawley rats. Mol Imaging Biol. 2010; 12(6):583–594

[11] Marshall MV, Rasmussen JC, Tan IC, et al. Near- infrared fluorescence imaging in humans with indocyanine green: a review and update. Open Surg Oncol J. 2010; 2(2):12–25

[12] Obana A, Miki T, Hayashi K, et al. Survey of complications of indocyanine green angiography in Japan. Am J Ophthalmol. 1994; 118(6):749–753

[13] Zhu B, Sevick-Muraca EM. A review of performance of near-infrared fluorescence imaging devices used in clinical studies. Br J Radiol. 2015; 88 (1045):20140547

[14] Mondal SB, Gao S, Zhu N, Liang R, Gruev V, Achilefu S. Real-time fluorescence image-guided oncologic surgery. Adv Cancer Res. 2014; 124:171–211

[15] Nguyen QT, Tsien RY. Fluorescence-guided surgery with live molecular navigation–a new cutting edge. Nat Rev Cancer. 2013; 13(9):653–662

[16] Hong G, Antaris AL, Dai H. Near-infrared fluorophores for biomedical imaging. Nature Biomedical Engineering. 2017; 1:10

[17] Frangioni JV. In vivo near-infrared fluorescence imaging. Curr Opin Chem Biol. 2003; 7(5):626–634

[18] Vahrmeijer AL, Hutteman M, van der Vorst JR, van de Velde CJ, Frangioni JV. Image-guided cancer surgery using near-infrared fluorescence. Nat Rev Clin Oncol. 2013; 10(9):507–518

[19] Weichert JP, Clark PA, Kandela IK, et al. Alkylphosphocholine analogs for broad-spectrum cancer imaging and therapy. Sci Transl Med. 2014;

6(240): 240ra75

[20] Pinchuk AN, Rampy MA, Longino MA, et al. Synthesis and structure-activity relationship effects on the tumor avidity of radioiodinated phospholipid ether analogues. J Med Chem. 2006; 49(7):2155–2165

[21] Zhang RR, Swanson KI, Hall LT, Weichert JP, Kuo JS. Diapeutic cancertargeting alkylphosphocholine analogs may advance management of brain malignancies. CNS Oncol. 2016; 5(4):223–231

[22] Grudzinski JJ, Titz B, Kozak K, et al. A phase 1 study of 131I-CLR1404 in patients with relapsed or refractory advanced solid tumors: dosimetry, biodistribution, pharmacokinetics, and safety. PLoS One. 2014; 9(11):e111652

[23] Mollinedo F, Gajate C. Lipid rafts as major platforms for signaling regulation in cancer. Adv Biol Regul. 2015; 57:130–146

[24] Gajate C, Mollinedo F. Edelfosine and perifosine induce selective apoptosis in multiple myeloma by recruitment of death receptors and downstream signaling molecules into lipid rafts. Blood. 2007; 109(2):711–719

[25] Gajate C, Mollinedo F. The antitumor ether lipid ET-18-OCH(3) induces apoptosis through translocation and capping of Fas/CD95 into membrane rafts in human leukemic cells. Blood. 2001; 98(13):3860–3863

[26] Swanson KI, Clark PA, Zhang RR, et al. Fluorescent cancer-selective alkylphosphocholine analogs for intraoperative glioma detection. Neurosurgery. 2015; 76(2):115–123, discussion 123–124

[27] Korb ML, Warram JM, Grudzinski J, Weichert J, Jeffery J, Rosenthal EL. Breast cancer imaging using the near-infrared fluorescent agent, CLR1502. Mol Imaging. 2014; 13:1–9

[28] Deming DA, Maher ME, Leystra AA, et al. Phospholipid ether analogs for the detection of colorectal tumors. PLoS One. 2014; 9(10):e109668

[29] Hilgard P, Klenner T, Stekar J, Unger C. Alkylphosphocholines: a new class of membrane-active anticancer agents. Cancer Chemother Pharmacol. 1993; 32 (2):90–95

[30] Snyder F, Blank M, Morris HP. Occurrence and nature of O-alkyl and O-alk-1- enyl moieties of glycerol in lipids of Morris transplanted hepatomas and normal rat liver. Biochimica et Biophysica Acta. 1969; 176:502–510

[31] Snyder F, Wood R. The occurrence and metabolism of alkyl and alk-1-enyl ethers of glycerol in transplantable rat and mouse tumors. Cancer Res. 1968; 28(5):972–978

[32] Chao ST, Suh JH, Raja S, Lee S-Y, Barnett G. The sensitivity and specificity of FDG PET in distinguishing recurrent brain tumor from radionecrosis in patients treated with stereotactic radiosurgery. Int J Cancer. 2001; 96(3):191–197

第 14 章　Tozuleristide 荧光引导手术在脑肿瘤中的应用

Tozuleristide Fluorescence–Guided Surgery of Brain Tumors

Harish Babu　Dennis M. Miller　Julia E. Parrish–Novak　David Scott Kittle　Pramod Butte　Adam N. Mamelak **著**

李　洋 **译**

刘　庆 **校**

摘要： Tozuleristide 是一种近红外（NIR）肿瘤靶向分子。该分子由肿瘤靶向性多肽蝎氯毒素与近红外荧光染料吲哚菁绿所组成。Tozuleristide 已被证实可与包括高级别胶质瘤、低级别胶质瘤在内的多种脑肿瘤紧密结合。该药物已在多项人体 I 期试验中进行了测试，未发现明显毒性或副作用。现阶段，Tozuleristide 荧光引导胶质瘤切除的能力仍有待检测。最新的高灵敏近红外成像设备 [同步红外成像系统（SIRIS）] 可检测脑中特异性靶向作用于肿瘤的 Tozuleristide 所产生的低水平 NIR 光。I 期临床试验已证实该药物可被稳定吸收，有助于区分肿瘤与正常脑组织。药物与设备联合使用亦能更好地被外科医生所接受。本章主要叙述 Tozuleristide 及相关设备在胶质瘤临床前及临床治疗中的经验。

关键词： 荧光；近红外；肿瘤特异性；术中；影像学；蝎氯毒素；Tozuleristide；胶质瘤；影像学设备；手术

一、概述

美国每年实施约 2 5000 例脑肿瘤切除或活检手术。诸多研究证实，肿瘤切除程度是决定患者术后生存率的最重要独立因素[1,2]。鉴于胶质瘤的侵袭性及其沿脑内皮质、皮质下结构扩散的特征，最大程度切除肿瘤并防止周围脑实质损伤受到诸多局限。胶质瘤复发部位常位于肿瘤切除边缘，扩大肿瘤切除范围可最大程度控制肿瘤，提升患者术后生存率及生活质量。目前，术者主要通过手术显微镜直视肿瘤，主观地判断肿瘤边界，但该方法不容易鉴别肿瘤沉积物。基于 MRI 的无框架神经导航有助于评估肿瘤边界，但是手术切除肿瘤可导致"大脑移位"[3]，使导航准确性受到影响。诸多先进技术如共聚焦显微镜[4]、磁共振波谱、时间分辨荧光光谱[5]、拉曼光谱学[6,7]等目前仍仅限于科学研究。

影像学技术可分为未处理组织（内源性对照）显影和外源性造影剂给药显影两类。内源性对照可通过改变自发荧光、红外反射率、拉曼散射和微米级层析细胞结构来实现。外源性造影剂可提高病理组织与正常组织间的对比度。荧光引导神经外科手术所需的造影剂要求不仅可特异性靶向作用于胶质瘤组织，而且要求该靶向作用可在病人体内实现，而不是切除后的组织中。影像学技术与荧光染料的同步发展产生了一项强有力的工具，使得外科医生能更容易辨认并切除肿瘤，同时保护正常脑组织。荧光染料标记的探针具有独特的分子靶标，能在术中实时分辨胶质瘤及邻近正常脑组织细胞边缘。荧光引导手术（FGS）技术革新了胶质瘤的手术治疗，使得术者能更好地确定肿瘤边缘和扩大肿瘤切除范围。

二、荧光引导胶质瘤手术造影剂

在脑肿瘤内产生可引导肿瘤切除的荧光信号主要有三种方法：①被动标记常用于血脑屏障受损时，外源性造影剂可在肿瘤位置累积 [如荧光素，吲哚菁绿（ICG）等]；②代谢 – 内源性造影剂被内化、代谢并在肿瘤细胞内累积 [如 5- 氨基乙酰丙酸（5-ALA）]；③分子靶向造影剂能锚定肿瘤细胞表面的分子或被内化进入肿瘤细胞内 [如蝎氯毒素（CTX）]。

本章主要关注 Tozuleristide 独有的影像学特性。Tozuleristide 是一种有望用于荧光引导手术的肿瘤特异性荧光探针，对于影像学设备成像不可或缺。使用其他荧光造影剂切除肿瘤的方法，如 5- 氨基乙酰丙酸或非结合荧光集团（如荧光素钠和吲哚菁绿）将在本书其他章节讨论。

三、近红外成像在荧光引导手术中的优势

相比于在紫外线或可见光范围内产生荧光的造影剂，近红外光范围内产生荧光（NIR；

700～1000nm 的激发和发射范围）的荧光探针具有诸多独有的优点，主要包括发生光中散射少，组织自发荧光低，良好的入射光子穿透性。较可见光或紫外线波长范围，近红外光谱发射光能更好地直视深部结构。该光谱窗口不会受水、血红蛋白、脱氧血红蛋白等产生的自发荧光的干扰，使得其成为一种可在活体组织中产生荧光影像的理想材料。某些 NIR 荧光基团是可购买的，包括 ICG，IRDye800（Licor），Alexa800 和 Cy5.5。目前只有 ICG 被美国食品药品管理局（FDA）批准用于人类的临床治疗。ICG 在人体组织内最大激发光为 780nm，发射光为 805～825nm。ICG 荧光血管造影已应用于血管外科手术中辨别并确认血管完整性。肿瘤诱导血管生成并形成血管生成热点。利用肿瘤该特征，ICG 荧光造影能观察到血管生成热点。ICG 染料可通过其较强的渗透及滞留效应（EPR）在胶质瘤内累积。该累积效应可被大多数胶质瘤内的低氧环境 [8] 所增强。有研究已表明钆强化和 ICG 之间直接相关 [8]。近期更进一步发现术中荧光强度与肿瘤细胞数量成正比 [9]。与其他类型非特异性荧光基团相似，ICG 的荧光检测在高级别胶质瘤中显影效果良好，但在低级别胶质瘤中荧光缺失。ICG 荧光检测证明在脑膜瘤中亦有效果 [10]。

四、靶向荧光

靶向荧光通过荧光基团与肿瘤细胞的配体共价结合产生荧光信号，并借此引导肿瘤切除。如组织蛋白酶激活的肿瘤配体与 ICG 耦联 [11, 12]，近红外荧光烷基磷酸胆碱类似物 [13]，改良的整联蛋白受体与近红外染料耦联 [14, 15]。荧光信号由肿瘤细胞特异性产生，使得该策略极具吸引力。从理论上讲，该特异性可以更好地帮助确定肿瘤边缘和肿瘤浸润区域，同时避免切除相邻的脑组织。为了获得更高的特异性，靶向荧光信号的亮度通常比游离、未结合的荧光基团（如 ICG 或荧光

素钠）产生的亮度低几个数量级，因此需要专用仪器方可准确地检测肿瘤荧光。迄今为止，肿瘤靶向多肽 CTX 和 ICG 的共价结合物 Tozuleristide（Blaze Bioscience）在神经胶质瘤手术中最受欢迎。

五、蝎氯毒素

蝎氯毒素（CTX）是一种从以色列金蝎毒液中分离出的多肽，倾向于与胶质瘤或起源于神经外胚层的肿瘤结合[16]。CTX 是一种含 36 个氨基酸，具有 4 个二硫键的多肽。它可直接抑制 ClC_3 氯离子通道[17]，结合线粒体基质金属蛋白酶 2（MMP-2）[18] 和膜联蛋白 A_2[19]。膜联蛋白 A_2 是 S100A10 推测的主要结合位点。当二者结合时，CTX 通过胶质瘤细胞中网格蛋白介导的胞吞作用被内化（亦可能通过其他机制[20-22]）。在正常细胞中，膜联蛋白 A_2 主要作为一种胞内蛋白表达，但在肿瘤细胞中该蛋白被磷酸化并与 S100A10 结合，在细胞表面表达。[23] 亦有研究报道，膜联蛋白 A_2 在胶质瘤中高表达。

CTX 与胶质瘤细胞的结合程度（通过免疫组化测量）已证实与其拓扑学等级相关。WHO Ⅳ级 [胶质母细胞瘤（GBM）] 中 CTX 几乎与所有肿瘤细胞完全、一致地结合，WHO Ⅲ级胶质瘤中 90% 结合，WHO Ⅰ～Ⅱ级（低级别胶质瘤）[24] 仅 40%～45% 结合。这种现象可归因于胶质瘤上都表达一定量的受体，但可观察到的细胞表面受体数目随着胶质瘤等级增加。在小鼠异种移植及基因修饰自发肿瘤模型中，能被 CTX：Cy5.5 共价标记的病理组织为癌变组织，而周围无荧光组织则为正常组织[25]。该方法已在多种小鼠肿瘤模型中验证。在这些小鼠模型中，注射 CTX-Cy5.5 14 天后可鉴别胶质瘤组织与正常组织。肿瘤未移植成功的小鼠中影像学呈阴性表现（无荧光信号），据此可知该效应具有肿瘤特异性并与血脑屏障破坏无关。血

管内注射的放射性碘（^{131}I）标记的 CTX 在肿瘤内浓度高于周围正常组织[26]。在 Ⅰ 阶段临床试验中，单剂量放射性碘标记的 CTX（TM601；Transmolecular Industries）在胶质瘤切除术后经腔内 Ommaya 囊直接输送到患者大脑中，耐受性良好[27]。未结合的 TM601 将在给药后 24～48h 排出体外[27, 28]，与瘤腔结合的 TM601 在给药后 7 天仍能被检测到，表明少量 TM601 即可与肿瘤长期结合。通过对比单光子发射计算机断层扫描（SPECT）成像及 MRI 测量的肿瘤体积，可发现通过 ^{131}I-CTX 所测得的肿瘤体积与 T_2 加权成像测得的体积相似，但不同于 T_1 加权成像[28]。然而，上述研究及后续 Ⅱ 阶段研究未能证明 CTX 具有足够的生存优势，因此无法进行后续试验。动物体内实验证明系统性注射与荧光染料（Cy5.5，IRDye800）耦联的 CTX 能特异性与 GBM 结合[25, 29, 30]。

MRI 兼容性造影剂或与 CTX 耦联的纳米颗粒已被用于先进的成像技术及动物模型上的分子治疗[31, 32]。CTX 耦联纳米颗粒已被用于将化疗药物运送至胶质瘤[33]。尤为重要的是，所有的临床试验均表明 CTX 对人体几乎无毒害作用。

六、Tozuleristide

Tozuleristide 是一种由 CTX 与 ICG 共价结合形成的化合物。Tozuleristide 是一种可用于荧光引导手术切除多种类型肿瘤的候选药物，可用于包括胶质瘤在内的多种脑肿瘤（图 14-1）。该药物已经在小型动物、大型动物及肿瘤模型动物中进行了广泛的临床前毒性测试。测试数据表明即使高剂量的 Tozuleristide 仅具有较小毒性，亦可准确的探测各种肿瘤[34, 35]。Tozuleristide 由静脉注射（IV）给药，与传统的需要在给药后数分钟进行 ICG 成像不同，Tozuleristide 成像通常在给药当日或第二日（约 24h）进行。Tozuleristide 成像与 ICG "第二窗口" 成像技术类似，利用渗透

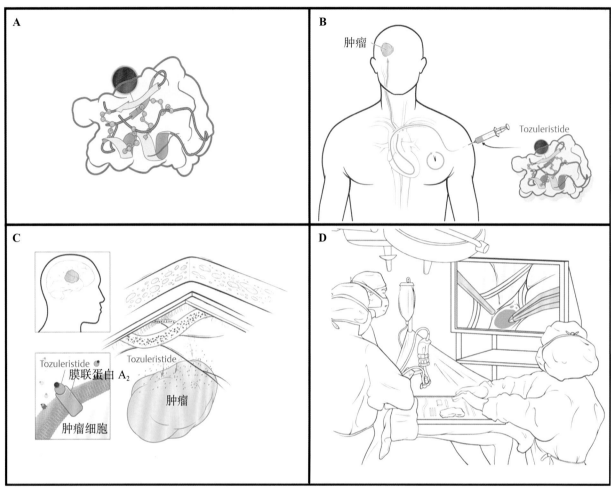

▲ **图 14-1　Tozuleristide 荧光引导手术（FGS）示意图**

A. Tozuleristide 由靶向性多肽蝎氯毒素与吲哚菁绿（ICG；红点）共价结合而形成。蝎氯毒素可与肿瘤结合，吲哚菁绿可产生荧光信号；B. Tozuleristide 通过静脉注射经血流至肿瘤，并被肿瘤所摄取；C. Tozuleristide 中蝎氯毒素通过其膜联蛋白 A_2 受体与胶质瘤细胞外膜结合并被摄入肿瘤细胞内；D. 近红外光（NIR）源通过发射光使吲哚菁绿共价键产生激发光，该激发光可被灵敏的近红外相机捕捉，用于探测肿瘤区域、辅助肿瘤切除

及潴留效应（EPR），在注射 ICG 18h 或更长时间后显影。延迟成像时，未结合 Tozuleristide 通过循环系统排出体外，已特异性结合的 Tozuleristide 仅存于肿瘤组织内（在诸如硬脑膜之内的周围组织中累积不会影响其潜在功效）。靶向荧光引导手术可利用该特性，极低浓度（50pmol/L～50nmol/L）的荧光基团在术中即可被观测到。该浓度通常比传统血管手术中 ICG 成像所使用的药物浓度低 100～1000 倍。Tozuleristide 不会被正常脑组织摄取，仅与低级别胶质瘤（LGG）和高级别胶质瘤（HGG）结合。

Tozuleristide 在体内可靶向作用于脑肿瘤的能力已通过脑内植入胶质瘤细胞系的裸鼠证实。植入胶质瘤细胞系 18d 后，裸鼠注射单剂量 Tozuleristide。尾静脉注射后 2d，将裸鼠处死并将大脑切成薄片安装在载玻片上。采用定量近红外扫描（Odyssey CLx, Licor）测量标本内荧光信号。组织学证实在 Tozuleristide 荧光区域内为肿瘤组织。周围脑组织内未观察到荧光[29, 36]。对于存在多种肿瘤的狗的研究中亦观察到相似的结果，该实验将 Tozuleristide 在肿瘤切除前注射入狗体内，将荧光吸收量与肿瘤组织学进行比较。

Tozuleristide 亦能在不典型增生和致癌仓鼠模型中可靠地检测鳞状细胞癌，准确区分高级别鳞癌和低级别不典型增生[37]。上述研究与近红外荧光扫描结果类似，进一步证实了 Tozuleristide 可特异性被肿瘤所吸收。使用近红外原型机 - 近红外探测相机（Denali-Solaris 的原型，Perkin-Elmer）对狗进行原位成像。该系统证实了术中进行体内荧光检测的可行性及 Tozuleristide 荧光信号能对不同类型肿瘤的肿瘤组织及其周围正常组织进行准确的分辨。总而言之，肿瘤可选择性吸收 Tozuleristide 这一特性为后续人体 I 阶段临床试验奠定了基础。

（一）Tozuleristide 在人体试验中的应用

在疑似皮肤癌（鳞状细胞癌、基底细胞癌、黑色素瘤）患者身上进行剂量递增试验，以研究递增剂量下 Tozuleristide（NCT02097875，Blaze Bioscience）的安全性、耐受性和药代动力学（PK）分布[38]。原位成像可用于位于皮肤的疑似病变。患者采用 Fluobeam 800（Fluoptics, Grenoble, France）手持式近红外成像系统进行影像学检查。21 名患者分别给予 1～18mg 的 Tozuleristide，均未观察到剂量依赖性毒性和严重副作用。药代动力学数据表明 Tozuleristide 在血浆中达峰时间为注射后 30min，2～4h 后血浆内药物浓度急剧下降，12～24h 药物完全从血浆中排出。药物注射后 2～24h 通过连续成像记录肿瘤特异性吸收。在具有足够信号强度和对比度剂量（3～12mg）的条件下，荧光在约 90% 时间内与肿瘤相关（基于后续病理学）。上述资料证实，Tozuleristide 耐受剂量可达 18mg，并可以产生足够用于成像的荧光。后续 Fluobeam 800 在脑肿瘤研究中的经验（NCT02234297）表明，特异性作用于肿瘤的荧光引导手术在神经胶质瘤的临床试验中至关重要（与皮肤癌相反）。便于使用，集成显微镜，灵敏度高，可用于检测原位荧光等功能的成像设备才能成功应用于临床。开发此类成像单元仍需后续不断努力。

（二）可用于检测体内 Tozuleristide 的高灵敏度影像学系统的发展

成功将 Tozuleristide 此类分子用于胶质瘤的人体临床试验，需要与手术相关且足够灵敏的荧光成像单元。目前已开发出多种用于术中进行荧光检测的成像系统[39-47]。其中包括一些商业手术显微镜中的近红外成像模式，如将 IR800 集成到 Zeiss Pentero 显微镜，或 FL800 集成到 Leica 显微镜。独立成像设备包括 Fluobeam 800（Fluoptics）、Artemis（Quest）和 SPY Elite（Novadaq）系统，以及多个基于内镜的系统。此类系统设计主要用于检测血管内 ICG，在荧光血管造影期间血液中 ICG 的标准浓度为 100nmol/L～50μmol/L。Fluobeam 800 等系统可检测低纳摩尔浓度的 ICG，但无法进行实时视频成像或将图像覆盖在彩色可见光背景上。此外，上述系统均未能将灵敏的荧光检测功能集成到传统上的用于神经胶质瘤的手术显微镜上。因此，我们设计和制造此类设备，以期可用于 Tozuleristide 神经胶质瘤手术的临床试验。

为满足 Tozuleristide 或类似荧光基团用于荧光引导胶质瘤切除术的需求，我们开发出一套可用于检测组织中低浓度近红外荧光基团的的设备[29, 48]。该系统外形小巧，使得显微镜与近红外成像系统可分开使用。传统的近红外系统采用两个单独的传感器来检测可见光和近红外光通道。尽管该设计可使用高灵敏度的红外热像仪，但也增加了设备的重量和尺寸。我们设计了一个临床原型系统 [同步红外成像系统（SIRIS）]，使用相同的传感器检测可见光和近红外光通道[29]。我们将单个高清（HD）电荷耦合元件相机用于两个通道。近红外光和可见光均从特定的光源传递到手术区域，该光源被编程为传递近红外和可见光脉冲的同步信号。近红外和可见光源（Lumencor ASTRA light engine, Beaverton, OR）交替产生脉冲并用每秒 300 帧的帧捕获速率同步。定焦镜头（35mm）安装至

C 卡口。激光（Coherent, Santa Clara, CA）发出近红外光（785nm），而四个 LED（蓝色、青色、绿色和红色）发出平衡冷白光[36]。激光脉冲的脉冲频率、通量、时间和宽度由软件控制。785nm 陷波滤光片安装至透镜前部，用于滤除返回图像中的激发光。785nm 激光波长接近 Tozuleristide 和脂质中 ICG 吸收峰[49, 50]，并远离发射光谱曲线峰值。收集光通过相机连接电缆传输至图形处理单元（GPU）并用于后续图像处理。高数据速率（718Mb/s）和实时处理需通过 GPU 实现。生成的高清可见光图像将叠加在 Tozuleristide 分布的伪彩荧光上（图 14-2）。

为保持手术过程中的无菌环境，使用无菌布覆盖该系统。我们发现定制的 SIRIS 系统可以以视频帧速率（＜ 30ms 近红外光曝光）检测低至 50pM 的 Tozuleristide 荧光，该特征使得术者能够

在手术中对目标荧光探针进行成像。该设备灵敏度是当前商业化术中近红外光检测系统灵敏度的 25～1000 倍（图 14-3）。

（三）Tozuleristide Ⅰ 期临床试验结果

四项 Tozuleristide 人体临床 Ⅰ 期试验已开始进行，截至 2017 年 2 月，已有 80 多例患者接受了不同剂量的 Tozuleristide。三项试验（NCT02097875、NCT02234297 和 NCT02496065）已经完成，一项试验 [NCT02462629 在小儿中枢神经系统（CNS）肿瘤患者中] 仍在进行中。

NCT02097875 是 2004 年 Tozuleristide 在疑似皮肤癌的成人受试者体内的第一个临床试验。Blaze 生物科学后续启动了 NCT02234297，这是一项在新发或复发性神经胶质瘤成人患者中进行的剂量递增研究[51]。此后，在儿童中枢

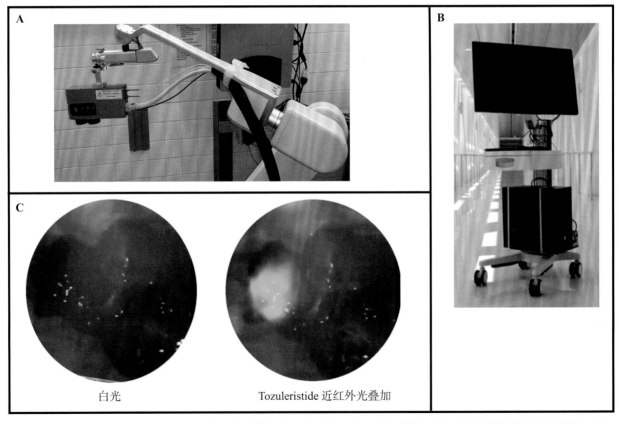

白光　　　　　　　　Tozuleristide 近红外光叠加

▲ 图 14-2　**A 和 B.Tozuleristide** Ⅰ 期临床试验中敏感近红外（**NIR**）成像系统原型机中的光学摄像头和成像站。摄像头可置于术野上方进行原位成像或置于离体组织上方进行离体成像。**C.** 低级神经胶质瘤（Ⅱ级少突神经胶质瘤）术中屏幕截图，分别为白光成像和 **Tozuleristide** 叠加的近红外成像

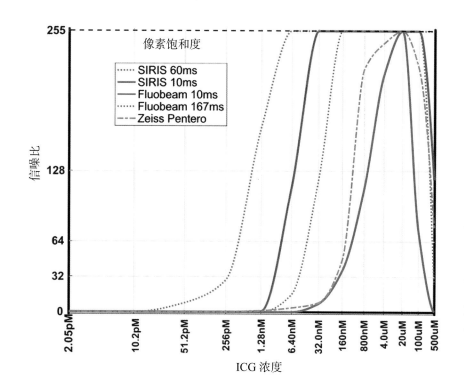

◀ 图 14-3　同步红外成像系统（SIRIS）与两个商用近红外（NIR）成像设备，Fluobeam 800 和 Zeiss Pentero 900 显微镜 IR800 模式检测吲哚菁绿（ICG）灵敏度 [信噪比 (SNR)] 对比

SIRIS 以临床常用的 35mW/cm² 的辐射照度进行测试，其他设备则在最大灵敏度设置下进行测试。SIRIS 敏感度比其他两种设备高 25 倍，检测时间仅为其 1/30。每条曲线的水平部分代表设备超出其动态范围的 ICG 浓度。值得注意的是，由于较高浓度时 ICG 将发生荧光淬灭，随着 ICG 浓度增加至 20μmol/L 以上，SNR 反而会降低。肿瘤特异性荧光引导手术中，最佳灵敏度为 50pmol/L～50nmol/L

神经系统肿瘤患者中亦进行了类似的临床试验（NCT02462629）。最初 NCT02496065 尝试在几种类型的实体肿瘤中验证 Tozuleristide 功能，但试验最终仅限于成人乳腺癌。当获得药物安全性，药代动力学和肿瘤荧光等数据时方可终止试验。Fluobeam 800 最初仅限单独使用，经过机构审查委员会（IRB）的批准后，才将同步红外成像系统（SIRIS）纳入现行研究。迄今为止，已有 80 多例患者接受 3～30mg 剂量的 Tozuleristide 治疗，未见剂量限制性毒性。SIRIS 已用于 52 位患者的异位成像及 30 位患者的原位成像。随着研究的进展，所有试验地点均已采用 SIRIS 替代了 Fluobeam 800。成人神经胶质瘤研究的药代动力学结果与首次人类临床试验结果类似，血浆中药物水平在给药后数小时迅速下降。最初患者均注射 3 个单位剂量药物，在给药后约 24h 进行手术。随后的患者在注射给药后 2h 内进行手术。

17 例胶质瘤受试患者（9 例高级别胶质瘤、8 例低级别胶质瘤）的试验数据表明，肿瘤组织摄取 Tozuleristide 与药物剂量和时间有关。当药物剂量低于 9mg 时，荧光信号密度极低，可能由药物剂量过低和给药时间与手术时间间隔过长造成。当给药剂量大于 9mg 时，14 例患者中的 9 例患者（64%）的肿瘤组织摄取 Tozuleristide 明显增加。高级胶质瘤及毛细胞星形细胞胶质瘤等低级别胶质瘤中荧光信号始终保持阳性。8 例少突胶质细胞瘤患者中，3 例注射 Tozuleristide 后可产生荧光。通过病理学证实，荧光信号可准确识别肿瘤（无假阳性）。重要的是，正常脑组织中原位成像未观察到荧光（即无假阳性荧光）。原位和离体代表图片见图 14-4。

在小儿脑肿瘤 I 期研究中，患者在注射 Tozuleristide 后 4～24h 内进行影像学检查。该研究中进行剂量递增试验的 15 例患者中，13 例患者的离体肿瘤组织（已被病理证实）可产生荧光信号。同样，在一项针对成人乳腺癌受试患者的研究中，在注射 Tozuleristide 后 2h 进行影像学检查，SIRIS 可检测到 90% 患者肿瘤中的荧光信号。

为了对 Tozuleristide 在成人胶质瘤研究中的准确性进行量化，我们将术中活检标本置于低温恒温器上切片并置于载玻片，由本研究外的病理学家进行病理学检查。勾勒出病理学家所判定的

肿瘤区域。然后用 Odyssey 近红外扫描检查标本，扫描结果与病理学和 SIRIS 成像结果进行比较。如图 14-4 所示，明亮的荧光区域（图 14-4A 和 B，有白光覆盖）与已勾勒的肿瘤区域（图 14-4C）基本的重合。在 SIRIS 及 Odyssey 近红外系统未观察到荧光的区域内未检测出肿瘤（图 14-4A）。上述实验数据证明采用 SIRIS 系统、Tozuleristide 荧光检测肿瘤的准确性及该方法的整体可行性。重要的是，尽管上述研究表明 SIRIS 荧光和病理学相关，但并未准确检测出 Tozuleristide 组织浓度。目前为获得该数据，只能通过比较脂肪乳剂组织模型中（模拟待研究组织）荧光信号的方法。此模型用 20% 的脂肪乳剂和印度墨水混合以尽可能模拟生物组织，可备将来研究使用。

七、后续研究

目前，多项试验正在计划或进行中，以便进一步明确 Tozuleristide 在荧光引导手术中的功效。这些大型多中心试验有望为 Tozuleristide 在胶质瘤及其他肿瘤荧光引导手术的临床应用提供宝贵的数据。外科医生能否接受该方法对于

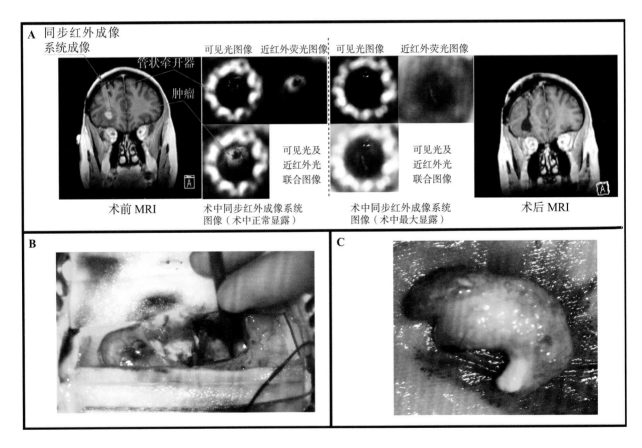

▲ 图 14-4　**Tozuleristide 标记的肿瘤原位成像和离体成像**

A. 使用同步红外成像系统（SIRIS）原型对疑似神经胶质瘤患者进行术中 Tozuleristide 荧光成像。24mg Tozuleristide 于术前 4h 注射入患者体内。术中通过无框导航和 Brain Path（Nico Corp.）扩张器 / 牵开器显露肿瘤。白光成像显示扩张器下方区域为正常组织，而荧光成像发现瘤腔中仍有肿瘤残余。手术切除该区域后再次进行荧光成像，结果未检测到荧光信号。术后 MRI 证实肿瘤已全切。切除组织经术后病理学证实为高级别胶质瘤（WHO Ⅲ级）。B. 累及运动皮层胶质瘤切除术后 Tozuleristide 术中荧光成像。刺激图谱证实运动皮层的位置和荧光未切除。皮质刺激脑电图证实运动皮质及荧光区域未被切除。术中需注意硬脑膜亦可普遍地产生明亮的荧光，但正常脑组织及脑血管内却无荧光产生。C. 低级别胶质瘤离体成像。荧光中存在明显分界。正常组织无荧光产生，更进一步表明 Tozuleristide 可被肿瘤特异性摄取

Tozuleristide 成像设备发展至关重要，因此我们正修改最初的 SIRIS 原型设计，以便将其直接集成至手术显微镜上，外科医生可实时观察覆盖白光图像的 Tozuleristide 原位荧光。集成了 SIRIS 系统的显微镜（Teal Light Surgical，Inc.，Seattle，WA）比原型机具有更高的检测灵敏度（图 14-5）。该系统包含人机友好界面及诸多其他功能。未来儿童及成人脑肿瘤研究都将使用基于显微镜的设备。同时，Tozuleristide 荧光引导手术的应用正从中枢系统肿瘤扩展至其他肿瘤手术。

八、Tozuleristide 荧光引导手术前景

荧光引导下神经导航切除胶质瘤和 / 或多模式功能成像将成为神经胶质瘤的治疗标准。荧光引导手术亦可用于包括脑膜瘤及脑转移癌之内其他脑肿瘤 [52, 53]。对 Tozuleristide 荧光引导手术疗效进行评估可发现术中肿瘤切除范围优于 5-ALA 荧光引导手术 [54]。前期临床试验亦证实了该改进的可行性。

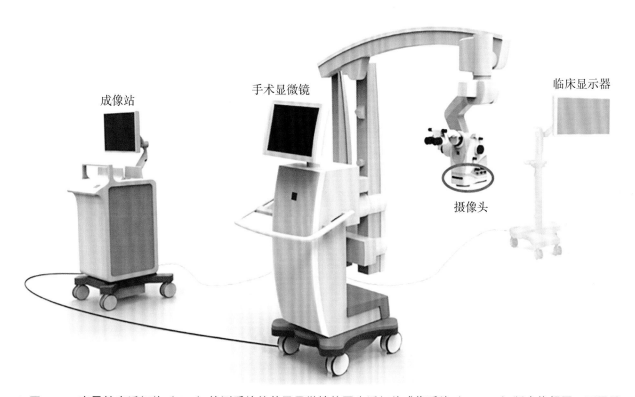

成像站　　　　手术显微镜　　　　临床显示器

摄像头

▲ 图 14-5　高灵敏度近红外（NIR）检测系统的基于显微镜的同步近红外成像系统（mSIRIS）版本构想图，可用于 **Tozuleristide** 荧光引导手术切除胶质瘤及其他肿瘤中

参考文献

[1] Eyüpoglu IY, Buchfelder M, Savaskan NE. Surgical resection of malignant gliomas-role in optimizing patient outcome. Nat Rev Neurol. 2013; 9(3):141– 151

[2] Sanai N, Berger MS. Glioma extent of resection and its impact on patient outcome. Neurosurgery. 2008; 62(4):753–764, discussion 264–266

[3] Benveniste RJ, Germano IM. Correlation of factors predicting intraoperative brain shift with successful resection of malignant brain tumors using imageguided techniques. Surg Neurol. 2005; 63(6):542–548, discussion 548–549

[4] Martirosyan NL, Georges J, Kalani MYS, et al. Handheld confocal laser endomicroscopic imaging utilizing tumor-specific fluorescent labeling to identify experimental glioma cells in vivo. Surg Neurol Int. 2016; 7 Suppl 40: S995–S1003

[5] Butte PV, Fang Q, Jo JA, et al. Intraoperative delineation of primary brain tumors using time-resolved fluorescence spectroscopy. J Biomed Opt. 2010; 15(2):027008

[6] Bentley JN, Ji M, Xie XS, Orringer DA. Real-time image guidance for

brain tumor surgery through stimulated Raman scattering microscopy. Expert Rev Anticancer Ther. 2014; 14(4):359–361

[7] Pointer KB, Zhang RR, Kuo JS, Dempsey RJ. Detecting brain tumor with Raman scattering microscopy. Neurosurgery. 2014; 74(2):N12–N14

[8] Wu JB, Shao C, Li X, et al. Near-infrared fluorescence imaging of cancer mediated by tumor hypoxia and HIF1α/OATPs signaling axis. Biomaterials. 2014; 35(28):8175–8185

[9] Eyüpoglu IY, Hore N, Fan Z, et al. Intraoperative vascular DIVA surgery reveals angiogenic hotspots in tumor zones of malignant gliomas. Sci Rep. 2015; 5: 7958

[10] Lee JYK, Pierce JT, Thawani JP, et al. Near-infrared fluorescent image-guided surgery for intracranial meningioma. J Neurosurg. 2018; 128(2):380–390

[11] Eward WC, Mito JK, Eward CA, et al. A novel imaging system permits realtime in vivo tumor bed assessment after resection of naturally occurring sarcomas in dogs. Clin Orthop Relat Res. 2013; 471(3):834–842

[12] Mito JK, Ferrer JM, Brigman BE, et al. Intraoperative detection and removal of microscopic residual sarcoma using wide-field imaging. Cancer. 2012; 118 (21):5320–5330

[13] Swanson KI, Clark PA, Zhang RR, et al. Fluorescent cancer-selective alkylphosphocholine analogs for intraoperative glioma detection. Neurosurgery. 2015; 76(2):115–123, discussion 123–124

[14] Moore SJ, Leung CL, Norton HK, Cochran JR. Engineering agatoxin, a cystineknot peptide from spider venom, as a molecular probe for in vivo tumor imaging. PLoS One. 2013; 8(4):e60498

[15] van Dam GM, Themelis G, Crane LMA, et al. Intraoperative tumor-specific fluorescence imaging in ovarian cancer by folate receptor-α targeting: first in-human results. Nat Med. 2011; 17(10):1315–1319

[16] Lyons SA, O'Neal J, Sontheimer H. Chlorotoxin, a scorpion-derived peptide, specifically binds to gliomas and tumors of neuroectodermal origin. Glia. 2002; 39(2):162–173

[17] DeBin JA, Maggio JE, Strichartz GR. Purification and characterization of chlorotoxin, a chloride channel ligand from the venom of the scorpion. Am J Physiol. 1993; 264(2 Pt 1):C361–C369

[18] Deshane J, Garner CC, Sontheimer H. Chlorotoxin inhibits glioma cell invasion via matrix metalloproteinase-2. J Biol Chem. 2003; 278(6):4135–4144

[19] Kesavan K, Ratliff J, Johnson EW, et al. Annexin A2 is a molecular target for TM601, a peptide with tumor-targeting and anti-angiogenic effects. J Biol Chem. 2010; 285(7):4366–4374

[20] Wiranowska M, Colina LO, Johnson JO. Clathrin-mediated entry and cellular localization of chlorotoxin in human glioma. Cancer Cell Int. 2011; 11:27

[21] Dardevet L, Rani D, Aziz TA, et al. Chlorotoxin: a helpful natural scorpion peptide to diagnose glioma and fight tumor invasion. Toxins. 2015; 7(4): 1079–1101

[22] Stroud MR, Hansen SJ, Olson JM. In vivo bio-imaging using chlorotoxin-based conjugates. Curr Pharm Des. 2011; 17(38):4362–4371

[23] Lokman NA, Ween MP, Oehler MK, Ricciardelli C. The role of annexin A2 in tumorigenesis and cancer progression. Cancer Microenviron. 2011; 4: 199–208

[24] Ullrich N, Bordey A, Gillespie GY, Sontheimer H. Expression of voltageactivated chloride currents in acute slices of human gliomas. Neuroscience. 1998; 83(4):1161–1173

[25] Veiseh M, Gabikian P, Bahrami S-B, et al. Tumor paint: a chlorotoxin:Cy5.5 bioconjugate for intraoperative visualization of cancer foci. Cancer Res. 2007; 67(14):6882–6888

[26] Shen S, Khazaeli MB, Gillespie GY, Alvarez VL. Radiation dosimetry of 131Ichlorotoxin for targeted radiotherapy in glioma-bearing mice. J Neurooncol. 2005; 71(2):113–119

[27] Mamelak AN, Jacoby DB. Targeted delivery of antitumoral therapy to glioma and other malignancies with synthetic chlorotoxin (TM-601). Expert Opin Drug Deliv. 2007; 4(2):175–186

[28] Hockaday DC, Shen S, Fiveash J, et al. Imaging glioma extent with 131I-TM- 601. J Nucl Med. 2005; 46(4):580–586

[29] Butte PV, Mamelak A, Parrish-Novak J, et al. Near-infrared imaging of brain tumors using the Tumor Paint BLZ-100 to achieve near-complete resection of brain tumors. Neurosurg Focus. 2014; 36(2):E1

[30] Kovar JL, Curtis E, Othman SF, Simpson MA, Olive DM. Characterization of IRDye 800CW chlorotoxin as a targeting agent for brain tumors. Anal Biochem. 2013; 440(2):212–219

[31] Fu Y, An N, Li K, Zheng Y, Liang A. Chlorotoxin-conjugated nanoparticles as potential glioma-targeted drugs. J Neurooncol. 2012; 107(3):457–462

[32] Meng XX, Wan JQ, Jing M, Zhao SG, Cai W, Liu EZ. Specific targeting of gliomas with multifunctional superparamagnetic iron oxide nanoparticle optical and magnetic resonance imaging contrast agents. Acta Pharmacol Sin. 2007; 28(12):2019–2026

[33] Mu Q, Lin G, Patton VK, Wang K, Press OW, Zhang M. Gemcitabine and chlorotoxin conjugated iron oxide nanoparticles for glioblastoma therapy. J Mater Chem B Mater Biol Med. 2016; 4(1):32–36

[34] Fidel J, Kennedy KC, Dernell WS, et al. Preclinical validation of the utility of BLZ-100 in providing fluorescence contrast for imaging spontaneous solid tumors. Cancer Res. 2015; 75(20):4283–4291

[35] Parrish-Novak J, Byrnes-Blake K, Lalayeva N, et al. Nonclinical profile of BLZ-100, a tumor-targeting fluorescent imaging agent. Int J Toxicol. 2017; 36:104–112

[36] Kittle DS, Mamelak MDA, Parrish-Novak JE, et al. Fluorescence-guided tumor visualization using the tumor paint BLZ-100. Cureus. 2017; 6:1–19

[37] Baik FM, Hansen S, Knoblaugh SE, et al. Fluorescence identification of head and neck squamous cell carcinoma and high-risk oral dysplasia with BLZ-100, a chlorotoxin-indocyanine green conjugate. JAMA Otolaryngol Head Neck Surg. 2016; 142(4):330–338

[38] Miller DM, Yamada M, Lowe M, et al. First in human phase 1 safety study of BLZ-100 in subjects with skin cancer. E-poster presented at the 2015 annual meeting of the American Academy of Dermatology, March 20–24, 2015. https://www.aad.org/eposters/Submissions/getFile.aspx?id=1389&type=sub

[39] Cahill RA, Anderson M, Wang LM, Lindsey I, Cunningham C, Mortensen NJ. Near-infrared (NIR) laparoscopy for intraoperative lymphatic road-mapping and sentinel node identification during definitive surgical resection of earlystage colorectal neoplasia. Surg Endosc. 2012; 26(1):197–204

[40] Crane LMA, Themelis G, Pleijhuis RG, et al. Intraoperative multispectral fluorescence imaging for the detection of the sentinel lymph node in cervical cancer: a novel concept. Mol Imaging Biol. 2011; 13(5):1043–1049

[41] Gotoh K, Yamada T, Ishikawa O, et al. A novel image-guided surgery of hepatocellular carcinoma by indocyanine green fluorescence imaging navigation. J Surg Oncol. 2009; 100(1):75–79

[42] Hirche C, Engel H, Kolios L, et al. An experimental study to evaluate the Fluobeam 800 imaging system for fluorescence-guided lymphatic imaging and sentinel node biopsy. Surg Innov. 2013; 20(5):516–523

[43] Mieog JSD, Hutteman M, van der Vorst JR, et al. Image-guided tumor resection using real-time near-infrared fluorescence in a syngeneic rat model of primary breast cancer. Breast Cancer Res Treat. 2011; 128(3):679–689

[44] Themelis G, Yoo JS, Soh K-S, Schulz R, Ntziachristos V. Real-time intraoperative fluorescence imaging system using light-absorption correction. J Biomed Opt. 2009; 14(6):064012

[45] van der Poel HG, Buckle T, Brouwer OR, Valdés Olmos RA, van Leeuwen FWB. Intraoperative laparoscopic fluorescence guidance to the sentinel lymph node in prostate cancer patients: clinical proof of concept of an integrated functional imaging approach using a multimodal tracer. Eur Urol. 2011; 60 (4):826–833

[46] Yamashita S, Tokuishi K, Anami K, et al. Video-assisted thoracoscopic indocyanine green fluorescence imaging system shows sentinel lymph nodes in non-small-cell lung cancer. J Thorac Cardiovasc Surg. 2011; 141(1):141–144

[47] Yamauchi K, Nagafuji H, Nakamura T, Sato T, Kohno N. Feasibility of ICG fluorescence-guided sentinel node biopsy in animal models using the HyperEye Medical System. Ann Surg Oncol. 2011; 18(7):2042–2047

[48] Kittle DS, Vasefi F, Patil CG, Mamelak A, Black KL, Butte PV. Real time optical biopsy: time-resolved fluorescence spectroscopy instrumentation and validation. Sci Rep. 2016; 6:38190

[49] Jacques SL. Optical properties of biological tissues: a review. Phys Med Biol. 2013; 58(11):R37–R61

[50] Yuan B, Chen N, Zhu Q. Emission and absorption properties of indocyanine green in Intralipid solution. J Biomed Opt. 2004; 9(3):497–503

[51] Patil C, Walker D, Miller DM, et al. Phase 1 safety, PK, and fluorescence imaging study of tozuleristide (BLZ-100) in adults with newly diagnosed or recurrent gliomas. Neurosurgery, in review (2018).

[52] Kamp MA, Grosser P, Felsberg J, et al. 5-aminolevulinic acid (5-ALA)-induced fluorescence in intracerebral metastases: a retrospective study. Acta Neurochir (Wien). 2012; 154(2):223–228, discussion 228

[53] Valdes PA, Bekelis K, Harris BT, et al. 5-Aminolevulinic acid-induced protoporphyrin IX fluorescence in meningioma: qualitative and quantitative measurements in vivo. Neurosurgery. 2014; 10 suppl 1:74–82, discussion –82–83

[54] Stummer W, Pichlmeier U, Meinel T, Wiestler OD, Zanella F, Reulen H-J, ALAGlioma Study Group. Fluorescence-guided surgery with 5-aminolevulinic acid for resection of malignant glioma: a randomised controlled multicentre phase III trial. Lancet Oncol. 2006; 7(5):392–401

推荐阅读

Liu Q, Xu S, Niu C, et al. Distinguish cancer cells based on targeting turn-on fluorescence imaging by folate functionalized green emitting carbon dots. Biosens Bioelectron. 2015; 64:119–125

Miller DM, Yamada M, Lowe M, et al. Phase 1 dose escalation and expansion safety study of BLZ-100 in subjects with skin cancer. J Clin Oncol. 2017; 33 suppl 15

Stummer W, Tonn J-C, Mehdorn HM, et al. ALA-Glioma Study Group. Counterbalancing risks and gains from extended resections in malignant glioma surgery: a supplemental analysis from the randomized 5-aminolevulinic acid glioma resection study. Clinical article. J Neurosurg. 2011; 114(3):613–623

第15章　共聚焦显微镜
Confocal Endomicroscopy

Christina E. Sarris　Nader Sanai　**著**

陈奕宏　**译**

刘　庆　**校**

摘要：荧光影像引导手术对颅脑肿瘤切除的改进被反复提及。然而，所有广域荧光成像技术都存在一定局限性，例如检测胶质瘤边缘浸润的敏感性有限以及图像对比度不足。共聚焦显微镜是荧光靶向肿瘤切除的一项补充技术，随着荧光探针技术的不断发展，共聚焦显微镜必将不断完善。最近研究表明，术中高分辨率显微镜可作为一种有创活检及组织病理学的实时替代方案，具有在手术最后阶段更好地量化肿瘤负荷，并与广视野成像方法结合，最终改善患者预后的潜力。进一步阐明这些新技术对脑肿瘤患者的临床收益仍需更多的研究。

关键词：共聚焦显微镜；高分辨率显微镜；荧光；切除范围；组织病理学；脑肿瘤

一、概述

脑肿瘤患者术后生存率很大程度上取决于切除程度。但是，外科医生仍然面临术中区分病理组织和健康脑实质的挑战。显微镜技术的改进，以及新型荧光剂的开发，正帮助神经外科医生克服这些挑战，因为我们能够更好地分辨肿瘤切除中的这些边缘区域。据报道，广域荧光成像引导手术（FIGS）在神经胶质瘤切除术中具有许多优势，但确实存在一些挑战限制其实用性。高分辨率共聚焦显微镜最近被应用于神经外科手术，并展示出在脑肿瘤切除术中的优势。随着这项技术的不断改进以及在手术中给神经外科医生带来更多的方便，共聚焦镜显微镜可能会显著改善肿瘤切除患者的预后。

二、宽视场显微镜与肿瘤手术

荧光显微镜的显像依赖于荧光和磷光，而非常规白光显微镜的反射光。在荧光显微镜中，样品被特定波长的光照亮。反射成像无法提供足够和可靠的图像对比度来区分健康组织和病理组织，因此推动了荧光显微镜的发展。显然，荧光有更好的区分度。

广域荧光成像技术是其中一种荧光显微镜技术。广域荧光成像采用低功率手术显微镜，通过目镜和（或）数字检测器阵列以快速帧速率连续获取显微镜载物台上整个标本的图像。实际上，该技术的分辨率较低，因为沿任何给定的横向尺寸，其视场范围从几十毫米到数百毫米，而空间分辨率为几十到数百微米。Zeiss Pentero

BLUE400 和 Leica FL400 显微镜是广域荧光成像引导手术中广受欢迎的手术显微镜，在许多临床研究中均已使用，并已获准在美国和欧洲进行常规使用。

然而，广域荧光成像引导手术仍面临许多挑战[1]。

1. 角度和工作距离

当使用广域显微镜时，应尝试保持与视野的垂直角度以及显微镜与组织之间的恒定工作距离。这点会带来不小的挑战性，因为对于广域荧光成像引导手术所使用的标准荧光显微镜，肿瘤腔通常超出固定工作距离的范围，并且由于侧壁相对于照明源的倾斜角度，侧壁常常难以可视化。最后，如果没有微型成像探头，就难以接近位于沟内和弯曲面后的肿瘤[2]。

2. 边缘模糊

广域成像对神经胶质瘤边缘的界定没有很好的准确性和可再现性。如可视化 5- 氨基乙酰丙酸（5-ALA）诱导的原卟啉 IX（Pp IX）对比可有效显示大块肿瘤区域（深红色），但荧光强度在边缘附近衰减（浅粉红色），并随着肿瘤细胞密度持续下降而消失。然而，组织病理学检查却显示这三个地区均为胶质瘤细胞浸润[3]。

3. 灵敏度

可见光并不总是被广域荧光成像引导手术捕获。对于低级别神经胶质瘤（LGG），使用 5-ALA 的广域荧光成像引导手术仍然没有效果，因为它对大多数低级别神经胶质瘤均不产生可见荧光。在某些间变性转化的焦点区域已发现异质荧光。但是，绝大多数低级别神经胶质瘤在使用 5-ALA 的广域荧光成像引导手术中是不可见的[4-10]。但有趣的是，使用 5-ALA 可以在低级别神经胶质瘤离体组织中测量到 Pp IX 荧光[7,8]。在这些分析中，肿瘤组织的合成荧光强度显著高于类似方法处理的正常组织[8]，并且随着肿瘤等级和增殖指数的增加而增加[3,7,11]。

4. 定量化

这些新技术的最终目标是通过使用造影剂来可靠地区分病理组织和正常组织，并准确定量每个可分辨组织位置的造影剂浓度。然而，由于图像像素因背景和组织光学特性的变化而变得复杂，这点不容易做到。因此，近来的研究工作已经付出很多努力来改进广域荧光成像引导手术系统并纠正这些问题，以使图像强度与荧光团浓度直接相关（图 15-1）。如先进的广域荧光成像引导手术系统现在利用多光谱成像。这涉及在各种光学波长下对荧光团和反向散射光源的照明和（或）检测，这有助于校正组织的光学特性以及分子造影剂的非特异性积累[12-14]。这些方法通常在荧光测量之间[12-15]或荧光与光衰减图像的组合中进行比例成像（归一化）[16,17]。SurgOptix T$_3$ 就是基于这样一种多光谱成像技术的平台。FLARE 是正在开发的另一个系统，它可将彩色成像与双波段荧光成像相结合[18-20]。该系统在操作中采用了自动背景扣除算法，类似于 Zeiss OPMI Pentero 系统。这样可以在手术室中将荧光与其他背景光区分开来。

广域荧光成像引导手术技术正不断进步，但

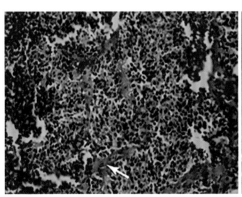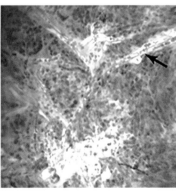

◀ 图 15-1　传统苏木和曙红染色的间变性少突胶质细胞瘤肿瘤切片（左）和共聚焦图（右）的比较

两个图像均显示具有过多多形核细胞的肿瘤。两种技术都可以看到明显的血管通道（箭）

其固有的局限性促使临床医生探索改善肿瘤手术的其他方法。

三、高分辨率术中显微镜

尽管使用了术中 MRI 和广域显微镜这些成像技术，报告的总肿瘤切除率仍然处于较低水平。如前所述，主要原因是这些广域成像技术在弥散性肿瘤边缘检测扩散的肿瘤细胞时分辨率低，且缺乏灵敏度。因此，神经外科医生面临着主观解释图像强度以确定适当手术边缘的挑战。对于一个外科医生或在多个外科医生之间，该过程既不定量也不可重复。对于某些轴外病变，肿瘤的总体外观足以通过显微解剖技术建立瘤 - 脑组织平面。但是，也有其他病变难以区分出界面，特别是存在再次手术，脑水肿或镜下浸润等情况。对于神经胶质瘤和更高级别的脑膜瘤尤其如此，由于根据总体组织特征确定的切除范围不足，并且存在脑组织移位，神经导航可能不可靠。

除了确定肿瘤边缘，术中确定肿瘤等级和组织学亚型也至关重要，特别是对于颅内神经胶质瘤来说，术前 MRI[21] 或立体定向活检无法可靠地预测肿瘤等级 [22]。因此，有人主张在神经胶质瘤切除过程中使用冷冻切片病理学活检确认组织状态 [2]，但不幸的是，这种方法耗时长且依赖于侵入性活检。术中冰冻切片分析可能会产生误导或者无法诊断，特别是在切除组织过程中产生机械破坏的情况下 [23, 24]。神经胶质瘤可存在高级别病变嵌套于低级别基质中，其固有异质性使这种诊断的不确定性进一步复杂化 [25]。此外还有人建议需要对 Pp Ⅸ 荧光进行定量测量，例如使用光谱测量探针 [4, 8, 26]。

为了克服复杂的轴内和轴外脑肿瘤切除术中这些亟待解决的问题，最近的研究方向已从常规的术后神经病理学方法转向了实时的术中技术。因此，挖掘广域荧光成像引导手术高分辨率光学显微镜或共聚焦显微镜的强大潜力成为一种趋势。共聚焦显微镜是一种光学成像技术，利用点照明和空间针孔消除较厚标本中焦平面以外的离焦光，从而提高光学分辨率，超越光学显微镜并检测非常接近焦平面的荧光信号。术中共聚焦显微镜已使这种方法微观化，从而可以以空间分辨率在细胞水平上可视化活组织的细胞结构 [27-30]。这可以使医生获得实时显示的活检图像，以帮助立即进行手术决策。该显微镜可以直接与组织接触以实时定量标记细胞，而无须进行切除活检和费时的组织病理学检查。尽管较晚才成为神经外科武器库的一部分，但该技术已被广泛使用，并已证明在中枢神经系统以外的身体各个区域（包括结肠，胰腺，胃和肺泡）都是可行的 [31-36]。在神经外科中，分辨和检测标记细胞（例如神经胶质瘤弥散性边缘处的肿瘤细胞）稀疏亚群的能力可以提供标准化的量化指标，神经外科医师最终可以通过该量化指标优化切除并客观地明确手术"切除范围"（图 15-1 ）。

（一）共焦显微镜的演变

美国科学家及发明家 Marvin Minsky 于 1955 年首次提出共聚焦显微镜，并证明可以借助针孔和检测器组合获得光学切片 [37]。从那时起至今 60 年来，共聚焦显微镜经历了许多发展，其基本原理是通过针孔等效物阻挡散焦光 [38]。共聚焦显微镜的可用性受到器械尺寸和神经外科手术困难程度的限制。直到最近，由于必需设备尺寸的限制，该技术仍只能在台式环境下检查切除的组织样本或分离的细胞。然而，光纤和微型化显微镜这些新技术极大地扩展了其在体内临床环境中的便携性和适用性 [39-42]。这些系统现在由一个微型手持式探头和一个带液晶显示屏的可移动工作站组成。使用单根光纤作为照明电源和检测针孔，即可获取高分辨率图像，并将其与小型化的扫描和光学系统结合在一起 [43]。共聚焦内镜在胃肠道中广泛使用，很大程度上是由于很容易将该技术结合到常规视频内镜的远端中。体内共聚焦显微镜同时也用于研究膀胱黏膜，皮肤和眼睛 [44-47]。

最近，体内共聚焦显微镜已用于机器人辅助的根治性前列腺切除术[48]。

为了实现光学切片，显微镜的设计经过了许多修改，如多光子激发[49]、单轴共聚焦显微镜[50,51]、双轴共聚焦（DAC）显微镜[52]和结构照明[53-55]。设计的扫描机制也有所不同，包括近端扫描的相干光纤束[56-65]、远端扫描的光纤尖端[66-70]和微机电系统（MEMS）扫描仪[52,71-78]。市场上有几种共聚焦显微镜系统，包括 Cellvizio（Mauna Kea Technologies，巴黎，法国）和 Optiscan FIVE 1，它们都已用于神经外科手术中[79,80]。第一个在体内用于人类脑肿瘤切除的显微镜是亚利桑那州凤凰城巴罗神经学研究所（BNI）研究人员使用的 Optiscan 系统[5,81,82]。Optiscan 的视野为 475μm×475μm，平面深度为 250μm。由于独特的共振扫描机制，该显微镜在某种程度上受到缓慢帧速率（每秒 0.8 帧）的限制，该帧速率会导致运动伪影，并使该设备的临床使用效率降低。Cellvizio（Mauna Kea Technologies）是基于相干纤维束技术的微型显微镜[57,58,60,61,62,64,83]。这些共聚焦显微镜将束中的每根光纤视为一个单独的共聚焦针孔，用于对散焦和散射光进行空间过滤，以在中等深度对组织进行高对比度成像。近端扫描使设备远侧末端非常小（0.5~3mm）且具有柔性。但它的缺点是通常不允许焦平面的轴向调整，否则就会显著增加装置远侧末端的尺寸。尽管成像深度并不是术中确定组织状态的基本必要条件，但在手术过程中能够调节光学切片的焦平面具有实际优势。例如，轴向成像深度的调节允许外科医生搜索最佳成像平面，在最佳成像平面中，组织显示出最小的手术中断迹象，并且信号水平和对比度最佳。光纤束的另一个局限性在于，当前光纤束制造商使用的玻璃纤维掺杂离子，在 405nm 波长下会产生较大的自发荧光背景[84]。自发荧光背景在其他激发波长处几乎不是问题，例如 488nm，但却会影响 5-ALA 诱导的 PpⅨ成像，其最佳吸收峰位于 405nm。Optiscan 和 Cellvizio 均使用 488nm 激发光，Cellvizio 还具有 660nm 单波段激发光[80]。Karl Storz 公司的 EndoMAG1 经过评估可用于神经外科手术，其圆形扫描场覆盖 300μm×300μm，扫描深度为 80μm[85]。

除使用传统单轴共焦的微型光学切片设备外，最近术中显微镜也在被开发，即使用一种称为 DAC 显微镜或分瞳共聚焦显微镜的替代共焦架构[52,86-93]。在 DAC 体系结构中，与典型显微镜的公共路径配置相反，照明和收集光束路径在空间上是分开的。模拟实验表明，DAC 配置在组织的光学切片对比度方面有一些优势，包括与传统的单轴共聚焦显微镜相比，能够在更深的深度成像[88,91,94,95]。此外，与传统共聚焦显微镜优选的高数值孔径光束相比，低数值孔径（NA；弱聚焦）光束的双轴设计在直径为 3~10mm 的便携式设备中具有更好的可塑性[90,92,96]。这些设备均使用微型 MEMS 扫描镜扫描组织内的图像。MEMS 扫描显微镜已被证明可以实现高帧频成像（高达 30Hz）[92]，这在临床环境中有利于减少手持设备使用时的运动伪影和图像模糊。

（二）共聚焦显微镜在神经外科中的可行性论证结果

将共聚焦显微镜引入神经外科手术有很多原因。在与大脑功能区不相邻的区域，采用较干净、接近正常组织边缘的积极切除术通常可以接受。但是，在靠近大脑功能区的某些局部区域中，实时高分辨率"光学活检"为外科医生提供准确的校准测量值，并结合术中神经导航和提示，可能会大大改善切除效果。在低级别神经胶质瘤中，广域荧光成像引导手术下通常无法检测到 5-ALA 诱导的 PpⅨ荧光，因此对术中光学切片显微镜的需求尤为迫切[4,5,7-10]。由于 5-ALA 代谢转化为荧光 PpⅨ与肿瘤细胞的高度增殖和有丝分裂有关，因此低级别神经胶质瘤中只有一小部分肿瘤细胞具有荧光。因此在广域成像中，每个可分辨的像素表示成千上万的细胞的平均信号，缺乏检测稀疏肿瘤细胞群的灵敏度。相反，术中高分辨率显微镜最近已被证明能够可视化和量化低级别神经胶质瘤中稀疏散布的荧光细胞[5]。最近的工作表明，广域成像不能检测和量化的稀疏细胞群体可用术中高分辨率显微镜来完成。

直到最近几年，由于难以将这种仪器体内安全地引入大脑，将共聚焦显微镜用于神经外科仍然具有挑战性。共聚焦内镜在神经外科中的首次使用结果发表于 2010[30]。该研究使用 Optiscan FIVE 1 系统证明了在动物脑肿瘤模型中进行体内共聚焦显微镜检查的可行性，并将此成像与来自同一组织的常规组织学图像进行了比较。通过静脉荧光素和局部吖啶黄素染料，手持式共聚焦成像可产生与组织学切片有良好相关性的图像，观察者无须进行神经病理学训练即可有效地分辨出肿瘤与非肿瘤，且边缘易于辨认（图 15-2）。

共聚焦显微镜用于脑肿瘤切除术的第一项人类可行性研究也于不久后发表[82]。33 例脑肿瘤患者接受了静脉注射荧光素钠，然后使用 Optiscan FIVE 1 系统探针进行共聚焦成像。共聚焦可视化过程中对组织完整性的初步检查表明组织得到良好保护，其表面和深度可达 500μm，具有完整的实质和脉管系统。并且，肿瘤诱导的血管生成引起的新血管形成区域可将病理与正常实质区别开来。由此定义了高级别胶质瘤的共聚焦特征，即密集的细胞性、不规则的细胞表型和新血管形成。这项研究确定了该技术在轴内和轴外肿瘤显微手术切除中的潜在价值。对于包括神经胶质瘤，脑膜瘤，血管母细胞瘤和中枢神经细胞瘤在内的多种肿瘤组织学，手持设备可生成实时荧光增强的病理图像，其分辨率足以使神经病理学家进行初步诊断。术中共聚焦显微镜的初步分析不仅表明影像学和肿瘤分级之间存在相关性，而且还具有将肿瘤边缘与邻近实质区别开的能力。

在一项研究中，50 例患者使用共聚焦显微镜进行显微外科肿瘤切除术，后续工作将共聚焦显微镜图像与相应的活检样品进行了比较。病理学家以双盲方式对图像进行了评估，以评估其作为诊断工具的有用性，最终诊断准确率为 92.9%。

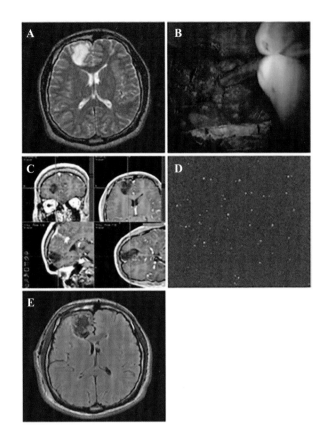

▲ 图 15-2　用共聚焦显微镜在 WHO Ⅱ级神经胶质瘤中检测 5- 氨基乙酰丙酸（5-ALA）肿瘤荧光

A. 一名怀疑右额低度胶质瘤的 21 岁患者的 MRI；B. 术中手持共焦显微镜得到的图像；C. 术中神经导航证实共聚焦成像在肿瘤块内的定位；D. 肿瘤内多个 5-ALA 代谢的荧光细胞；E. 术后 MRI 显示体积切除率达到 98%

这项研究进一步表征了各种肿瘤类型的共聚焦显微特征，包括各种等级的神经胶质瘤、脑膜瘤、神经鞘瘤和血管母细胞瘤。研究人员发现，荧光素造影后的病理图像具有足够的分辨率，可以让神经病理学家在没有冰冻切片样本的情况下进行初步诊断，以及该技术在体内识别浸润性肿瘤边缘的潜力，有助于最大限度地切除。随后荧光造影对 74 例患者的颅内肿瘤进行的研究表明，共聚焦显微镜检查的特异性和敏感性分别为：胶质瘤 94% 和 91%，脑膜瘤 93% 和 97%[97]。

另一个科研小组利用 EndoMAG1 内镜展示了他们的 100 例共聚焦显微镜检查的病例。在这项研究中，研究人员建立了共聚焦显微镜扫描得到的肿瘤结构模式标准，并将其应用于这些病例。他们表明在高级神经胶质瘤、低级神经胶质瘤、神经鞘瘤和脑膜瘤中显示出 82%～90% 的确诊敏感性。对转移灶的敏感性仅 37%。

最初使用 Cellvizio 系统的神经外科研究报道了迄今为止神经外科中最多的共聚焦显微镜检查数据，分析了 150 例脑或脊髓肿瘤患者，并将其准确性与标准组织学进行了比较[98]。在荧光引导切除之后，立即将显微镜进行离体成像。共聚焦图像显示相同组织具有相似的组织学图像特征，外科医生很容易将其结合到日常工作中。该技术尚有待在验证评估中与标准组织学染色进行比较，目前欧洲正在进行 Cellvizio 的临床试验[99, 100]。

（三）临床工作流程

共聚焦显微镜检查的工作流程对神经外科医生至关重要。众所周知，术中组织病理学有许多缺点，包括标本制备过程中的组织改变，取样错误以及更重要的是，冷冻切片的等待时间通常接近 0.5～1h。不过，最近使用术中手持显微镜[5, 30, 81, 82]和便携式光谱仪[3, 4, 26]的报道表明，临床使用实时"光学活检"选定切除区域也具有肿瘤组织残留的高风险。神经外科医师能不能将新技术引入手术室取决于能否安全、轻松地整合此类工具。下面概述了临床工作流程模型的一个示例。

- 使用标准的神经外科技术来切除神经胶质瘤的中央部分。
- 当接近肿瘤的影像学边界时，可以更积极地切除邻近非功能区，以确保最大程度的切除。
- 关键位置（例如靠近功能区）的模糊区域可以使用高分辨率显微镜进行探测，从而能够定量测量肿瘤负荷以校准手术决策。

几项神经外科研究概述了使用共聚焦显微镜检查的术中工作流程。在 Optiscan 系统中，外科医生在术中使用脚踏板来控制从表面至 500μm 的成像深度[97]。在注射 5ml 10% FNa 5min 后可获得体内图像，并且大部分图像是通过连接到 Greenberg 牵开器臂的显微镜探针获得的。该探头还与图像引导手术系统共同配准，以实现精确的术中定位。然后将探针沿组织表面轻轻移动，以从多个活检部位获得图像。探头也可以徒手使用。每位患者在手术室中使用该设备的总时间为 5.8min（范围为 1.4～17.0min）。

借助这项技术，外科医生可以选择在体内和体外进行成像。对于离体成像，可从手术场中采集可疑肿瘤的组织样本，并在手术室内远离患者的单独工作站上成像[97]。这样可以立即检查组织，而不会分散探头的手术视野。尽管目前的精度在 0.5cm 左右，但是每张高分辨率显微镜图像都可以提供实时、无创的活检替代方案，从而有助于快速评估进一步切除的风险及获益。因此，日常的神经外科工作流程中，在手术室中进行整个肿瘤腔的全面高分辨率成像既没有必要，也没有实际意义。相反，"光学活检"可以评估神经胶质瘤切除最后阶段高危区域内的肿瘤负荷。实时图像处理算法的开发可以量化荧光表达，并将此信息显示给外科医生。

（四）共焦显微检查的局限性

我们已经讨论了共聚焦显微镜在人脑肿瘤手术中令人鼓舞的发现，但是仍有一些领域需要技术上的改进。高分辨率显微镜的一个明显劣势是小视场（直径为 0.5mm），以及需要在单独的屏幕上显示图像。外科医生对结果的解释取决于他对组织病理学的认知，因为生成的图像与染色的组织病理学切片不尽相同，并且解读图像确实需要一个学习过程[80]。本质上，该技术还依赖于激光激发光谱和相应的检测功率。由于其对光学的依赖，共聚焦显微镜检查的探针容易被红细胞污染，掩盖视野。可以通过从组织表面抬高探头并手动温和冲洗清洁来解决污染问题[82]。将来该设备可能会使用类似于内镜自动冲洗结构[57]。此外，尽管荧光对比剂可以对整个组织进行细胞层面的详细评估，但辨别细胞质和核形态特异性的能力仍然有限。由于肿瘤核质比对于组织病理学诊断至关重要，因此应研究其他造影剂。荧光素具有较高的光漂白率[101]，5-ALA 是其中一种替代候选试剂，它可以高度特异性地定位肿瘤细胞。

（五）未来方向

随着更可靠的造影剂和更好的广域荧光成像引导手术技术的开发，共焦显微镜也在不断发展。此外，该设备能够扫描组织表面以下深达 500μm 的区域，从而可以分析更广泛的组织光谱。因此，共聚焦内镜检查或许可用于通过脑室内通道检查室管膜下区域，从而允许检测放射学上无法检测到且远离原发肿瘤部位的室管膜下肿瘤迁移。据推测，室管膜下扩散既是预后的阴性标志，也是胶质瘤迁移的主要途径[102]。早期检测出室管膜下扩散或许有利于进行预先有针对性的干预，并深入了解神经胶质瘤发生的基本机制[103]。

此外，共聚焦显微镜使我们有机会观察肿瘤毛细血管的活跃血流，为组织评估提供了独特视角。尽管共聚焦显微镜的几个显著特征之一就是显著改善血管结构的观察，但尚不清楚抗血管生成剂对肿瘤血管形成的具体影响。该探针还可以快速检查肿瘤的可见范围，并有可能检测出组织学分级和异质性较差的不连贯的细胞密集岛。更多先导研究不仅能增加我们对这项技术的熟悉程

度，而且可能证明其与冰冻切片的相关性，从而最终替代传统的术中诊断方法。通过互联网远程技术可将这种现代化的术中诊断方法在不具备专业神经肿瘤病理学家的医疗机构中进行普及。

术中共聚焦显微镜除了可用于肿瘤诊断外，还可以在识别异常组织方面提供实时的神经导航替代方法（图 15-3）。这在脑组织移位的情况下特别有用。脑组织移位时，实质标志不能与术前获得的 MR 图像共定位。在这种情况下，当对神经导航的可靠性存有疑问时，共聚焦显微镜可以确认肿瘤的存在。将来，对比共聚焦显微镜与术中 MRI 和术中超声技术预测价值的研究也值得关注。

四、结论

共聚焦显微镜是肿瘤切除术中靶向荧光的一项补充技术，随着我们荧光探针技术的不断发展，共聚焦显微镜必将不断完善。广域荧光成像引导手术正在成为一种有价值的技术，可以改善神经胶质瘤的切除，同时最大限度地减少伴随的神经功能缺损。许多造影剂处于临床前和临床开

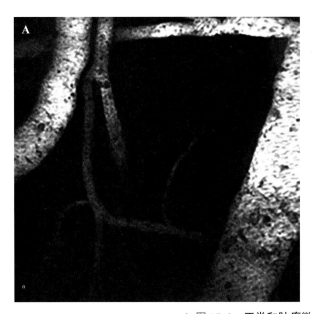
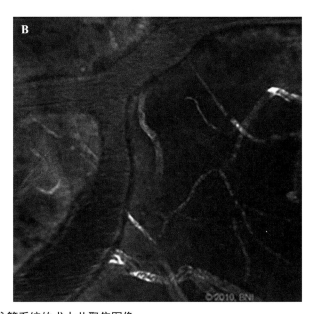

▲ 图 15-3　正常和肿瘤微脉管系统的术中共聚焦图像
A. 以血管内荧光素突出的正常脑小动脉和毛细血管系统；B. 实时血流与多个分支

发的各个阶段。特别是 5-ALA 诱导的 Pp Ⅸ 是神经胶质瘤的可靠生物标志物。然而，使用广域荧光成像引导手术和标准 MRI 的所有广域（低分辨率）成像技术仍然存在许多固有的局限性，例如在边缘检测胶质瘤浸润的敏感性有限以及图像对比度不明确。最近的研究表明，术中高分辨率显微镜是有创活检和组织病理学的一种实时替代方法，具有在手术的最后阶段更好地量化肿瘤负荷并最终与广域成像方法结合改善患者预后的潜力。需要更深入的研究以进一步阐明这些新技术对脑肿瘤患者的临床益处。

参考文献

[1] Liu JT, Meza D, Sanai N. Trends in fluorescence image-guided surgery for gliomas. Neurosurgery. 2014; 75(1):61–71

[2] Tonn J-C, Stummer W. Fluorescence-guided resection of malignant gliomas using 5-aminolevulinic acid: practical use, risks, and pitfalls. Clin Neurosurg. 2008; 55:20–26

[3] Valdés PA, Kim A, Brantsch M, et al. δ-aminolevulinic acid-induced protoporphyrin IX concentration correlates with histopathologic markers of malignancy in human gliomas: the need for quantitative fluorescenceguided resection to identify regions of increasing malignancy. Neuro-oncol. 2011; 13(8):846–856

[4] Valdés PA, Leblond F, Kim A, et al. Quantitative fluorescence in intracranial tumor: implications for ALA-induced PpIX as an intraoperative biomarker. J Neurosurg. 2011; 115(1):11–17

[5] Sanai N, Snyder LA, Honea NJ, et al. Intraoperative confocal microscopy in the visualization of 5-aminolevulinic acid fluorescence in low-grade gliomas. J Neurosurg. 2011; 115(4):740–748

[6] Valdés PA, Kim A, Leblond F, et al. Combined fluorescence and reflectance spectroscopy for in vivo quantification of cancer biomarkers in low- and high-grade glioma surgery. J Biomed Opt. 2011; 16(11):116007

[7] Floeth FW, Sabel M, Ewelt C, et al. Comparison of (18)F-FET PET and 5-ALA fluorescence in cerebral gliomas. Eur J Nucl Med Mol Imaging. 2011; 38(4): 731–741

[8] Ishihara R, Katayama Y, Watanabe T, Yoshino A, Fukushima T, Sakatani K. Quantitative spectroscopic analysis of 5-aminolevulinic acid-induced protoporphyrin IX fluorescence intensity in diffusely infiltrating astrocytomas. Neurol Med Chir (Tokyo). 2007; 47(2):53–57, discussion 57

[9] Widhalm G, Wolfsberger S, Minchev G, et al. 5-Aminolevulinic acid is a promising marker for detection of anaplastic foci in diffusely infiltrating gliomas with nonsignificant contrast enhancement. Cancer. 2010; 116(6): 1545–1552

[10] Stockhammer F, Misch M, Horn P, Koch A, Fonyuy N, Plotkin M. Association of F18-fluoro-ethyl-tyrosin uptake and 5-aminolevulinic acid-induced fluorescence in gliomas. Acta Neurochir (Wien). 2009; 151(11):1377–1383

[11] Stummer W, Stepp H, Möller G, Ehrhardt A, Leonhard M, Reulen HJ. Technical principles for protoporphyrin-IX-fluorescence guided microsurgical resection of malignant glioma tissue. Acta Neurochir (Wien). 1998; 140(10):995–1000

[12] Liu JTC, Helms MW, Mandella MJ, Crawford JM, Kino GS, Contag CH. Quantifying cell-surface biomarker expression in thick tissues with ratiometric three-dimensional microscopy. Biophys J. 2009; 96(6):2405–2414

[13] Tichauer KM, Samkoe KS, Sexton KJ, Gunn JR, Hasan T, Pogue BW. Improved tumor contrast achieved by single time point dual-reporter fluorescence imaging. J Biomed Opt. 2012; 17(6):066001

[14] Tichauer KM, Samkoe KS, Sexton KJ, et al. In vivo quantification of tumor receptor binding potential with dual-reporter molecular imaging. Mol Imaging Biol. 2012; 14(5):584–592

[15] Bogaards A, Sterenborg HJCM, Trachtenberg J, Wilson BC, Lilge L. In vivo quantification of fluorescent molecular markers in real-time by ratio imaging for diagnostic screening and image-guided surgery. Lasers Surg Med. 2007; 39(7):605–613

[16] van Dam GM, Themelis G, Crane LM, et al. Intraoperative tumor-specific fluorescence imaging in ovarian cancer by folate receptor-α targeting: first in-human results. Nat Med. 2011; 17(10):1315–1319

[17] Themelis G, Yoo JS, Soh KS, Schulz R, Ntziachristos V. Real-time intraoperative fluorescence imaging system using light-absorption correction. J Biomed Opt. 2009; 14(6):064012

[18] Keereweer S, Kerrebijn JDF, van Driel PBAA, et al. Optical image-guided surgery–where do we stand? Mol Imaging Biol. 2011; 13(2):199–207

[19] Troyan SL, Kianzad V, Gibbs-Strauss SL, et al. The FLARE intraoperative nearinfrared fluorescence imaging system: a first-in-human clinical trial in breast cancer sentinel lymph node mapping. Ann Surg Oncol. 2009; 16(10): 2943–2952

[20] Gioux S, Choi HS, Frangioni JV. Image-guided surgery using invisible nearinfrared light: fundamentals of clinical translation. Mol Imaging. 2010; 9(5): 237–255

[21] Kondziolka D, Lunsford LD, Martinez AJ. Unreliability of contemporary neurodiagnostic imaging in evaluating suspected adult supratentorial (lowgrade) astrocytoma. J Neurosurg. 1993; 79(4):533–536

[22] Muragaki Y, Chernov M, Maruyama T, et al. Low-grade glioma on stereotactic biopsy: how often is the diagnosis accurate? Minim Invasive Neurosurg. 2008; 51(5):275–279

[23] Tilgner J, Herr M, Ostertag C, Volk B. Validation of intraoperative diagnoses using smear preparations from stereotactic brain biopsies: intraoperative versus final diagnosis–influence of clinical factors. Neurosurgery. 2005; 56 (2):257–265, discussion 257–265

[24] Uematsu Y, Owai Y, Okita R, Tanaka Y, Itakura T. The usefulness and problem of intraoperative rapid diagnosis in surgical neuropathology. Brain Tumor Pathol. 2007; 24(2):47–52

[25] Dowling C, Bollen AW, Noworolski SM, et al. Preoperative proton MR spectroscopic imaging of brain tumors: correlation with histopathologic analysis of resection specimens. AJNR Am J Neuroradiol. 2001; 22(4):604–612

[26] Valdés PA, Leblond F, Jacobs VL, Wilson BC, Paulsen KD, Roberts DW. Quantitative, spectrally-resolved intraoperative fluorescence imaging. Sci Rep. 2012; 2:798

[27] Becker DE, Ancin H, Szarowski DH, Turner JN, Roysam B. Automated 3-D montage synthesis from laser-scanning confocal images: application to quantitative tissue-level cytological analysis. Cytometry. 1996; 25(3):235– 245

[28] Khoshyomn S, Penar PL, McBride WJ, Taatjes DJ. Four-dimensional analysis of human brain tumor spheroid invasion into fetal rat brain aggregates using confocal scanning laser microscopy. J Neurooncol. 1998; 38(1):1–10

[29] Tadrous PJ. Methods for imaging the structure and function of living tissues and cells: 3. Confocal microscopy and micro-radiology. J Pathol. 2000; 191 (4):345–354

[30] Sankar T, Delaney PM, Ryan RW, et al. Miniaturized handheld confocal microscopy for neurosurgery: results in an experimental glioblastoma model. Neurosurgery. 2010; 66(2):410–417, discussion 417–418

[31] Guo YT, Li YQ, Yu T, et al. Diagnosis of gastric intestinal metaplasia with confocal laser endomicroscopy in vivo: a prospective study. Endoscopy. 2008; 40(7):547–553

[32] Giovannini M, Caillol F, Poizat F, et al. Feasibility of intratumoral confocal microscopy under endoscopic ultrasound guidance. Endosc Ultrasound. 2012; 1(2):80–83

[33] Shahid MW, Buchner A, Gomez V, et al. Diagnostic accuracy of probe-based confocal laser endomicroscopy and narrow band imaging in detection of dysplasia in duodenal polyps. J Clin Gastroenterol. 2012; 46(5):382–389

[34] Fuchs FS, Zirlik S, Hildner K, et al. Fluorescein-aided confocal laser endomicroscopy of the lung. Respiration. 2011; 81(1):32–38

[35] Wu K, Liu JJ, Adams W, et al. Dynamic real-time microscopy of the urinary tract using confocal laser endomicroscopy. Urology. 2011; 78(1):225–231

[36] Sharma P, Meining AR, Coron E, et al. Real-time increased detection of neoplastic tissue in Barrett's esophagus with probe-based confocal laser endomicroscopy: final results of an international multicenter, prospective, randomized, controlled trial. Gastrointest Endosc. 2011; 74(3):465–472

[37] Minsky M. Memoir on inventing the confocal scanning microscope. Scanning. 1988

[38] Ye X, McCluskey MD. Modular scanning confocal microscope with digital image processing. PLoS One. 2016; 11(11):e0166212

[39] Delaney PM, King RG, Lambert JR, Harris MR. Fibre optic confocal imaging (FOCI) for subsurface microscopy of the colon in vivo. J Anat. 1994; 184(Pt 1):157–160

[40] Flusberg BA, Cocker ED, Piyawattanametha W, Jung JC, Cheung EL, Schnitzer MJ. Fiber-optic fluorescence imaging. Nat Methods. 2005; 2(12):941–950

[41] Flusberg BA, Nimmerjahn A, Cocker ED, et al. High-speed, miniaturized fluorescence microscopy in freely moving mice. Nat Methods. 2008; 5(11): 935–938

[42] Helmchen F. Miniaturization of fluorescence microscopes using fibre optics. Exp Physiol. 2002; 87(6):737–745

[43] Hoffman A, Goetz M, Vieth M, Galle PR, Neurath MF, Kiesslich R. Confocal laser endomicroscopy: technical status and current indications. Endoscopy. 2006; 38(12):1275–1283

[44] Brezinski ME, Tearney GJ, Bouma B, et al. Optical biopsy with optical coherence tomography. Ann N Y Acad Sci. 1998; 838:68–74

[45] Bussau LJ, Vo LT, Delaney PM, Papworth GD, Barkla DH, King RG. Fibre optic confocal imaging (FOCI) of keratinocytes, blood vessels and nerves in hairless mouse skin in vivo. J Anat. 1998; 192(Pt 2):187–194

[46] Koenig F, Knittel J, Stepp H. Diagnosing cancer in vivo. Science. 2001; 292 (5520):1401–1403

[47] Papworth GD, Delaney PM, Bussau LJ, Vo LT, King RG. In vivo fibre optic confocal imaging of microvasculature and nerves in the rat vas deferens and colon. J Anat. 1998; 192(Pt 4):489–495

[48] Lopez A, Zlatev DV, Mach KE, et al. Intraoperative optical biopsy during robotic assisted radical prostatectomy using confocal endomicroscopy. J Urol. 2016; 195(4, Pt 1):1110–1117

[49] Grewe BF, Langer D, Kasper H, Kampa BM, Helmchen F. High-speed in vivo calcium imaging reveals neuronal network activity with near-millisecond precision. Nat Methods. 2010; 7(5):399–405

[50] Maitland KC, Gillenwater AM, Williams MD, El-Naggar AK, Descour MR, Richards-Kortum RR. In vivo imaging of oral neoplasia using a miniaturized fiber optic confocal reflectance microscope. Oral Oncol. 2008; 44(11):1059–1066

[51] Tanbakuchi AA, Rouse AR, Udovich JA, Hatch KD, Gmitro AF. Clinical confocal microlaparoscope for real-time in vivo optical biopsies. J Biomed Opt. 2009; 14(4):044030

[52] Liu JTC, Mandella MJ, Loewke NO, et al. Micromirror-scanned dual-axis confocal microscope utilizing a gradient-index relay lens for image guidance during brain surgery. J Biomed Opt. 2010; 15(2):026029

[53] Bozinovic N, Ventalon C, Ford T, Mertz J. Fluorescence endomicroscopy with structured illumination. Opt Express. 2008; 16(11):8016–8025

[54] Neil MA, Juskaitis R, Wilson T. Method of obtaining optical sectioning by using structured light in a conventional microscope. Opt Lett. 1997; 22(24): 1905–1907

[55] Lim D, Ford TN, Chu KK, Mertz J. Optically sectioned in vivo imaging with speckle illumination HiLo microscopy. J Biomed Opt. 2011; 16(1):016014

[56] Carlson K, Chidley M, Sung K-B, et al. In vivo fiber-optic confocal reflectance microscope with an injection-molded plastic miniature objective lens. Appl Opt. 2005; 44(10):1792–1797

[57] Jean F, Bourg-Heckly G, Viellerobe B. Fibered confocal spectroscopy and multicolor imaging system for in vivo fluorescence analysis. Opt Express. 2007; 15(7):4008–4017

[58] Laemmel E, Genet M, Le Goualher G, Perchant A, Le Gargasson J-F, Vicaut E. Fibered confocal fluorescence microscopy (Cell-viZio)

facilitates extended imaging in the field of microcirculation. A comparison with intravital microscopy. J Vasc Res. 2004; 41(5):400–411

[59] Liang C, Sung K-B, Richards-Kortum RR, Descour MR. Design of a highnumerical- aperture miniature microscope objective for an endoscopic fiber confocal reflectance microscope. Appl Opt. 2002; 41(22):4603–4610

[60] Makhlouf H, Gmitro AF, Tanbakuchi AA, Udovich JA, Rouse AR. Multispectral confocal microendoscope for in vivo and in situ imaging. J Biomed Opt. 2008; 13(4):044016

[61] Muldoon TJ, Pierce MC, Nida DL, Williams MD, Gillenwater A, Richards- Kortum R. Subcellular-resolution molecular imaging within living tissue by fiber microendoscopy. Opt Express. 2007; 15(25):16413–16423

[62] Sabharwal YS, Rouse AR, Donaldson L, Hopkins MF, Gmitro AF. Slit-scanning confocal microendoscope for high-resolution in vivo imaging. Appl Opt. 1999; 38(34):7133–7144

[63] Sun Y, Phipps J, Elson DS, et al. Fluorescence lifetime imaging microscopy: in vivo application to diagnosis of oral carcinoma. Opt Lett. 2009; 34(13): 2081–2083

[64] Sung KB, Liang C, Descour M, et al. Near real time in vivo fibre optic confocal microscopy: sub-cellular structure resolved. J Microsc. 2002; 207(Pt 2):137– 145

[65] Wang TD, Friedland S, Sahbaie P, et al. Functional imaging of colonic mucosa with a fibered confocal microscope for real-time in vivo pathology. Clin Gastroenterol Hepatol. 2007; 5(11):1300–1305

[66] Flusberg BA, Jung JC, Cocker ED, Anderson EP, Schnitzer MJ. In vivo brain imaging using a portable 3.9 gram two-photon fluorescence microendoscope. Opt Lett. 2005; 30(17):2272–2274

[67] Helmchen F, Fee MS, Tank DW, Denk W. A miniature head-mounted twophoton microscope. high-resolution brain imaging in freely moving animals. Neuron. 2001; 31(6):903–912

[68] Lee CM, Engelbrecht CJ, Soper TD, Helmchen F, Seibel EJ. Scanning fiber endoscopy with highly flexible, 1mm catheterscopes for wide-field, fullcolor imaging. J Biophotonics. 2010; 3(5–6):385–407

[69] Ota T, Fukuyama H, Ishihara Y, Tanaka H, Takamatsu T. In situ fluorescence imaging of organs through compact scanning head for confocal laser microscopy. J Biomed Opt. 2005; 10(2):024010

[70] Seibel EJ, Smithwick QYJ. Unique features of optical scanning, single fiber endoscopy. Lasers Surg Med. 2002; 30(3):177–183

[71] Dickensheets DL, Kino GS. Micromachined scanning confocal optical microscope. Opt Lett. 1996; 21(10):764–766

[72] Piyawattanametha W, Barretto RPJ, Ko TH, et al. Fast-scanning two-photon fluorescence imaging based on a microelectromechanical systems twodimensional scanning mirror. Opt Lett. 2006; 31(13):2018–2020

[73] Pan Y, Xie H, Fedder GK. Endoscopic optical coherence tomography based on a microelectromechanical mirror. Opt Lett. 2001; 26(24):1966–1968

[74] Ren H, Waltzer WC, Bhalla R, et al. Diagnosis of bladder cancer with microelectromechanical systems-based cystoscopic optical coherence tomography. Urology. 2009; 74(6):1351–1357

[75] Kumar K, Avritscher R, Wang Y, et al. Handheld histology-equivalent sectioning laser-scanning confocal optical microscope for interventional imaging. Biomed Microdevices. 2010; 12(2):223–233

[76] Ra H, Piyawattanametha W, Mandella MJ, et al. Three-dimensional in vivo imaging by a handheld dual-axes confocal microscope. Opt Express. 2008; 16(10):7224–7232

[77] Shin H-J, Pierce MC, Lee D, Ra H, Solgaard O, Richards-Kortum R. Fiber-optic confocal microscope using a MEMS scanner and miniature objective lens. Opt Express. 2007; 15(15):9113–9122

[78] Fu L, Jain A, Cranfield C, Xie H, Gu M. Three-dimensional nonlinear optical endoscopy. J Biomed Opt. 2007; 12(4):040501

[79] Zehri AH, Ramey W, Georges JF, et al. Neurosurgical confocal endomicroscopy: a review of contrast agents, confocal systems, and future imaging modalities. Surg Neurol Int. 2014; 5:60

[80] Belykh E, Martirosyan NL, Yagmurlu K, et al. Intraoperative fluorescence imaging for personalized brain tumor resection: current state and future directions. Front Surg. 2016; 3:55

[81] Eschbacher J, Martirosyan NL, Nakaji P, et al. In vivo intraoperative confocal microscopy for real-time histopathological imaging of brain tumors. J Neurosurg. 2012; 116(4):854–860

[82] Sanai N, Eschbacher J, Hattendorf G, et al. Intraoperative confocal microscopy for brain tumors: a feasibility analysis in humans. Neurosurgery. 2011; 68(2) suppl operative:282–290, discussion 290

[83] Rouse AR, Gmitro AF. Multispectral imaging with a confocal microendoscope. Opt Lett. 2000; 25(23):1708–1710

[84] Udovich JA, Kirkpatrick ND, Kano A, Tanbakuchi A, Utzinger U, Gmitro AF. Spectral background and transmission characteristics of fiber optic imaging bundles. Appl Opt. 2008; 47(25):4560–4568

[85] Breuskin D, Szczygielski J, Urbschat S, Kim YJ, Oertel J. Confocal laser endomicroscopy in neurosurgery-an alternative to instantaneous sections? World Neurosurg. 2017; 100:180–185

[86] Dwyer PJ, DiMarzio CA, Rajadhyaksha M. Confocal theta line-scanning microscope for imaging human tissues. Appl Opt. 2007; 46(10):1843–1851

[87] Dwyer PJ, DiMarzio CA, Zavislan JM, Fox WJ, Rajadhyaksha M. Confocal reflectance theta line scanning microscope for imaging human skin in vivo. Opt Lett. 2006; 31(7):942–944

[88] Gareau DS, Abeytunge S, Rajadhyaksha M. Line-scanning reflectance confocal microscopy of human skin: comparison of full-pupil and dividedpupil configurations. Opt Lett. 2009; 34(20):3235–3237

[89] Koester CJ, Khanna SM, Rosskothen HD, Tackaberry RB, Ulfendahl M. Confocal slit divided-aperture microscope: applications in ear research. Appl Opt. 1994; 33(4):702–708

[90] Leigh SY, Liu JTC. Multi-color miniature dual-axis confocal microscope for point-of-care pathology. Opt Lett. 2012; 37(12):2430–2432

[91] Liu JTC, Mandella MJ, Crawford JM, Contag CH, Wang TD, Kino GS. Efficient rejection of scattered light enables deep optical sectioning in turbid media with low-numerical-aperture optics in a dual-axis confocal architecture. J Biomed Opt. 2008; 13(3):034020

[92] Liu JTC, Mandella MJ, Ra H, et al. Miniature near-infrared dual-axes confocal microscope utilizing a two-dimensional microelectromechanical systems scanner. Opt Lett. 2007; 32(3):256–258

[93] Liu JTC, Mandella MJ, Friedland S, et al. Dual-axes confocal reflectance microscope for distinguishing colonic neoplasia. J Biomed Opt. 2006; 11(5): 054019

[94] Chen Y, Wang D, Liu JTC. Assessing the tissue-imaging performance of confocal microscope architectures via Monte Carlo simulations. Opt Lett. 2012; 37(21):4495–4497

[95] Wong LK, Mandella MJ, Kino GS, Wang TD. Improved rejection of multiply scattered photons in confocal microscopy using dual-axes architecture. Opt Lett. 2007; 32(12):1674–1676

[96] Piyawattanametha W, Ra H, Qiu Z, et al. In vivo near-infrared dual-axis confocal microendoscopy in the human lower gastrointestinal tract. J Biomed Opt. 2012; 17(2):021102

[97] Martirosyan NL, Eschbacher JM, Kalani MY, et al. Prospective evaluation of the utility of intraoperative confocal laser endomicroscopy in patients with brain neoplasms using fluorescein sodium: experience with 74 cases. Neurosurg Focus. 2016; 40(3):E11

[98] Charalampaki P, Javed M, Daali S, Heiroth HJ, Igressa A, Weber F. Confocal laser endomicroscopy for real-time histomorphological diagnosis: our clinical experience with 150 brain and spinal tumor cases. Neurosurgery. 2015; 62 suppl 1:171–176

[99] Guyotat J. Prise en charge chirugicale des glioblastomes: les evolutions technologiques. E-memoires de Academic Nationale de Chirugie.. 2013; 12(2):67–72

[100]xCharalampaki C. Confocal Laser Endomicroscopy (CLE) during Medically Induced Neurosurgery in Craniobasal and Glioma Tumours (Cleopatra). Available at: https://clinicaltrials.gov/ct2/show/NCT02491827? term=NCT02491827&rank=12015

[101]Song L, Hennink EJ, Young IT, Tanke HJ. Photobleaching kinetics of fluorescein in quantitative fluorescence microscopy. Biophys J. 1995; 68(6): 2588–2600

[102]Lim DA, Cha S, Mayo MC, et al. Relationship of glioblastoma multiforme to neural stem cell regions predicts invasive and multifocal tumor phenotype. Neuro-oncol. 2007; 9(4):424–429

[103]Sanai N, Alvarez-Buylla A, Berger MS. Neural stem cells and the origin of gliomas. N Engl J Med. 2005; 353(8):811–822

第16章 荧光引导手术、术中影像和脑功能定位（iMRI、DTI 和脑皮质功能定位）

Fluorescence–Guided Surgery, Intraoperative Imaging, and Brain Mapping (iMRI, DTI, and Cortical Mapping)

Jan Coburger　Philippe Schucht **著**

刘定阳 **译**

凌　敏 **校**

摘要：术中 MRI (iMRI) 和术中功能定位 / 监测 (IOM) 对荧光引导手术 (FGS) 具有重要辅助作用。iMRI 已被证明可以增加脑肿瘤切除程度，尤其是高级别胶质瘤。结合 FGS，iMRI 可以识别未被 FGS 检测到的肿瘤组织，比如隐藏在手术视野深部或非荧光组织层后面的肿瘤组织。弥散张力成像能辅助定位纤维束位置，如弓状束和皮质脊髓束，这在 FGS 应用中是特别有意义的，因为 5-氨基乙酰丙酸 (5-ALA) 荧光显像不能区分功能结构与非功能结构。IOM 成为神经外科手术中不可替代的辅助手段，尤其在 FGS 的应用中。由于 5-ALA 荧光显像与 MRI-Gd 增强相比具有更高的敏感性，FGS 辅助肿瘤切除可超出 Gd 增强 T_1 成像的范围，导致潜在功能皮质结构受损。而 IOM 能辅助判断术前认定功能结构的同时又能判断荧光显像组织残余物是否确实具有表达功能，这对经验丰富的神经外科医生来说，除了保护神经功能外，还可以安全地增加切除范围（EOR）。将强调安全的 IOM 技术与强调肿瘤切除的 FGS 技术相结合已被证明可带来更彻底的切除，从而提高全切除率的同时改善神经功能预后。连续动态的神经功能监测作为一种安全、即时的 IOM 策略，已成为术中功能保护新的标志性技术。

关键词：术中影像；iMRI；DTI；IOM；运动功能定位；连续动态功能定位

一、荧光引导手术和术中 MRI

许多作者将术中磁共振成像（iMRI）定义为脑肿瘤手术中成像技术的"金标准"，因为它可在手术过程中对全脑进行经典的断层成像。iMRI 显示了软组织的详细情况。此外，其具有类似于标准诊断的 MRI 序列，从病灶内外角度在从血管畸形到功能成像等层面广泛适用。

（一）术中 MRI 的原则

发展 iMRI 的出发点是由于脑脊液丢失、肿瘤切除、组织水肿导致的术中大脑移位，导致术中神经导航误差增加 [1,2]。最初的 iMRI 系统即是所

122

谓的开放扫描仪或者双圆环扫描仪（图 16-1）[3]。外科医生在两个线圈之间实施手术。基于此，只有使用低于 1T 的低磁场强度进行手术才是可行的。然而，术前和术后成像通常在 1.5T 甚至 3.0T 的磁场上进行。因此，低场强扫描图像质量无法与标准成像相比。且扫描时间长，在低场 iMRI 上可用序列的数量有限。尽管如此，低场强 iMRI 辅助手术的早期数据显示，尤其是对胶质瘤患者，手术是安全的，而且对增加切除范围（EOR）的益处是显著的[4-7]。通过使用低场 iMRI，Senft 等进行了一项随机对照试验（RCT），将有机会全切除的胶质母细胞瘤患者分为 iMRI 辅助下手术组与常规显微外科手术组。作者发现，iMRI 组的 GTR 明显增加，使得其无进展生存期（PFS）增加[8]。这些数据是单中心而且低样本量，这和 Stummer 等的 5- 氨基乙酰丙酸（5-ALA）试验一样。然而，Senft 等首次为 iMRI 的应用收益提供了第 1 级别证据，此外，还强调了 GTR 是最为关键的预后因素。高场 iMRI 系统需要专门的具有磁屏蔽功能的手术间以及在扫描仪周围 5G 的安全区域（图 16-2）。在进行术中扫描时，患者头部被固定在一个专用的头部扫描线圈内，并且使用 3 个或

者更多的头钉来固定患者的头部（图 16-3）。大多数可用的头架是灵活可调整姿势的。然而，当使用高场 iMRI 时，患者的定位受到线圈限制。某些体位与头位如坐位半坐位是不可取的。对于高场强的术中 MRI，大多数标准的 MRI 扫描技术能在手术室内被使用。因此，与低场 iMRI 相比，由于明显较高的磁场，手术必须在远离磁场的地方进行，手术时的扫描需要将患者转移到扫描仪中（图 16-4）。由于高场 MRI 图像采集速度的提高，与低场 iMRI 相比，整体工作流程得到了改善[10]。一些中心甚至在两室方案中使用术中 MRI 进行常规诊断成像和术中脑肿瘤成像（图 16-5）[11]。

高场 iMRI（1.5T 和 3.0T）的发展使得术中成像质量和可用序列与常规诊断 MRI 相似。术中肿瘤影像与术前影像相似。图 16-6 显示了一个术中去除颅骨患者的 T_1 MPRAGE 增强序列。由于图像分辨率的提高，在胶质瘤或垂体瘤术中能更好地显示残留肿瘤。在一项多中心回顾性研究中发现，与低场强 iMRI 相比，低级别胶质瘤在高场强 iMRI 中有更高的 GTR[12]。而且，用于诊断病灶的高级成像序列也可以用于术中扫描。

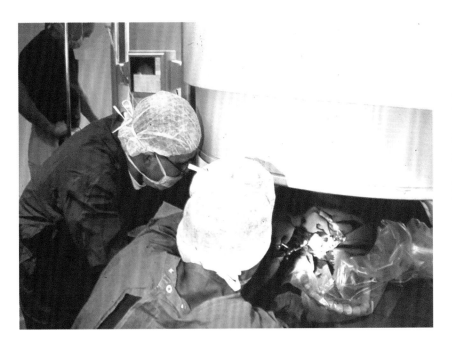

◀ 图 16-1　磁共振成像开放操作（0.2T）：外科医生们在扫描仪的等中心点内进行手术
外科医生正在扫描仪等中心内执行这个案例 [经许可转载，引自 Hlavac M, Konig R, Halatsch M, Wirtza, Intraoperative magnetic resonance imaging. Fifteen years' experience in the neurosurgical hybrid operating suite. (in German) Unfallchirurg. 2012; 115(2):121-124.]

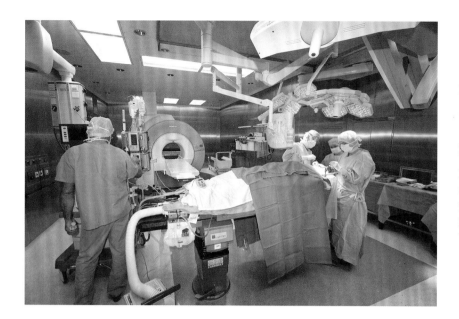

◀ 图 16-2　德国冈兹堡乌尔姆大学杂交手术室正在进行颅内操作（**Brainsuite，Brainlab，Feldkirchen，Germany**）

患者被固定在专用的头架上。术中扫描时，OR 台可旋转 90°，患者可滑入 MRI 检查腔 [经许可转载，引自 Hlavac M,Konig R,Halatsch M,Wirtz CR.Intraoperative magnetic resonance imaging. Fifteen years' experience in the neurosurgical hybrid operating suite.（ in German ）Unfallchirurg. 2012;115(2): 121–124.]

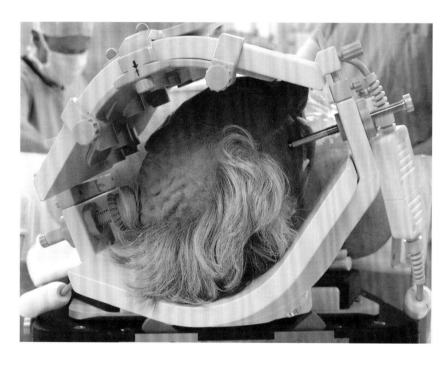

◀ 图 16-3　患者固定在由两部分拼接的八通道线圈头架上，实现了术中自动注册（**Noras MRI，Höchberg，Germany**）。在术中扫描时，将线圈上部放置上去，而在手术操作时取下

（二）术中弥散张力成像及其临床意义

在胶质瘤手术中，高场强 iMRI 允许术中获取功能成像序列，具有较高的辅助手术价值，尤其是弥散张力成像（DTI）[13]。通过 DTI 扫描，可以通过确定概率追踪法在术前对皮质脊髓束（CST）、弓状束或视辐射等功能相关的大脑束进行纤维追踪成像，并将其整合到神经导航系统中 [14, 15]。通过使用高场强 iMRI，这些数据可以

在术中进行更新。已有研究表明，由于术中大脑移位，CST 等关键纤维束的位置可能会发生显著改变 [16]。图 16-7 显示了术中 CST 移位的例子，是通过术中皮质下定位得到的验证。iMRI 的术中纤维追踪成像显示出对 CST 定位的高度敏感性 [17]。然而术中 DTI 成像 [18] 可能会受到伪影的干扰，这是外科医生应该注意的。特别是浅表位置或切除肿瘤的腔内，由于难以完全地填充生理盐水，脑与空气界面会严重扭曲 DTI 图像。因

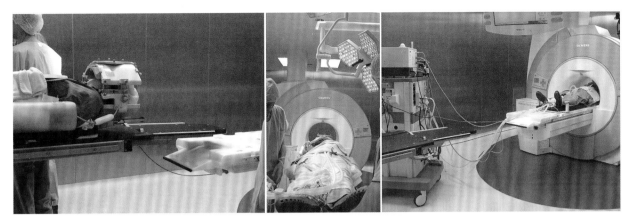

▲ 图 16-4　将患者从手术台转移到 MRI 台上，并送入 MRI 扫描仪（从左至右）

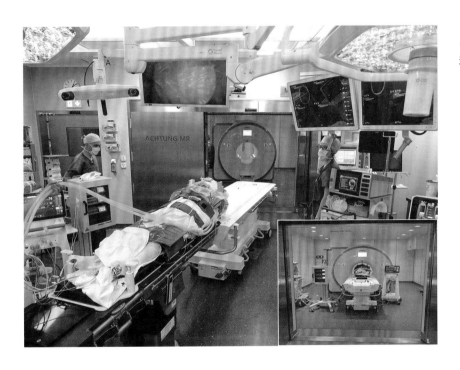

◀ 图 16-5　瑞士 Bern 神经外科 1.5T 双室解决方案

此，皮质下 CST 定位监测和 iMRI 的 DTI 数据的联合使用是提高患者安全性的最佳办法。

（三）术中功能成像

除了钆（Gd-DTPA）增强 T_1、T_2、FLAIR 和弥散加权成像（DWI）之外，还有灌注加权成像（PWI）和 MRI 波谱分析（MRS）。这两种成像方法在影像学诊断中都有重要价值，也可用于术中残留肿瘤的检测[19, 20]。图 16-8 显示了一个术中 PWI 成像与术前影像及氨基酸 PET（AA-PET）成像的比较。甚至可以在术中全麻状态下进

行静息态功能核磁脑网络连接分析，这对功能区胶质瘤手术来说具有重要的应用前景[21]。

（四）术中 MRI 的局限性

对于一个手术流程来说，术中 MRI 扫描是非常耗时的，特别是一些非常规的扫描序列。此外，反复给予 Gd-DTPA 增强剂可导致非特异性增强。手术引起的 T_2 信号变化可能进一步降低重复扫描的特异性[22]。因此，虽然理论上说，所有适合的病例都能在 iMRI 辅助下实现 GTR，并且可以作为金标准，但在实际使用 iMRI 时，

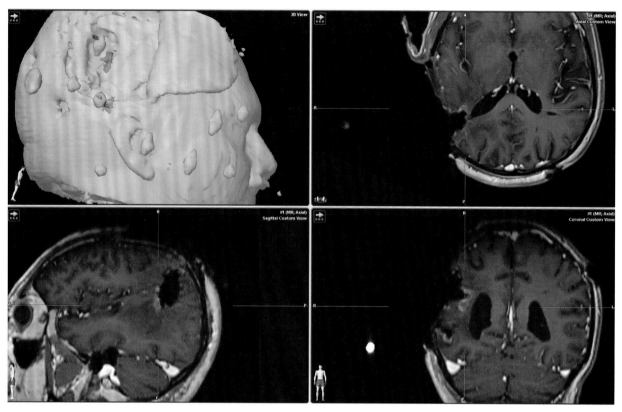

▲ 图 16-6　导航系统截屏（Iplan 3.0, Brainlab，Germany）显示在去除颅骨状态下术中 MRI 扫描（**T₁ MPRAGE with Gd-DTPA on a Simens Espree 1.5-T scamer; Erlangen, Germany**），胶质母细胞瘤切除后残留少量肿瘤的轻度强化。对导航系统分割的残存肿瘤（红色区域）与切除部分。所有层面均显示残留肿瘤

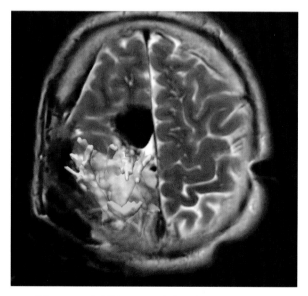

▲ 图 16-7　弥漫性星形细胞瘤切除术中皮质脊髓束（CST）的明显移位

绿色显示术前纤维追踪显示的 CST，黄色显示术中数据。注意 CST 向前向切除瘤腔的显著移位，这可以在手术中被皮质下电刺激所验证

GTR 可能因为一些操作限制而无法实现。在文献中有报道称，iMRI 辅助的可能实现 GTR 的患者中，EOR 大约为 97%[8, 23, 24]。除了必须中断手术流程外，较高的硬件要求和高昂的成本也阻碍了 iMRI 技术的推广。评估一种检测肿瘤方法准确性的中心问题是在典型影像中对病灶特征的定义。在 GBM 中，通常使用增强 T₁ 成像来确定实体瘤的边界，然而，众所周知的是，基于 AA-PET 和组织病理学的研究，肿瘤侵犯已经远远超出了造影增强的范围 [25-28]。因此，高场强的 iMRI 辅助手术受到外科医生对 MRI 影像的常规质疑以及从中得出的结论和制定的手术策略的限制。

（五）5-ALA 与 iMRI 联合使用

其他如 5-ALA 术中成像或可视化技术，从

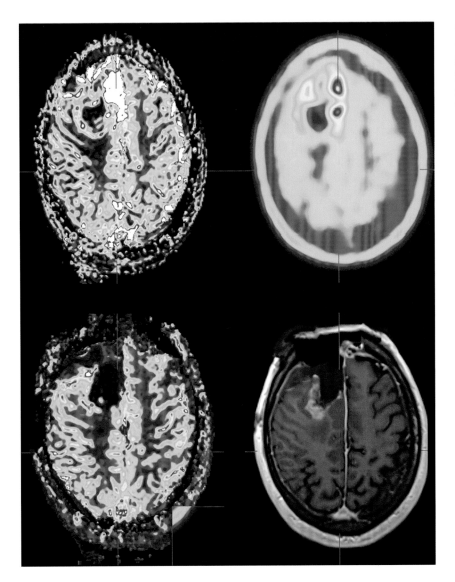

◀ 图 16-8　术前灌注加权成像（脑血流灌注序列）（左上）与术前蛋氨酸 PET-CT（右上）、术中灌注加权成像（左下）与术中 T_1 Gd–DTPA 增强图像（右下）的比较

不同的角度对肿瘤显影成像。由于将 5-ALA 直接代谢为荧光原卟啉 IX（Pp IX），5-ALA 对实体肿瘤和侵袭肿瘤的显示优于 iMRI 的单独 Gd–DTPA 增强[29]。然而，有一单中心回顾性分析显示，与单纯 5-ALA 辅助手术相比，iMRI 辅助切除的 GTR 有潜在的优势[24]。这可能是由于术中导航数据的更新和术中 MRI 对切除腔的良好观察。此外，潜在的卫星灶病变可以被 iMRI 所检测，而可能被 5-ALA 错过。

因为是从不同角度对肿瘤成像，5-ALA 和 iMRI 联合应用的潜在价值很大。理想情况是，肿瘤切除采用 5-ALA 技术和术中连续监测。在完全切除荧光显影肿瘤组织后，采用 iMRI 以识别因藏于非荧光显影组织后方或"手术盖"后的未被 FGS 检测到的肿瘤组织。典型的遗留肿瘤"斑点"可能在棉片、牵开器下面，或者在切除腔的一部分而不能被荧光灯直接观察到。此外，术中 DTI 有助于定位纤维束的位置，如弓状束或 CST，这对于不能区分功能区与非功能区 5-ALA 荧光技术非常重要。一项前瞻性研究比较了 iMRI 和 5-ALA 联合应用与单独 iMRI，结果显示，联合应用组 EOR 显著增加的同时增加了神经功能障碍的发生。然而，到目前为止并没有显示 PFS 或 OS 方面的优势。因此，FGS 与术中 MRI 和术中持续定位 / 监测（IOM）协同使用可能是高级别胶质瘤（HGG）手术的理想策略。

二、荧光引导手术和脑功能定位

（一）FGS 对肿瘤切除程度的影响

自从 Stummer 等里程碑式的 RCT 研究以来，术中 5-ALA 荧光成像作为一种术中成像技术越来越受欢迎[9]。但 5-ALA 荧光检测到的是胶质瘤浸润的哪一部分？钆增强 MRI 成像主要反映的是血脑屏障的破坏，而 5-ALA 荧光显像是一种代谢标志物，同时也受多种其他因素影响，主要是胶质瘤细胞的肿瘤代谢和微环境的改变[30]。如果认为这两种成像模式：钆增强 T_1 MRI 和 5-ALA 荧光显像的胶质瘤的体积是相同的，那么这种认识将是非常危险的。

许多研究表明，5-ALA 荧光显像对胶质瘤的敏感性高于钆增强的 T_1 MRI[31, 32]。当明确了 5-ALA 荧光显像对胶质瘤组织的检测具有很高的特异性，我们可以假设，与单纯依靠 MRI 相比，FGS 对胶质瘤切除的检测和指导将更为有效[31]。这意味着，以 5-ALA 为指导的全切除将比以术前增强 MRI 为指导的切除更为彻底，范围更广。事实上，体积分析显示 5-ALA FGS 辅助的全切除明显超出了术前 MRI 相应的钆增强显示的体积，而且这种效果常常被胶质瘤切除后瘤周组织塌陷至切除腔内所掩盖（图 16-9）[33]。

（二）荧光引导手术神经功能缺损的风险

如果术前（或术中）MRI 发现增强肿瘤块外的功能脑组织出现荧光显影并随后被切除，FGS 指导的扩大切除的体积可能增加神经功能障碍的发生率。这一假设得到了 Stummer's 的 RCT 研究结果的支持，他们发现 5-ALA FGS 组患者的术后神经功能障碍率高于裸眼手术（FCS 组与裸眼手术组分别为：48h 后为 26.2% 和 14.5%，6 周后为 17.1% 和 11.3%）[34]。值得注意的是，该研究中 FGS 指导的强化肿瘤完全切除率从 36% 增加到 65%，而不是我们寄希望的接近 100%。值得注意的是，他们病例组中有 30% 的病例是外科医生通过荧光发现肿瘤但基于功能的考虑而未行切除的。当时这项研究很少使用术中神经功能定位与监测技术。顾忌神经功能障碍是影响外科医生切除的最重要因素。这就是强调了怎样明确功能边界代表了术后神经功能障碍与肿瘤残留的风险。

（三）脑功能定位和荧光引导手术

1. 脑功能定位是否限制了 FGS 的优势

根据术前影像评估可以安全切除的胶质瘤，并不意味着 5-ALA 指导下的全切除就是安全的。根据经验，胶质瘤增强影像周围 1 厘米的边缘有可能被 5-ALA FGS 识别为肿瘤组织[33]。通过术中电生理学的手段，明确一个假定功能区是否确实具有功能成为决定手术方案的需要，并对神经功能有显著的保护作用[35]。这种保持神经功能结构完整（提高术后生活质量）是否需要以缩小肿瘤切除范围而导致肿瘤生物学进展而代价？神

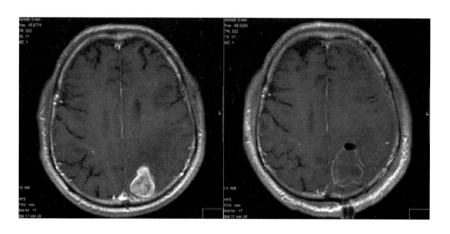

◀ 图 16-9　Gd 增强 T_1 加权 MR 序列显示荧光引导手术前后的胶质母细胞瘤。切除瘤腔（右侧，术后）较术前增强肿瘤（左侧）明显增大，5-ALA 荧光比 Gd 增强范围更广（经 Schucht 等[33] 允许转载）

经功能结构完整性与肿瘤生物学全切除之间有完美的平衡吗？或者 IOM 甚至可能增加 HGG 切除的范围，因为它明确了安全切除的边界，允许外科医生正好切除肿瘤到功能区。一项 53 例连续的胶质瘤患者的临床研究表明，FGS 联合 IOM 取得了 96% 的全切除而术后神经功能障碍率为 7.5%[36]，这显著优于未使用 IOM 技术的 Stummer RCT FGS 组中 36 例患者。在 Stummer RCT 研究中，尽管使用了荧光技术，全切除率仅为 65% 的其中一个原因就是，在切除过程中，外科医生担心他们切除的范围已经在功能的边缘。术后神经功能障碍率为 17% 也确实说明了他们的担心是合理的。术中的 IOM 监测能帮助术者明确哪些区域仍可以继续切除，哪些区域必须停止切除。

2. 脑功能定位和 FGS 的协同效应

因此，IOM 并不会限制 EOR，反而会扩大安全切除的范围，直到切除至真正的功能区边界。这在 5-ALA FGS 中尤为重要，因为荧光显影范围可以超过 MRI 增强的范围，相比外科医生根据术前 MRI 确定的范围更接近功能区。综上所述，运动功能的定位和监测不仅有助于避免永久性的运动损伤，而且通过明确功能区与肿瘤的范围，也间接地提高了根治性切除的成功率。将强调安全的 IOM 技术与强调切除的 FGS 技术联合起来，确实能增加肿瘤彻底切除的范围，而同时改善神经功能。

（四）术中功能定位与监测的方法

1. 皮质和皮质下功能定位

运动和语言功能皮质定位在手术开始阶段是至关重要的[37]，因为明确了一个区域是否能被安全切除或作为深部手术的路径通道。然而，最大的挑战往往是临近手术结束时，因为神经导航因移位失去准确性，肿瘤减压后功能结构可能回位到术腔而带来危险。更彻底的切除带来的肿瘤学收益需要与增加的神经功能障碍做权衡，因为多切除 1%～2% 的肿瘤不仅能显著改变从肿瘤学角

度考虑的患者生存，而且也能带来巨大的神经功能障碍的风险[38-40]。

2. 运动功能定位，运动通路完整性监测：MEP 监测

采用条状电极的直接皮质电刺激的运动诱发电位（MEP）监测提供了一个连续的实时的评估 CST 功能完整的方法[41, 42]。虽然 MEP 是术后运动功能障碍的有效预测指标，但其在手术中的实际独立价值是有限的，因为当 MEP 监测信号改变可以是非常突然的和不可逆的，当其向外科医生发出警告时，损伤可能已经不可挽回了。

运动功能区定位也有其缺陷。尽管其在切除前为功能相关区域提供了可靠信息[43]，运动区刺激定位仅能确定刺激点至脊髓的通路是完整的，当损伤位于刺激点以上部位时，损伤并不能被其识别。将定位和监测结合起来可以消除这种风险。MEP 监测证实了初级运动系统的功能完整性，同时电刺激定位可以明确术区组织结构的功能[44]。

3. 持续的动态神经功能监测是避免 FGS 中神经功能障碍的绝配方法

连续动态功能监测使用一种高频贯序电刺激的单极刺激器，并可集成到外科医生的切除工具中，最好是吸引器[45]。高频短暂电刺激很少诱发癫痫，可以用来连续刺激。将单极刺激器集成到吸引器中，无须在切除器械和刺激器之间来回切换（图 16-10）。此外，运动诱发阈值可用于判断电流 - 距离关系，不仅可以告知外科医生所见组织的功能，还可帮助外科医生判断其到 CST 的距离。作为这一策略的一部分，运动功能监测成了一种类似雷达的实时信息系统，它可以实时显示切除部位与运动功能结构之间的空间关系，而不是一种耗时断续的方法。连续动态功能定位与切除肿瘤同步进行，克服了经典皮质下 CST 定位的时间和空间限制，并已被证明可以将神经功能障碍降到非常低的水平，即使是在运动功能区手术（图 16-11）[46]。

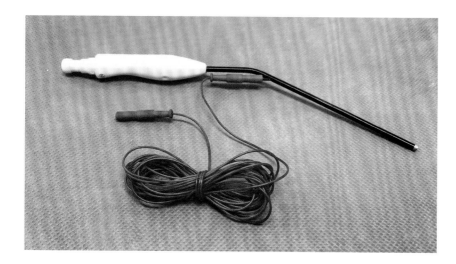

◀ 图 16-10　连续动态刺激器
吸引器绝缘至它的尖端。通过手柄下方，该吸引器可以用作刺激探头

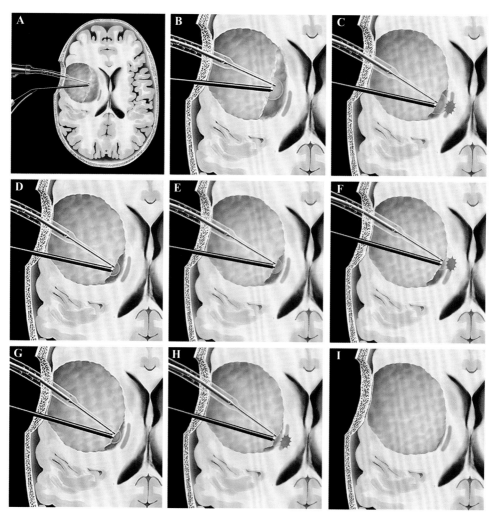

▲ 图 16-11　连续动态电刺激功能定位策略。该装置用作为吸引器与切除器械平行使用

一旦到达距离预计皮质脊髓束（CST）10～15mm，该装置就被激活（A）。初始刺激强度为10～15mA，反应的距离为10～15mm（B）。当运动诱发电位（MEP）被触发时，装置警示音由高音调的转位低音调来警示术者。然后将刺激强度降低2mA，并在设置电流警示音安全的部位继续切除（C至F），直到再次出现警示声的变化，以警告外科医生下一个运动刺激阈值已经达到（F）。这种循序渐进的方法将继续进行，直到达到最小阈值（G至I）。粉红色表示肿瘤组织，蓝色表示CST纤维，绿色表示电场，电场在到达CST时触发MEP并发出警报（红星）（经许可转载，引自Schucht等[43]。© Inselspital Bern）

参考文献

[1] Trantakis C, Tittgemeyer M, Schneider JP, et al. Investigation of timedependency of intracranial brain shift and its relation to the extent of tumor removal using intra-operative MRI. Neurol Res. 2003; 25(1):9–12

[2] Nimsky C, Ganslandt O, Cerny S, Hastreiter P, Greiner G, Fahlbusch R. Quantification of, visualization of, and compensation for brain shift using intraoperative magnetic resonance imaging. Neurosurgery. 2000; 47(5): 1070–1079, discussion 1079–1080

[3] Albert FK, et al. Intraoperative diagnostic and interventional MRI. In: Hellwig D, Bauer B, eds. Neurosurgery: First Experience with an "Open MR" System, in Minimally Invasive Techniques for Neurosurgery. Berlin: Springer; 1998:229–235

[4] Wirtz CR, Knauth M, Staubert A, et al. Clinical evaluation and follow-up results for intraoperative magnetic resonance imaging in neurosurgery. Neurosurgery. 2000; 46(5):1112–1120, discussion 1120–1122

[5] Nimsky C, Fujita A, Ganslandt O, Von Keller B, Fahlbusch R. Volumetric assessment of glioma removal by intraoperative high-field magnetic resonance imaging. Neurosurgery. 2004; 55(2):358–370, discussion 370–371

[6] Black PM, Alexander E, III, Martin C, et al. Craniotomy for tumor treatment in an intraoperative magnetic resonance imaging unit. Neurosurgery. 1999; 45 (3):423–431, discussion 431–433

[7] Nabavi A, Mamisch CT, Gering DT, et al. Image-guided therapy and intraoperative MRI in neurosurgery. Minim Invasive Ther Allied Technol. 2000; 9(3/4):277–286

[8] Senft C, Bink A, Franz K, Vatter H, Gasser T, Seifert V. Intraoperative MRI guidance and extent of resection in glioma surgery: a randomised, controlled trial. Lancet Oncol. 2011; 12(11):997–1003

[9] Stummer W, Pichlmeier U, Meinel T, Wiestler OD, Zanella F, Reulen HJ, ALAGlioma Study Group. Fluorescence-guided surgery with 5-aminolevulinic acid for resection of malignant glioma: a randomised controlled multicentre phase III trial. Lancet Oncol. 2006; 7(5):392–401

[10] Nimsky C, Ganslandt O, Fahlbusch R. Comparing 0.2 tesla with 1.5 tesla intraoperative magnetic resonance imaging analysis of setup, workflow, and efficiency. Acad Radiol. 2005; 12(9):1065–1079

[11] Pamir MN, Ozduman K, Dinçer A, Yildiz E, Peker S, Ozek MM. First intraoperative, shared-resource, ultrahigh-field 3-Tesla magnetic resonance imaging system and its application in low-grade glioma resection. J Neurosurg. 2010; 112(1):57–69

[12] Coburger J, Merkel A, Scherer M, et al. Low-grade glioma surgery in intraoperative magnetic resonance imaging: results of a multicenter retrospective assessment of the German study group for intraoperative magnetic resonance imaging. Neurosurgery. 2016; 78(6):775–786

[13] Basser PJ, Mattiello J, LeBihan D. MR diffusion tensor spectroscopy and imaging. Biophys J. 1994; 66(1):259–267

[14] Nimsky C, Ganslandt O, Fahlbusch R. Implementation of fiber tract navigation. Neurosurgery. 2006; 58(4) suppl 2:292–303, discussion 303–304

[15] Kuhnt D, Bauer MH, Becker A, et al. Intraoperative visualization of fiber tracking based reconstruction of language pathways in glioma surgery. Neurosurgery. 2012; 70(4):911–919, discussion 919–920

[16] Nimsky C, Ganslandt O, Hastreiter P, et al. Preoperative and intraoperative diffusion tensor imaging-based fiber tracking in glioma surgery. Neurosurgery. 2005; 56(1):130–137, discussion 138

[17] Javadi SA, et al. Evaluation of diffusion tensor imaging-based tractography of the corticospinal tract: a correlative study with intraoperative magnetic resonance imaging and direct electrical subcortical stimulation. Neurosurgery. 2016

[18] Ostrý S, Belšan T, Otáhal J, Beneš V, Netuka D. Is intraoperative diffusion tensor imaging at 3.0 T comparable to subcortical corticospinal tract mapping? Neurosurgery. 2013; 73(5):797–807, discussion 806–807

[19] Roder C, Skardelly M, Ramina KF, et al. Spectroscopy imaging in intraoperative MR suite: tissue characterization and optimization of tumor resection. Int J CARS. 2014; 9(4):551–559

[20] Roder C, et al. Intraoperative visualization of residual tumor: the role of perfusion-weighted imaging in a high-field intraoperative MR scanner. Neurosurgery. 2012

[21] Roder C, Charyasz-Leks E, Breitkopf M, et al. Resting-state functional MRI in an intraoperative MRI setting: proof of feasibility and correlation to clinical outcome of patients. J Neurosurg. 2016; 125(2):401–409

[22] Knauth M, Aras N, Wirtz CR, Dörfler A, Engelhorn T, Sartor K. Surgically induced intracranial contrast enhancement: potential source of diagnostic error in intraoperative MR imaging. AJNR Am J Neuroradiol. 1999; 20(8): 1547–1553

[23] Coburger J, Hagel V, Wirtz CR, König R. Surgery for glioblastoma: impact of the combined use of 5-aminolevulinic acid and intraoperative MRI on extent of resection and survival. PLoS One. 2015; 10(6):e0131872

[24] Roder C, Bisdas S, Ebner FH, et al. Maximizing the extent of resection and survival benefit of patients in glioblastoma surgery: high-field iMRI versus conventional and 5-ALA-assisted surgery. Eur J Surg Oncol. 2014; 40(3):297– 304

[25] Yamahara T, Numa Y, Oishi T, et al. Morphological and flow cytometric analysis of cell infiltration in glioblastoma: a comparison of autopsy brain and neuroimaging. Brain Tumor Pathol. 2010; 27(2):81–87

[26] Pirotte BJ, Levivier M, Goldman S, et al. Positron emission tomographyguided volumetric resection of supratentorial high-grade gliomas: a survival analysis in 66 consecutive patients. Neurosurgery. 2009; 64(3):471–481, discussion 481

[27] Stockhammer F, Misch M, Horn P, Koch A, Fonyuy N, Plotkin M. Association of F18-fluoro-ethyl-tyrosin uptake and 5-aminolevulinic acid-induced fluorescence in gliomas. Acta Neurochir (Wien). 2009; 151(11):1377–1383

[28] Arbizu J, Tejada S, Marti-Climent JM, et al. Quantitative volumetric analysis of gliomas with sequential MRI and 11C-methionine PET assessment: patterns of integration in therapy planning. Eur J Nucl Med Mol Imaging. 2012; 39(5): 771–781

[29] Coburger J, Engelke J, Scheuerle A, et al. Tumor detection with 5-aminolevulinic acid fluorescence and Gd-DTPA-enhanced intraoperative MRI at the border of contrast-enhancing lesions: a prospective study based on histopathological assessment. Neurosurg Focus. 2014; 36(2):E3

[30] Collaud S, Juzeniene A, Moan J, Lange N. On the selectivity of 5-aminolevulinic acid-induced protoporphyrin IX formation. Curr Med Chem Anticancer Agents. 2004; 4(3):301–316

[31] Stummer W, Novotny A, Stepp H, Goetz C, Bise K, Reulen HJ. Fluorescenceguided resection of glioblastoma multiforme by using 5-aminolevulinic acidinduced porphyrins: a prospective study in 52 consecutive patients. J Neurosurg. 2000; 93(6):1003–1013

[32] Stummer W, Reulen HJ, Meinel T, et al. ALA-Glioma Study Group. Extent of resection and survival in glioblastoma multiforme: identification of and adjustment for bias. Neurosurgery. 2008; 62(3):564–576, discussion 564–576

[33] Schucht P, Knittel S, Slotboom J, et al. 5-ALA complete resections go beyond MR contrast enhancement: shift corrected volumetric analysis of the extent of resection in surgery for glioblastoma. Acta Neurochir (Wien). 2014; 156 (2):305–312, discussion 312

[34] Stummer W, Tonn JC, Mehdorn HM, et al. ALA-Glioma Study Group. Counterbalancing risks and gains from extended resections in malignant glioma surgery: a supplemental analysis from the randomized 5-aminolevulinic acid glioma resection study. Clinical article. J Neurosurg. 2011; 114(3):613–623

[35] De Witt Hamer PC, Robles SG, Zwinderman AH, Duffau H, Berger MS. Impact of intraoperative stimulation brain mapping on glioma surgery outcome: a meta-analysis. J Clin Oncol. 2012; 30(20):2559–2565

[36] Schucht P, Beck J, Abu-Isa J, et al. Gross total resection rates in contemporary glioblastoma surgery: results of an institutional protocol combining 5- aminolevulinic acid intraoperative fluorescence imaging and brain mapping. Neurosurgery. 2012; 71(5):927–935, discussion 935–936

[37] Berger MS, Kincaid J, Ojemann GA, Lettich E. Brain mapping techniques to maximize resection, safety, and seizure control in children with brain tumors. Neurosurgery. 1989; 25(5):786–792

[38] Kreth FW, Thon N, Simon M, et al. German Glioma Network. Gross total but not incomplete resection of glioblastoma prolongs survival in the era of radiochemotherapy. Ann Oncol. 2013; 24(12):3117–3123

[39] Stummer W, van den Bent MJ, Westphal M. Cytoreductive surgery of

glioblastoma as the key to successful adjuvant therapies: new arguments in an old discussion. Acta Neurochir (Wien). 2011; 153(6):1211–1218

[40] Stupp R, Mason WP, van den Bent MJ, et al. European Organisation for Research and Treatment, of Cancer Brain Tumor and Radiotherapy Groups, National Cancer Institute of Canada Clinical Trials Group. Radiotherapy plus concomitant and adjuvant temozolomide for glioblastoma. N Engl J Med. 2005; 352(10):987–996

[41] Neuloh G, Pechstein U, Cedzich C, Schramm J. Motor evoked potential monitoring with supratentorial surgery. Neurosurgery. 2004; 54(5):1061–1070, discussion 1070–1072

[42] Sala F, Lanteri P. Brain surgery in motor areas: the invaluable assistance of intraoperative neurophysiological monitoring. J Neurosurg Sci. 2003; 47(2): 79–88

[43] Schucht P, Seidel K, Beck J, et al. Intraoperative monopolar mapping during 5- ALA-guided resections of glioblastomas adjacent to motor eloquent areas: evaluation of resection rates and neurological outcome. Neurosurg Focus. 2014; 37(6):E16

[44] Seidel K, Beck J, Stieglitz L, Schucht P, Raabe A. The warning-sign hierarchy between quantitative subcortical motor mapping and continuous motor evoked potential monitoring during resection of supratentorial brain tumors. J Neurosurg. 2013; 118:287–296

[45] Seidel K, Beck J, Stieglitz L, Schucht P, Raabe A. Low-threshold monopolar motor mapping for resection of primary motor cortex tumors. Neurosurg. 2012; 71(1 Suppl Operative):104–115

[46] Raabe A, Beck J, Schucht P, Seidel K. Continuous dynamic mapping of the corticospinal tract during surgery of motor eloquent brain tumors: evaluation of a new method. J Neurosurg. 2014; 120(5):1015–1024

第 17 章　拉曼光谱学和脑肿瘤

Raman Spectroscopy and Brain Tumors

Todd C. Hollon　　Steven N. Kalkanis　　Daniel A. Orringer　**著**

王祥宇　**译**

姜维喜　**校**

摘要： 无标记（label-free）成像技术根据目标组织的内在生化特性，通过产生图像对比度来识别肿瘤浸润。自发及相干拉曼散射技术可识别深层组织的化学表征。拉曼光谱可检测肿瘤组织或正常脑组织内水分、脂类分子、蛋白质和胆固醇的含量。通过分析新鲜、冰冻手术标本的拉曼光谱，神经外科医生能更可靠地鉴别正常组织、坏死和各类肿瘤。聚焦于特定的拉曼光谱区间，相干拉曼散射显微镜可快速生成组织学图像。受激拉曼散射显微镜检测脑肿瘤浸润的准确性达90%。得益于光纤 - 激光技术，受激拉曼散射显微镜可用于脑肿瘤的术中诊断。借由苏木精 - 伊红（HE）色谱对受激拉曼散射显微镜得到的数据进行可视化处理，可实现快速且准确的脑肿瘤"无标记"术中病理诊断。本章节综述了基于拉曼散射的各项技术如何通过检测肿瘤浸润，指导肿瘤活检或切除，为准确的组织病理学诊断提供"无标记"图像，最终提升脑肿瘤手术疗效。

关键词： 拉曼光谱学；超光谱拉曼显微镜；相干拉曼显像；受激拉曼散射显微镜；受激拉曼组织学；相干反斯托克斯拉曼散射显微镜；无标记组织学；术中病理学

一、概述

影像引导神经外科能更大程度地切除中枢神经系统肿瘤，从而改善患者预后[1-3]。借助术中成像技术，神经外科医生可更好地评估肿瘤切除程度[4, 5]。荧光引导神经外科是 21 世纪最前沿的脑肿瘤治疗手段。应用 5- 氨基乙酰丙酸（5-ALA）标记的广域荧光成像技术，高级别胶质瘤可被更完全地切除，延长患者的无进展生存期。然而，任何依赖于标记试剂的术中显像技术均存在探测脑肿瘤过程中特异性及敏感性不佳的问题[6]。

无标记理论基于正常或病变组织不同的内在生化特性来产生图像对比度。以拉曼效应为基础的成像技术是检测、诊断中枢系统原发及转移肿瘤的一种颇有前景的方式[7-9]。自发拉曼光谱学和相干拉曼散射显微镜已经在影像引导神经外科中得到了应用。在此，我们对自发和相干拉曼散射进行了简要介绍。同时，详细介绍了基于拉曼理论的成像技术在影像引导神经外科中的应用。

二、自发拉曼散射概述

弹性光子散射（如瑞利散射）是指射入组织的光子与散射出的光子具有相同波长的一类散射。大多数位于可见光谱（380～750nm）的光子被弹性散射。然而，一小部分光子可向目标转移能量（红移，斯托克斯散射）或者从目标吸收能量（蓝移，反斯托克斯散射）从而形成非弹性散射。这类在非散射过程中发生能量转移的现象于 1930 年被发现，并被命名为拉曼效应[10]。射入组织的光子与散射出的光子存在能量差异的现象称为拉曼位移，可用波频定量（每厘米波数）。拉曼效应弱于弹性散射。然而，运用窄带射线发生器和敏感光谱仪可接收和测量拉曼散射，从而形成组织的拉曼光谱。

拉曼光谱学已广泛应用于化学和生物领域，得益于其能识别不同分子和生物组织的特点。分子的拉曼光谱可通过测量拉曼位移确定，其拉曼光谱峰与化学键产生的振动模式（伸缩、弯曲、剪式）密切相关。以 $-CH_2$ 为例，因其富集于脂肪酸，其对称性伸缩振动模式对于拉曼光谱学识别生物组织至关重要。因此，拉曼光谱可用于对生物组织的化学构成进行定量分析。生物组织的振动特征取决于构成其的大分子（如核酸、蛋白质、脂质）的振动谱线的总和。研究者假定正常组织和肿瘤的化学差异能产生足够独特的拉曼光谱，借此精确地检测脑肿瘤浸润。

脑肿瘤拉曼光谱学

20 世纪 90 年代，早期研究者运用自发拉曼光谱学鉴别正常和水肿脑组织[11]。3390/cm 的高拉曼峰对应的 O-H 伸缩模式可确认水肿脑组织内更多的水含量。Karfft 团队对拉曼光谱学在神经肿瘤领域的应用进行了早期研究[12]。通过对12 种脑磷脂进行详尽的光谱分析[12]，他们通过脂质及水分的含量区分胶质母细胞瘤和健康脑组织，其结果得到了质谱分析的验证[13]。同一团队还进行了另一具有里程碑意义的概念验证研究，即应用拉曼光谱学在动物体内检测脑肿瘤[14]。超拉曼光谱覆盖 3.6mm×3.2mm 的脑皮质，可检测鼠类脑中的转移黑色素瘤。转移黑色素瘤的拉曼光谱表现为在 597/cm、976/cm、1404/cm 及 1595/cm 附近的额外的拉曼位移。

已有研究着力于利用拉曼光谱学指导术中脑肿瘤活检。区分活检标本中的肿瘤主体有利于胶质母细胞瘤的病理诊断。因其显著增高的胆固醇和胆固醇酯含量，脑肿瘤活检标本中的坏死部分在 1739/cm 处存在明显的拉曼峰[15]。对标本的光谱数据进行线性判别分析，区别坏死和肿瘤主体的准确率近 100%（图 17-1）。借助光谱差异，Kalkanis 团队能够区分冰冻切片中的正常脑组织、坏死及胶质母细胞瘤，准确度达 97.8%。后续研究中，5 个冰冻切片（正常脑组织、坏死、致密型胶质母细胞瘤和 2 个浸润型胶质母细胞瘤）以 $300\mu m^2$ 为递进间隔在 5 种拉曼位移波数下绘图[16]。组织图可以区分灰白质分界，坏死，胶质母细胞瘤和浸润的肿瘤。进一步缩小到 3 个关键拉曼光谱区间可形成虚拟的红、绿、蓝（RGB）配色[17]（图 17-2）。红（1004/cm 通道）、绿（1300:1344/cm 通道）、蓝（1600/cm 通道）三色的色阶被分配给不同的拉曼峰值，并将其融合以进行多通道成像。多通道彩图用于区分脑白质，脑灰质及脑肿瘤，交叉验证其准确度近 90%。

得益于激光纤维技术的发展，拉曼光谱探针系统可用于术中脑组织分类[18]。近期研究中，手持光纤探针被放置于 17 个脑胶质瘤瘤腔内（低、高级别胶质瘤；图 17-3）[19]。该系统每 0.2s 可测量直径为 0.5mm 的脑组织；测量深度为 1mm。运用提升树算法分析术中拉曼光谱，研究者区分正常脑组织和受肿瘤浸润的脑组织（＞ 15% 肿瘤细胞浸润）的准确度达 92%（敏感度为 93%，特异度为 91%）。对低级别和高级别胶质瘤的检测均能达到相似的准确度。上述成果表明，拉曼光谱学的临床转化，应用其实时指导肿瘤切除有着

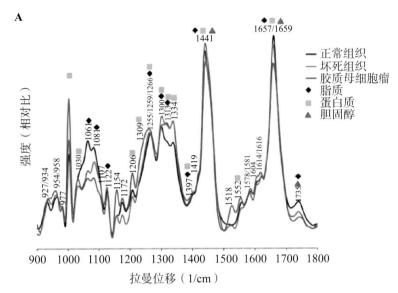

◀ 图 17-1　拉曼光谱学区分正常脑组织，坏死和肿瘤组织

A. 来源于学习数据，可见拉曼峰值标记的正常，坏死及肿瘤组织的平均光谱；B. 对学习数据进行判别分析绘制的散点图（经 Kalkanis 等许可转载[8]）

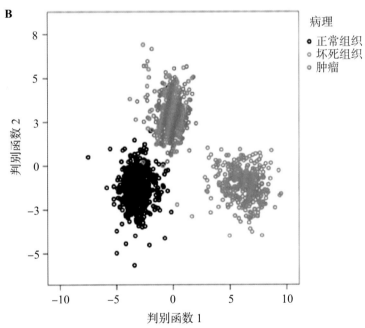

光明的前景。

三、相干拉曼散射显微镜概述

　　自发拉曼散射的低信噪比是其缺陷和限制其临床应用的主要原因。大多数的入射光子被弹性散射，因而需要延长曝光时间及应用复杂的统计 / 机器学习算法（如主成分分析、支持向量机、决策树模型）来发现光谱差异。相干拉曼散射显微镜可提高信噪比，其通过二次激发光束干涉化学键振动频率，于特定的波数（窄频）增加信号强度，而不是在拉曼位移波数范围内获得宽频拉曼光谱。相干拉曼干涉可为生物组织提供组织学图像，其产生的拉曼信号比自发拉曼散射大数个数量级（＞ 10 000 倍）。因拉曼信号取决于组织的生物化学成分，故无须染料或者标记即可形成图像对比度。拉曼散射显微镜无须组织准备，使

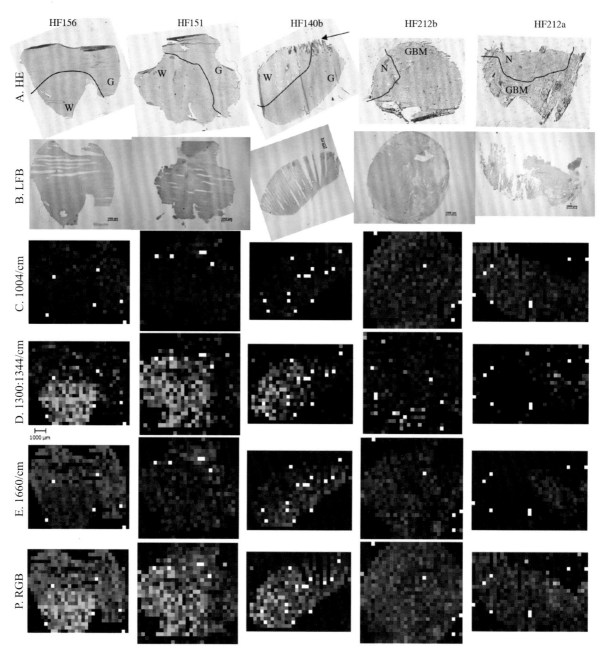

▲ 图 17-2　五种代表性组织的苏木精 - 伊红（HE）染色及拉曼图像

A. 标准 HE 染色；B. 快蓝（LFB，luxol fast blue）染色；C. 红色通道中苯丙氨酸（1400/cm）浓度；D. 绿色通道中
1300∶1344/cm 比例近似于脂质∶蛋白质比例；E. 蓝色通道中 1600/cm 浓度；F. 红、绿、蓝融合图像。W. 白质；G. 灰质；
N. 坏死；GBM. 胶质母细胞瘤；拉曼图像每一个像素点代表 300μm×300μm 的区域。注：组织 HF140B 左上部分，组织学
上为白质，在 LFB 及 HE 图像上因人为因素呈苍白色，可能原因是组织结冰或水肿（经 Kast 等许可转载）[17]

得该技术可能成为被应用于术中脑肿瘤成像的理想选择。其中两个主要的方法为相干反斯托克斯拉曼散射（CARS）显微镜和受激拉曼散射（SRS）显微镜。

（一）相干反斯托克斯拉曼散射显微镜（CARS microscopy）

Evans 团队曾使用相干反斯托克斯拉曼散射（CARS）显微镜对未固定，未染色的鼠原

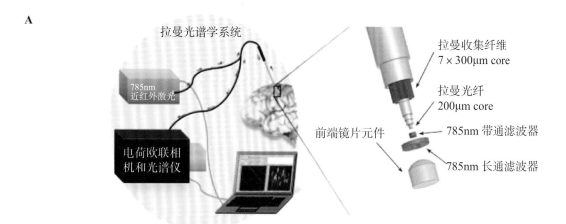

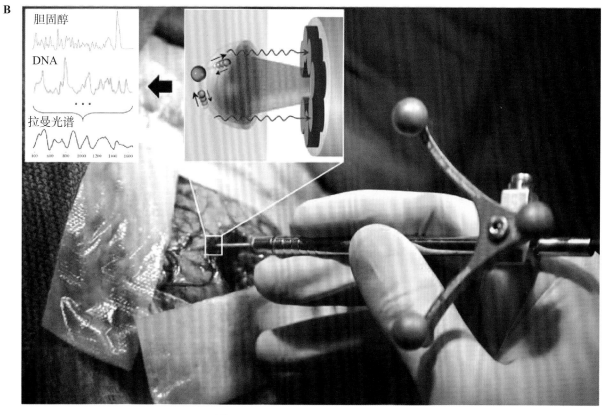

▲ 图 17-3　拉曼光谱学手持光纤探针

A. 实验装置示意，785nm 近红外激光，高分辨率电荷耦合光谱探测器，联合拉曼纤维探针。核心材料为熔融石英；B. 探针（Emvision，LLC）用于术中获取脑组织信号。简化示意图：肿瘤相对正常脑组织中不同分子，如胆固醇和 DNA，产生的拉曼光谱。光谱的差异源于不同组织内多种分子的振动模式。一个简单分子（蓝绿色）与激光（红色）互相作用产生拉曼散射（紫色）的概念图。BP. 带通；LP. 长通（经 Jermyn 等许可转载[19]）

位星形细胞瘤模型的脑组织进行显影[20, 21]。将 700μm × 700μm 大小的冠状位影像进行拼接可达到高分辨率图像。CARS 成像显示组织结构的能力与常规 H&E 染色相当。根据组织类型和波长，射线穿透深度可为 25～80μm。CARS 显微镜可产生脂质分子（2845/cm，CH_2 对称性伸展）和蛋白质分子（CH_3 伸展，2920/cm；酰胺 I 振动，2960/cm）的组织内化学特异性图像。通过不同的拉曼光谱峰可以轻易区分富含脂质分子的髓鞘和富含蛋白质的胞体。CARS 成像的化学选择性可勾画出异种移植老鼠脑肿瘤的边界。另一研究应用 CARS 成像探测不同脑肿瘤（胶质母细胞瘤、黑色素瘤、转移乳腺癌）中的 C-H 分子振动，从而评估肿瘤组织和正常脑组织中不同的脂质含量[22]。与脑实质相比，脑肿瘤的 CARS 信号更弱，说明恶性肿瘤中的脂质 - 蛋白比值更低。肿瘤组织与正常组织间的形态化学对比度使得 CARS 显像可分辨各类脑肿瘤与正常组织的边界。

得益于宽频 CARS 技术的发展，人们可在特定的拉曼光谱区域使用更大的光谱宽度，同时不影响显影速度及其灵敏度[23]。生物学相关的拉曼窗（500～3500/cm）被用于对鼠胶质母细胞瘤模型进行高分辨率显影。伪彩色三通道宽频 CARS 显微镜已能鉴别异种移植脑肿瘤和周边正常脑组织的分界（图 17-4）。

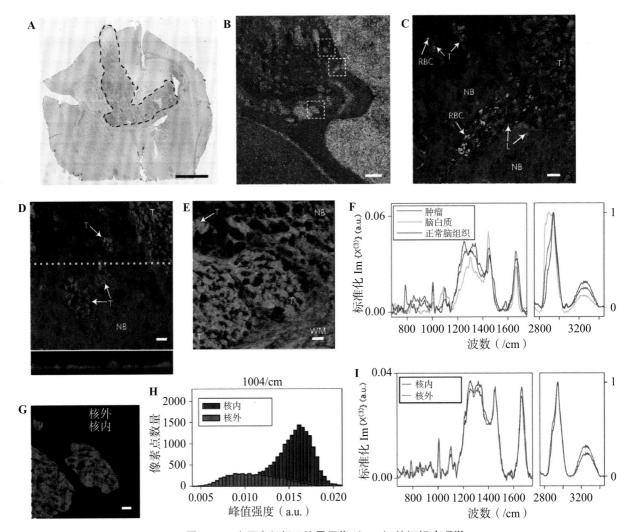

▲ 图 17-4　应用宽频相干拉曼显像（CRI）的组织病理学

A. 鼠异种移植胶质母细胞瘤的白场图像，黑色虚线为实体肿瘤轮廓。青色虚线框代表感兴趣区域（ROI）。比例尺：2mm；B. 宽频相干反斯托克斯拉曼散射（BCARS）的相差显微照片。比例尺：200μm；C. 肿瘤和正常脑组织的伪色 BCARS 图像，蓝色代表胞核，红色代表脂质，绿色代表红细胞；D. BCARS 图像和轴位扫描，蓝色代表胞核，红色代表脂质；E.BCARS 图像，蓝色代表胞核，红色代表脂质，绿色代表 CH₃ 伸展 -CH₂ 绿色伸展；F. 单像素光谱；G. 核内（蓝色）及核外（红色）肿瘤间隙的光谱分割图像；H. 苯丙氨酸含量的直方图分析；I. 肿瘤内的平均光谱（C 至 E 和 G）；比例尺：20μm）。NB. 正常脑组织；T. 肿瘤细胞；RBC. 红细胞；L. 脂质体；WM. 脑白质（经 Camp 等[23] 许可转载）

（二）受激拉曼散射显微镜

受激拉曼散射显微镜研制于 2008 年，与 CARS 相比，其能提供更好的核心图像对比度，即一种信号强度和化学浓度线性相关，且近似于自发拉曼散射的保真光谱。同年，Freudiger 团队发表了 SRS 显微镜应用于无标记生物化学显影的里程碑式文章[24]。后续的革新包括增强背景散射信号收集和将显像速度提高三个数量级以达到视频频率[25]。这些优势使 SRS 显微镜可用于无标记活体成像，并具有巨大的临床应用潜力。

基于组织结构和生化差异，Ji 团队应用 SRS 显微镜区分人类，老鼠的正常脑组织和受肿瘤浸润脑组织[26]。双色 SRS 显微镜将绿色分配给 2845/cm 波数，蓝色分配给 2930～2845/cm 波数可分别凸显脂质分子和蛋白质之间的对比度。双通道的叠加可提供蓝 – 绿组织学影像。在异种移植老鼠模型的肿瘤切除术中，SRS 显微镜可显示常规手术条件下无法检测的肿瘤边界（图 17–5）。为了量化 SRS 影像中肿瘤的浸润程度，有学者提出了一种基于组织内细胞密度，轴突密度以及蛋白质 / 脂质比值的分级系统[27]。SRS 图像分级系统检测肿瘤浸润的敏感度为 97.5%，特异度为 98.5%。量化 SRS 显微镜可检测正常脑组织中浸润的脑肿瘤，表明该技术能应用于脑肿瘤手术，提高术者识别脑肿瘤的能力。

除了用于检测肿瘤浸润，SRS 显微镜还可作为对未处理外科标本进行术中组织学分析的一种手段。当前术中 HE 组织染色需要对组织进行大量的处理，既耗时又耗力[28]。得益于近期取得突破的光纤 – 激光技术[29]，可应用于临床的 SRS 显微镜已被生产。受激拉曼组织学（SRH）应用 SRS 影像来生成虚拟的 HE 图像，效果可比拟标准的术中病理。其可显示人类多种脑肿瘤的

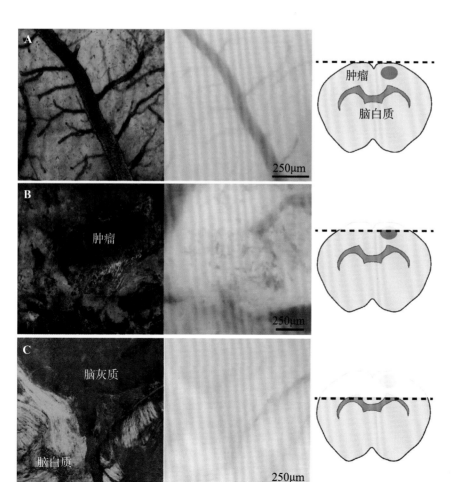

◀ 图 17–5　鼠脑受激肿瘤切除术中的受激拉曼散射显像。右侧示意图示显影深度

A. 皮质下肿瘤，扫描皮质时受激拉曼散射（左）及白场显像（右）均未见明显异常；B. 当一部分脑皮质被切除后，显露部分肿瘤。分离界面的血液并不影响区分肿瘤浸润区域和未被浸润的区域；C. 切除层面超过肿瘤深度，正常脑白质和皮质再次出现（经 Ji 等许可转载[27]）

关键病理诊断特征（图 17-6）。在对 30 位患者的术中病理模拟会诊中，受激拉曼组织学与传统 HE 染色组织学对预期诊断有近乎完美的一致性（Cohen's Kappa，k ＞ 0.89），且准确度超过 92%。因受激拉曼组织学可提供术中数字影像，其可用于实时的，基于自动化机器学习的诊断。多层感知神经网络能以 90% 准确度预测脑肿瘤亚型。受激拉曼组织学无须对组织进行处理，可加快脑肿瘤诊断，辅助脑肿瘤切除，具有提高脑肿瘤患者疗效的潜力。

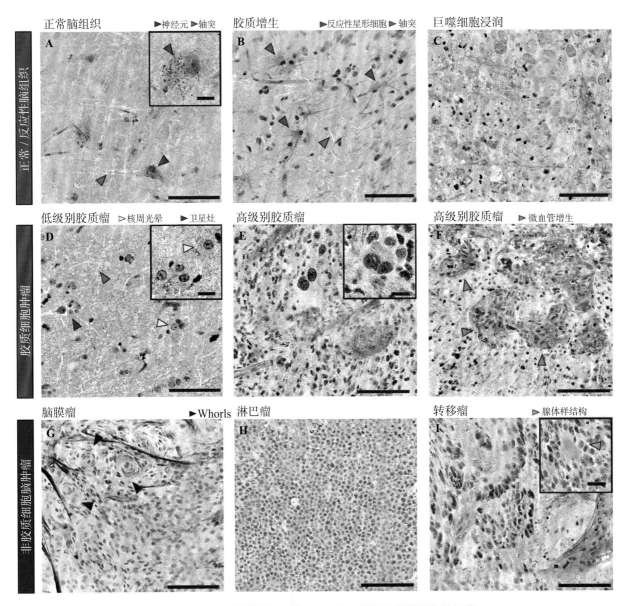

▲ 图 17-6　受激拉曼组织学（SRH）中关键组织学结构的图像

A. 正常神经皮质中边缘锐利，散在的锥体神经元（蓝箭头）和呈现红色的脂褐素颗粒。白色线性结构为轴突（绿箭头）；B. 神经胶质中反应性增生的星形细胞（红箭头）和轴突（绿箭头）；C. 胶质母细胞瘤边缘的巨噬细胞浸润，可见圆形，肿胀，富含磷脂的吞噬小体；D. 受激拉曼组织学显示 1p19q 双缺失的少突胶质细胞瘤中散在的圆核，富含细胞质，核周光晕的"煎蛋"样肿瘤细胞（插图；黄箭头）及神经元卫星灶（紫箭头），轴突（绿箭头）在该肿瘤中同样明显；E. 受激拉曼组织学显示胶质母细胞瘤富含细胞，可见间变细胞及细胞与胞核多样性（插图）；F. 另一胶质母细胞瘤图像显示微血管增生（橙箭头），富含蛋白质的血管基膜成紫色；G 和 I. 受激拉曼组织学显示脑膜瘤的轮状结构（黑箭头，G）；淋巴瘤中的高核浆比的形态均一的细胞（H）及转移结直肠腺癌（I）内的腺样结构（插图；灰箭头）。插图为同一切片中的放大图像。大图比例尺：100μm；插图比例尺：20μm（经 Orringer 等许可转载 [9]）

四、展望

　　拉曼显微镜和相干拉曼散射（CRS）显微镜的发展方向为立体定向脑肿瘤活检导航。在脑肿瘤活检过程中获得足量的诊断标本至关重要。作为无损光学成像技术，术中成像的标本可用于建立最终病理诊断。在肿瘤切除过程中，相干拉曼散射显微镜可发现瘤腔中的残余肿瘤。借助CRS显微镜的显微导航外科可以更好地分辨肿瘤边界，增加肿瘤切除程度。目前CRS显微镜技术聚焦于C～H光谱区间，可反映脂质和蛋白质大分子的浓度。未来研究可探索拉曼本征区间（700～1700/cm），其内可收集到更多的特异生物化学信息。代谢产物和下游代谢变化的实时检测可助力术中分子诊断，肿瘤细胞特异性CRS显微镜及脑肿瘤活检的体内研究。最终，通过将机器学习技术应用于拉曼显像，人们能将强力的计算机工具和含有巨量生化数据的数码显微镜图像相结合。深度学习架构和计算机视觉技术可分析细微，但具有临床意义的生化信息和影像特征，最终有助于更好地分类诊断和评估预后。

参考文献

[1] Barone DG, Lawrie TA, Hart MG. Image guided surgery for the resection of brain tumours. Cochrane Database Syst Rev. 2014(1):CD009685

[2] Senft C, Bink A, Franz K, Vatter H, Gasser T, Seifert V. Intraoperative MRI guidance and extent of resection in glioma surgery: a randomised, controlled trial. Lancet Oncol. 2011; 12(11):997–1003

[3] Stummer W, Pichlmeier U, Meinel T, Wiestler OD, Zanella F, Reulen HJ, ALAGlioma Study Group. Fluorescence-guided surgery with 5-aminolevulinic acid for resection of malignant glioma: a randomised controlled multicentre phase III trial. Lancet Oncol. 2006; 7(5):392–401

[4] Orringer D, Lau D, Khatri S, et al. Extent of resection in patients with glioblastoma: limiting factors, perception of resectability, and effect on survival. J Neurosurg. 2012; 117(5):851–859

[5] Albert FK, Forsting M, Sartor K, Adams HP, Kunze S. Early postoperative magnetic resonance imaging after resection of malignant glioma: objective evaluation of residual tumor and its influence on regrowth and prognosis. Neurosurgery. 1994; 34(1):45–60, discussion 60–61

[6] Lau D, Hervey-Jumper SL, Chang S, et al. A prospective phase II clinical trial of 5-aminolevulinic acid to assess the correlation of intraoperative fluorescence intensity and degree of histologic cellularity during resection of high-grade gliomas. J Neurosurg. 2016; 124(5):1300–1309

[7] Hollon T, Lewis S, Freudiger CW, Sunney Xie X, Orringer DA. Improving the accuracy of brain tumor surgery via Raman-based technology. Neurosurg Focus. 2016; 40(3):E9

[8] Kalkanis SN, Kast RE, Rosenblum ML, et al. Raman spectroscopy to distinguish grey matter, necrosis, and glioblastoma multiforme in frozen tissue sections. J Neurooncol. 2014; 116(3):477–485

[9] Orringer DA, Pandian B, Niknafs YS, Hollon TC, Boyle J, et al. Rapid intraoperative histology of unprocessed surgical specimens via fibre-laser-based stimulated Raman scattering microscopy. Nat Biomed Eng. 2017; 1:0027

[10] Raman CV, Krishnan KS. A new type of secondary radiation. Nature. 1928; 121(3048):501–502

[11] Tashibu K. Analysis of water content in rat brain using Raman spectroscopy. No To Shinkei. 1990; 42(10):999–1004

[12] Krafft C, Neudert L, Simat T, Salzer R. Near infrared Raman spectra of human brain lipids. Spectrochim Acta A Mol Biomol Spectrosc. 2005; 61(7): 1529–1535

[13] Köhler M, Machill S, Salzer R, Krafft C. Characterization of lipid extracts from brain tissue and tumors using Raman spectroscopy and mass spectrometry. Anal Bioanal Chem. 2009; 393(5):1513–1520

[14] Kirsch M, Schackert G, Salzer R, Krafft C. Raman spectroscopic imaging for in vivo detection of cerebral brain metastases. Anal Bioanal Chem. 2010; 398 (4):1707–1713

[15] Koljenović S, Choo-Smith LP, Bakker Schut TC, Kros JM, van den Berge HJ, Puppels GJ. Discriminating vital tumor from necrotic tissue in human glioblastoma tissue samples by Raman spectroscopy. Lab Invest. 2002; 82 (10):1265–1277

[16] Kast RE, Auner GW, Rosenblum ML, et al. Raman molecular imaging of brain frozen tissue sections. J Neurooncol. 2014; 120(1):55–62

[17] Kast R, Auner G, Yurgelevic S, et al. Identification of regions of normal grey matter and white matter from pathologic glioblastoma and necrosis in frozen sections using Raman imaging. J Neurooncol. 2015; 125(2):287–295

[18] Desroches J, Jermyn M, Mok K, et al. Characterization of a Raman spectroscopy probe system for intraoperative brain tissue classification. Biomed Opt Express. 2015; 6(7):2380–2397

[19] Jermyn M, Mok K, Mercier J, et al. Intraoperative brain cancer detection with Raman spectroscopy in humans. Sci Transl Med. 2015; 7(274):274ra19

[20] Evans CL, Xu X, Kesari S, Xie XS, Wong ST, Young GS. Chemically-selective imaging of brain structures with CARS microscopy. Opt Express. 2007; 15 (19):12076–12087

[21] Evans CL, Xie XS. Coherent anti-stokes Raman scattering microscopy: chemical imaging for biology and medicine. Annu Rev Anal Chem (Palo Alto, Calif). 2008; 1:883–909

[22] Uckermann O, Galli R, Tamosaityte S, et al. Label-free delineation of brain tumors by coherent anti-Stokes Raman scattering microscopy in an orthotopic mouse model and human glioblastoma. PLoS One. 2014; 9(9): e107115

[23] Camp CH, Jr, Lee YJ, Heddleston JM, et al. High-speed coherent Raman fingerprint imaging of biological tissues. Nat Photonics. 2014; 8:627–634

[24] Freudiger CW, Min W, Saar BG, et al. Label-free biomedical imaging with high sensitivity by stimulated Raman scattering microscopy. Science. 2008; 322 (5909):1857–1861

[25] Saar BG, Freudiger CW, Reichman J, Stanley CM, Holtom GR, Xie XS. Videorate molecular imaging in vivo with stimulated Raman scattering. Science. 2010; 330(6009):1368–1370

[26] Ji M, Orringer DA, Freudiger CW, et al. Rapid, label-free detection of brain tumors with stimulated Raman scattering microscopy. Sci Transl Med. 2013; 5(201):201ra119

[27] Ji M, Lewis S, Camelo-Piragua S, et al. Detection of human brain tumor infiltration with quantitative stimulated Raman scattering microscopy. Sci Transl Med. 2015; 7(309):309ra163

[28] Somerset HL, Kleinschmidt-DeMasters BK. Approach to the intraoperative consultation for neurosurgical specimens. Adv Anat Pathol. 2011; 18(6):446–449

[29] Freudiger CW, Yang W, Holtom GR, Peyghambarian N, Xie XS, Kieu KQ. Stimulated Raman scattering microscopy with a robust fibre laser source. Nat Photonics. 2014; 8(2):153–159

第 18 章　吲哚菁绿在脑动脉瘤手术中的应用

Indocyanine Green and Cerebral Aneurysms

David Bervini　Andreas Raabe　著

杜　璨　译

姜维喜　校

摘要：当进行动脉瘤夹闭手术时，外科医生必须在完全夹闭动脉瘤的同时确保载瘤动脉、分支血管和穿支血管均完好无损。目前已有若干技术用于评估动脉瘤夹闭术是否正确完成。但这些技术都或多或少地存在缺点，如操作的侵入性和有效性，因空间、时间造成应用的局限性及花费成本，这些因素都应引起患者和医生的思量。吲哚菁绿（ICG）视频血管造影是一项可靠、快速、重复性好、无创、成本效益高的技术，允许术者术中实时评估血管解剖结构及血流动力学特点。本章介绍了 ICG 视频血管造影的原理和它在动脉瘤手术中的价值，同时对术中 ICG 血管造影的有效性和应用局限性给予了客观评价。本章主要关注对动脉瘤手术具有应用价值的方面。ICG 血管造影这项新技术满足了动脉瘤显微外科治疗术中的重要需要，是现代神经外科的重要工具。

关键词：吲哚菁绿（ICG）；术中技术；颅内动脉瘤；手术学

一、概述

显微手术夹闭是治疗颅内动脉瘤的可靠方法。手术效果取决于精准的动脉瘤夹放置，完全夹闭动脉瘤同时保持载瘤动脉、分支动脉和穿支动脉的血流畅通。目前有若干技术可用于评估手术目标是否实现。术者必须对这些技术的应用价值与其操作的侵入性、空间和时间局限性，成本等进行综合考虑。吲哚菁绿（ICG）视频血管造影是一项具有实用价值的技术，术者可通过 ICG 造影术在术中实时评估血管解剖结构并分析血流动力学特点。

（一）手术夹闭颅内动脉瘤

颅内动脉瘤是最常被确诊的脑血管疾病，总体人群中患病率为 2%～3%[1, 2]，且呈上升趋势。动脉瘤破裂率约为 9/100 000，约占所有卒中类型的 5%[3, 4]，具有高致死和高致残率的特点。因为患者发病年龄年轻[3, 5, 6]和不良的预后，总体人群中因蛛网膜下腔出血导致的劳动力损失与最常见的缺血性脑卒中不相上下[4, 7-11]。

显微手术夹闭已被证实是治疗颅内动脉瘤的可靠方法。因 90% 的颅内动脉瘤小于 10mm[1]，颅内动脉手术治疗常规在显微镜下进行。显微手术夹闭脑动脉技术包括解剖大脑和颅内血管，精准地放置一个或数个动脉瘤夹组合夹闭动脉瘤，阻断大脑正常动脉血液循环进入动脉瘤内[12, 13]。选取动脉瘤夹的尺寸、形状、数量和排列取决于病人具体的血管解剖。动脉瘤与载瘤动脉、分支动脉以及穿支动脉的解剖关系十分密切。手术操作和动脉瘤夹闭可能导致这些血管出现狭窄、闭塞或损伤，增加脑缺血和脑梗死的风险[14-17]。外科医生必须避免误操作和及时纠正错误才能将风险最小化。据经验判断，缺血性事件导致神经功能不可逆缺损前仅有 8～10min 的时间窗。

残留动脉瘤可能继续生长、再次出血或引起占位效应[18-21]。这些不良后果加上需要再次治疗的相关风险，对动脉瘤术后残留患者的自然病程具有较大负面影响。

据报道，动脉瘤夹闭手术后常规行术后造影，残留动脉瘤显影发生率为 4%～19%[22-27]，载瘤动脉或分支动脉损伤发生率为 0.3%～12%[22-26]。大多数事件（约 10% 的并发症发生率）都在外科医生意料之外。

为降低此类事件发生率，有一种术中血管解剖诊断成像技术可用于评估动脉瘤夹位置，发现不佳的或错误的夹闭方式而改善手术预后就显得至关重要了。鉴于上述术中可能遇到的诸多挑战，亟须一种技术能术中实时评估动脉瘤夹位置，指导术者对不佳的瘤夹位置做出及时调整以恢复脑血流通畅。

（二）神经外科脑血管疾病相关技术

1. 显微镜技术

现代手术显微镜具有复消色差光学系统，变焦、多角度聚焦，直接术野照明等功能，允许外科医生在高对比度和清晰图像下工作。术者能通过触摸屏、手柄、口控和无线足踏等外设对显微镜进行流畅调节，获得镜下脑血管结构和周边脑组织的高清视野。在某些情况下，外科医生可以观测到动脉内的湍流和血流状态。但是，单凭这些信息不足以准确判断血管是否通畅或动脉瘤被完全夹闭。此外，术者还可以使用双极镊子轻柔

地拉长某一节段动脉，将血液挤压出去后观察血管充盈情况判断血管是否通畅。

2. 术中造影技术

可旋转数字减影血管造影（DSA）技术具有成像分辨率高，多角度成像，可行三维血管重建等优势，被认为是诊断脑血管疾病的金标准检查。除了手术区域显露的血管，DSA 能将动脉瘤夹等人工材料减影减少遮挡，从而对血管结构进行详细地评估。

据报告，通过调整位置欠佳的动脉瘤夹能使 7%～34% 的患者从中获益，改善手术预后[28]。但术中 DSA 也存在不可忽视的缺点，如术中造影使影像质量下降，细小穿支血管的显示能力有限，相对较长的准备时间（15～60min），动脉闭塞脑缺血的风险以及操作的侵入性（电离辐射暴露，造影剂注入），需持续操作，术者经验的影响，资源的耗费，相对高的经济负担。DSA 相关的严重并发症如卒中，血管夹层和腹膜后血肿发生率可高达 3.5%[29-33]。因此，虽然术中 DSA 被认为是金标准，这些缺点使它无法成为“常规诊疗手段”。大多数情况下，术中 DSA 仅应用于特殊的案例，而且世界上只有不多的医疗中心有条件将 DSA 作为常规的术中工具。

3. 微血管多普勒技术

微血管多普勒（MVD）已成为动脉瘤手术期间常规使用的设备，可随时在术中使用。MVD 具有费用低，技术门槛低，快速，无创等优点[34, 35]。使用 MVD 能快速诊断载瘤动脉或分支动脉阻塞，和通过完全未夹闭的瘤颈进入瘤顶的高流量血流。然而，MVD 需要直接与血管接触，因此在探查穿支动脉时常常会失败[36]。其缺点还包括：观察信号曲线或判断噪声的变化通常带有主观性；难以确定血流动力学上的严重狭窄；忽视未完全夹闭后充盈动脉瘤的低流量血流和小管径血管内的血流[35, 36]。新型的 Charbel-Doppler 血流探头能定量地监测血流[37]。该新型血流探头提高了多普勒的诊断精度，尤其在评估血管狭窄时。它的缺点是在某些情况下稍显笨重，且同普

通 MVD 一样，监测穿支动脉并不可靠。但总的来说，这项技术创新已经克服了传统 MVD 的一些缺点。

二、吲哚菁绿血管造影

（一）吲哚菁绿（ICG）血管造影原理

ICG 是一种近红外（NIR）荧光三碳菁染料，于 1956 年被美国食品和药品管理局（FDA）批准用于诊断心脏循环障碍和肝功能。1975 年，FDA 补充批准 ICG 适用于眼科血管造影。经静脉注射后，ICG 于 1～2s 主要与球蛋白（α_1 脂蛋白）结合，留存于血管内并保持正常的血管通透性。ICG 不在体内代谢，仅经肝脏排泄，血浆半衰期为 3～4min。它不会被肠道再吸收，也不参与肝肠循环。ICG 影像血管造影推荐剂量为 0.2～0.5mg/kg，每日最大剂量不应超过 5mg/kg。

ICG 吸收峰和发射峰位于组织的"光学窗口"内，内源性发色团导致的光吸收量很低。近红外光可以穿透几毫米到几厘米深度的组织。用波长覆盖部分 ICG 吸收带（范围 700～850nm，吸收峰值 805nm）的光源照射手术区域，一旦 ICG 染料到达近红外光照射的感兴趣领域，即可被激发发出荧光。荧光（范围 780～950nm，吸收峰值 835nm）由无增强摄像机镜头记录。光学滤镜能阻挡环境光和激发光，只有 ICG 激发荧光被记录。因此可在视频屏幕上实时观察动脉、毛细血管和静脉造影图像。最新一代的显微镜整合了 ICG 影像血管造影技术，可获取高分辨率和高对比度的近红外图像。显微镜功能允许显示并储存 ICG 荧光的高清近红外图像，在检查过程中不需要屏蔽可见光（即，不将显微镜从术野移开或中断操作）。

（二）ICG 血管造影与动脉瘤手术

ICG 血管造影最早于 2003 年，被作为一种将术区血管内血流可视化的新工具引入神经外科 [38]。在手术显微镜上增加近红外线成像功能后，2005 年的研究报道了 ICG 造影技术在神经外科脑血管疾病中的临床价值，并与术中或术后 DSA 相比较 [28]。动脉瘤夹位置欠佳或错误的总体发生率约 10%，ICG 血管造影能够识别其中 8% 的情况。ICG 血管造影提供 9% 检出率已能与术中 DSA 的报告率相媲美 [28]。此后，关于 ICG 血管造影影响手术决策及其临床价值的报道逐渐增多，有 1.8%～38% 的病例在 ICG 造影后需调整动脉瘤夹 [28, 35, 36, 39-55]（表 18-1）。

ICG 视频血管造影的优势在于血管，尤其是在小血管的显影图像质量高，而且日常工作条件下易于使用。在手术过程中随时可进行 ICG 造影，经 5～15min 间隔染料清除后，可重复操作。外科医生可独自进行 ICG 视频血管造影及行脑血管解剖操作，如夹闭动脉瘤，而术中 DSA 无法做到这一点。

ICG 血管造影已被证实是一种能清晰显示穿支血管，评估穿支血管和次毫米级血管血流状态的技术。这是其他术中技术，包括术中 DSA，很难实现的 [36, 39]。鉴于穿支血管术后闭塞率在所有夹闭手术后的发生率可高达 8% [56]，这是一项具重大临床意义的技术。

ICG 染料的不良反应发生率与其他类型的造影剂相似，严重副作用（低血压、心律失常，或更罕见的过敏性休克）至中度、轻度副作用（恶心、瘙痒、晕厥或皮疹）发生率为 0.05%～0.2% [38]，因此 ICG 造影被认为是一种安全的术中技术。

（三）ICG 血管造影局限与技术建议

1.残余动脉瘤填充

大多数未完全夹闭动脉瘤只有少量流入道残留于载瘤动脉与动脉瘤之间。因此 ICG 造影剂在动脉瘤内的浓度增加缓慢。这种情况导致我们观察到这样的现象：注射 ICG 后第一时间，动脉瘤似乎闭塞了而未见显影，但在 30～60s 后，因

表 18-1　颅内动脉瘤手术应用 ICG 血管造影研究汇总

作　者	年　份	患者例数	动脉瘤数目	ICG 影响手术率（%）	ICG 假阴性率（%）
Raabe 等[28]	2005	114	124	8.8	10.0
de Oliveira 等[39]	2007	60	64	2.8	5.6
Imizu 等[40]	2008	13	13	38.0	NA
Dashti 等[62]	2009	190	239	NA	12.1
Li 等[41]	2009	120	148	9.3	6.5
Ma 等[42]	2009	45	45	17.8	2.3
Jing 等[43]	2010	42	42	11.9	0
Khurana 等[44]	2010	27	27	22.2	0
Fischer 等[36]	2010	40	50	8.0	10.0
Oda 等[59]	2011	39	43	10.3	NA
Gruber 等[35]	2011	104	123	6.5	2.4
Wang 等[46]	2011	129	152	2.1	0.7
Washington 等[47]	2013	155	59	4.1	14.3
Moon 等[48]	2013	119	127	6.3	0.8
Della Puppa 等[49]	2013	26	34	8.8	5.6
Özgiray 等[50]	2013	86	109	1.8	1.8
Caplan 等[51]	2014	37	47	8.1	10.8
Hardesty 等[52]	2014	100	122	4.0	1.0
Lai 等[53]	2014	91	100	15.0	2.0
Roessler 等[54]	2014	232	295	13.4	9.1
Sharma 等[55]	2014	112	126	8.9	4.5
平均值（95% CI）				8.7（7.4～10）	5.3（4.4～6.6）

95%CI. 95% 置信区间；NA. 无法获知

为染料流入量增加，动脉瘤显影变得更明亮了（图 18-1）。

2. 载瘤动脉、分支或穿支动脉闭塞

细 ICG 血管造影最有价值之处在于小血管的高质量成像。大血管在没有严重钙化或血栓形成的前提下，也可有极好的显示对比度。ICG 造影第一个 1～3s 的显影情况对血管通畅度的评价是最重要的。狭窄或闭塞只能通过动脉早期显影程

度评估，反流的血液通常会使血管显影，评估动脉中晚期的显影度会增加假阴性结果的发生率，做出没有狭窄或闭塞的错误判断。

显微镜具有一项特殊的循环播放功能，是 ICG 血管造影不可或缺的。很多情况下，外科医生因忙于调整显微镜视野，和显露术野以获得最佳照明和血管造影效果而不能实时观察原始视频。自动循环播放功能重复播放前 3～5s，外科

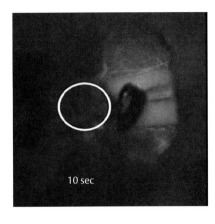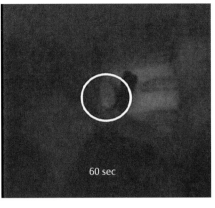

10 sec

60 sec

◀ 图 18-1　吲哚菁绿血管造影图像
注入染料后 10s 后（左图像）和 60s 后（右图），显示不完全夹闭和染料在动脉瘤内延迟显影（右图，圆圈标出）

医生可根据需要反复观察血管早期充盈情况。循环播放功能被整合入显微镜中，操作简单便捷，几秒钟内就能设置成功准备使用。这是最好的诊断充盈延迟的方法，而以前的方法常不尽如人意。因为没有可靠的定量测量方法，任何显影延迟都应引起术者警觉并调整动脉瘤夹。如出现分支血管闭塞，无论是对比显影中断或搏动样显影伴随血液中造影剂反流引起的显影均可观测到（图 18-2）。

3. 血管狭窄

ICG 视频血管造影对血流动力学相关性狭窄的诊断非常困难，这取决于显露血管的长度。当显露血管节段过短，如前交通动脉瘤夹闭后的大脑前 A$_2$ 段血管，几乎不可能观察到延迟流入的血流（图 18-3）。当显露血管节段足够长时，如大脑中动脉瘤（图 18-4），则观察到的概率更大。同样，造影剂流入视频循环播放功能是最好的工具，是能提供是否有造影剂充盈延迟等关键信息，促使术者考虑是否存在血流动力学相关狭窄及调整动脉瘤夹位置。以上所述也适用于穿支动脉，ICG 视频血管造影可视为术中影像学的金标准（图 18-5）。

4. 造影图像质量不佳

当术野较深，尤其是深部动脉瘤时，近红外线光照弱及需要照明光线直接照射到手术区域解剖结构，均会导致图像质量下降[35,43]。动脉瘤对侧区域，特别是残留的动脉瘤，容易被动脉瘤夹或其他解剖结构遮挡，因此可能很难用 ICG 血管造影技术显示清楚。同样的情况还出现在血栓形成或严重钙化的动脉瘤和血管中，因为这些组织的光线穿透不足。在急性病例中由于凝血障碍和持续的微出血导致 ICG 染料渗出使评估变得困难[36]。这些缺点可以通过经验及其他技术弥补，如内镜整合 ICG 技术[57,58]或使用附加软件回顾视频并解释结果[59]。FLOW 800（Carl Zeiss, Oberkochen, Germany）是一款整合入显微镜的软件工具，能即时进行彩色编码可视化，并分析 ICG 荧光染料瞬时分布的动力学特点[59]。释放的荧光信号被记录后经软件处理生成彩色编码的图像，将主要循环血流和微循环灌注情况以可视化方式呈现出来。ICG 影像血管造影能显示载瘤动脉、分支或穿支动脉的闭塞或狭窄，FLOW

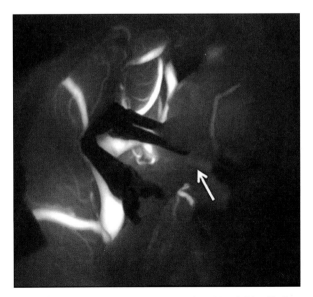

▲ 图 18-2　动脉瘤夹闭术后和 ICG 染料注射血管造影图像
显示动脉分支闭塞（箭）

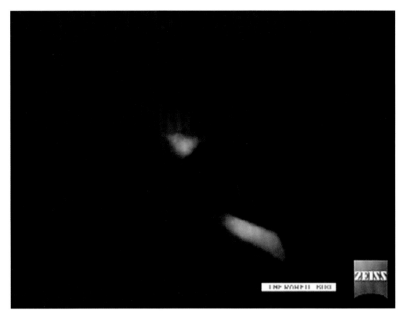

◀ 图 18-3　前交通动脉瘤夹闭后吲哚菁绿血管造影图像

因为曝光时间短，手术区域狭窄，显露的动脉短，不能评估是否存在分支动脉狭窄

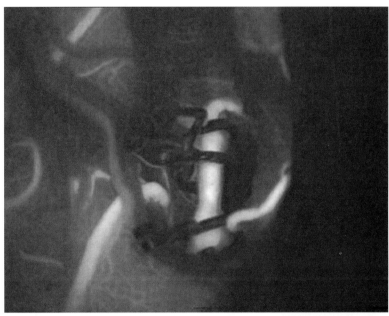

◀ 图 18-4　大脑中动脉瘤夹闭吲哚菁绿血管造影图像充分显露血管以排除分支动脉狭窄

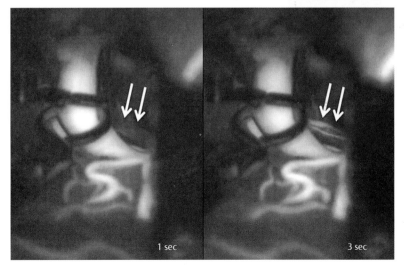

◀ 图 18-5　吲哚菁绿血管造影图像显示穿支动脉狭窄和 ICG 染料延迟填充（箭）

800 软件生成的彩色编码图可视为这一功能的补充，FLOW 800 也可用于检测脑血流方向[60]（图 18-6）。

经术中或术后 DSA 证实的 ICG 影像血管造影假阴性或漏诊发生率在 0%～14% 之间，平均 5% 的病例[47]（表 18-1）。样本量更大的研究显示，分支闭塞发生率为 6%～7.3%[28, 61]。然而，

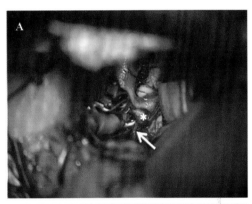
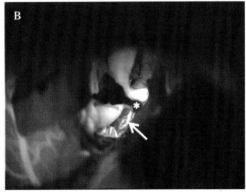
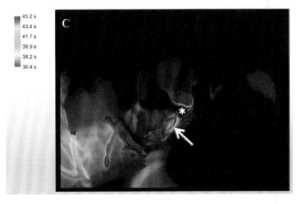

▲ 图 18-6　左颅内动脉瘤（ICA）分叉部动脉瘤夹闭术中图像

A. 放大显微镜图像显示主要分支动脉、动脉瘤（＊）和颈内动脉穿支动脉（箭）；B. 吲哚菁绿血管造影图像显示完全动脉瘤闭塞（＊）和穿支动脉通畅（箭）；C. FLOW 800 生成彩色编码图谱，确认动脉瘤完全闭塞（＊）和穿支动脉正常血流（箭）

由于研究者对术中影像结果反馈（主要是 DSA）抱有预期，存在主观偏倚可能，对这些研究结果应谨慎解读[28, 47, 51]。尽管如此，这些数据与最新一系列评估术中 DSA 准确性的研究结果比较一致，术中 DSA 结果假阴性率为 5%～9%，准确率为 88%～95%[33, 62, 63]。

总的来说，在文献报道的病例研究中，ICG 造影结果提示约有 9%（2%～38%）的病例应进行动脉瘤夹调整；这突出了该方法的临床价值。

三、结论

没有一项术中技术是绝对可靠、完美无缺的，ICG 血管造影应被视为诸多技术中尤其具有价值的技术，并可与其他术中方法，如镜下观察、术中 MVD、术中神经电生理监测等方法相结合，必要时甚至使用术中 DSA。通过多种技术互补使用，探索一条减少动脉瘤夹闭手术并发症的最佳途径。术中 DSA 仍有保留的意义，以应对出现其他技术由于条件受限而无法使用的特殊情况。

ICG 视频血管造影是一种可靠、快速、可重复、无创、低成本的技术手段，允许术中实时评估血管解剖及分析血流动力学。这项技术创新，满足了动脉瘤显微外科治疗的重要需求，由于其简单易用，日益成为一种安全的、术中一线使用的诊疗技术。

参考文献

[1] Vlak MH, Algra A, Brandenburg R, Rinkel GJ. Prevalence of unruptured intracranial aneurysms, with emphasis on sex, age, comorbidity, country, and time period: a systematic review and meta-analysis. Lancet Neurol. 2011; 10 (7):626–636

[2] Vernooij MW, Ikram MA, Tanghe HL, et al. Incidental findings on brain MRI in the general population. N Engl J Med. 2007; 357(18):1821–1828

[3] de Rooij NK, Linn FHH, van der Plas JA, Algra A, Rinkel GJE. Incidence of subarachnoid haemorrhage: a systematic review with emphasis on region, age, gender and time trends. J Neurol Neurosurg Psychiatry. 2007; 78(12): 1365–1372

[4] Feigin VL, Lawes CM, Bennett DA, Barker-Collo SL, Parag V. Worldwide stroke incidence and early case fatality reported in 56 population-based studies: a systematic review. Lancet Neurol. 2009; 8(4):355–369

[5] van Gijn J, Kerr RS, Rinkel GJE. Subarachnoid haemorrhage. Lancet. 2007; 369 (9558):306–318

[6] Nieuwkamp DJ, Setz LE, Algra A, Linn FH, de Rooij NK, Rinkel GJ. Changes in case fatality of aneurysmal subarachnoid haemorrhage over time, according to age, sex, and region: a meta-analysis. Lancet Neurol. 2009; 8(7):635–642

[7] Hop JW, Rinkel GJ, Algra A, van Gijn J. Quality of life in patients and partners after aneurysmal subarachnoid hemorrhage. Stroke. 1998; 29(4):798–804

[8] Johnston SC, Selvin S, Gress DR. The burden, trends, and demographics of mortality from subarachnoid hemorrhage. Neurology. 1998; 50(5):1413–1418

[9] Wermer MJH, Kool H, Albrecht KW, Rinkel GLJE. Subarachnoid hemorrhage treated with clipping. Neurosurgery. 2007; 60(1):91–97

[10] Al-Khindi T, Macdonald RL, Schweizer TA. Cognitive and functional outcome after aneurysmal subarachnoid hemorrhage. Stroke. 2010; 41(8):e519–e536

[11] Springer MV, Schmidt JM, Wartenberg KE, Frontera JA, Badjatia N, Mayer SA. Predictors of global cognitive impairment 1 year after subarachnoid hemorrhage. Neurosurgery. 2009; 65(6):1043–1050, discussion 1050–1051

[12] Spetzler RF, Zabramski JM, McDougall CG, et al. Analysis of saccular aneurysms in the Barrow Ruptured Aneurysm Trial. J Neurosurg. 2018; 128 (1):120–125

[13] Molyneux AJ, Kerr RS, Yu L-M, et al. International Subarachnoid Aneurysm Trial (ISAT) Collaborative Group. International subarachnoid aneurysm trial (ISAT) of neurosurgical clipping versus endovascular coiling in 2143 patients with ruptured intracranial aneurysms: a randomised comparison of effects on survival, dependency, seizures, rebleeding, subgroups, and aneurysm occlusion. Lancet. 2005; 366(9488):809–817

[14] Bekelis K, Missios S, MacKenzie TA, et al. Predicting inpatient complications from cerebral aneurysm clipping: the Nationwide Inpatient Sample 2005– 2009. J Neurosurg. 2014; 120(3):591–598

[15] Bruneau M, Amin-Hanjani S, Koroknay-Pal P, et al. Surgical clipping of very small unruptured intracranial aneurysms: a multicenter international study. Neurosurgery. 2016; 78(1):47–52

[16] Bulters DO, Santarius T, Chia HL, et al. Causes of neurological deficits following clipping of 200 consecutive ruptured aneurysms in patients with good-grade aneurysmal subarachnoid haemorrhage. Acta Neurochir (Wien). 2011; 153(2):295–303

[17] Le Roux PD, Elliott JP, Eskridge JM, Cohen W, Winn HR. Risks and benefits of diagnostic angiography after aneurysm surgery: a retrospective analysis of 597 studies. Neurosurgery. 1998; 42(6):1248–1254, discussion 1254–1255

[18] Lin T, Fox AJ, Drake CG. Regrowth of aneurysm sacs from residual neck following aneurysm clipping. J Neurosurg. 1989; 70(4):556–560

[19] Drake CG, Vanderlinden RG. The late consequences of incomplete surgical treatment of cerebral aneurysms. J Neurosurg. 1967; 27(3):226–238

[20] Feuerberg I, Lindquist C, Lindqvist M, Steiner L. Natural history of postoperative aneurysm rests. J Neurosurg. 1987; 66(1):30–34

[21] Johnston SC, Dowd CF, Higashida RT, Lawton MT, Duckwiler GR, Gress DR, CARAT Investigators. Predictors of rehemorrhage after treatment of ruptured intracranial aneurysms: the Cerebral Aneurysm Rerupture After Treatment (CARAT) study. Stroke. 2008; 39(1):120–125

[22] Alexander TD, Macdonald RL, Weir B, Kowalczuk A. Intraoperative angiography in cerebral aneurysm surgery: a prospective study of 100 craniotomies. Neurosurgery. 1996; 39(1):10–17, discussion 17–18

[23] Drake CG, Allcock JM. Postoperative angiography and the "slipped" clip. J Neurosurg. 1973; 39(6):683–689

[24] Macdonald RL, Wallace MC, Kestle JRW. Role of angiography following aneurysm surgery. J Neurosurg. 1993; 79(6):826–832

[25] Proust F, Hannequin D, Langlois O, Freger P, Creissard P. Causes of morbidity and mortality after ruptured aneurysm surgery in a series of 230 patients. The importance of control angiography. Stroke. 1995;

[26] Rauzzino MJ, Quinn CM, Fisher WS, III. Angiography after aneurysm surgery: indications for "selective" angiography. Surg Neurol. 1998; 49(1):32–40, discussion 40–41

[27] Suzuki J, Kwak R, Katakura R. Review of incompletely occluded surgically treated cerebral aneurysms. Surg Neurol. 1980; 13(4):306–310

[28] Raabe A, Nakaji P, Beck J, et al. Prospective evaluation of surgical microscopeintegrated intraoperative near-infrared indocyanine green videoangiography during aneurysm surgery. J Neurosurg. 2005; 103(6):982–989

[29] Chiang VL, Gailloud P, Murphy KJ, Rigamonti D, Tamargo RJ. Routine intraoperative angiography during aneurysm surgery. J Neurosurg. 2002; 96 (6):988–992

[30] Katz JM, Gologorsky Y, Tsiouris AJ, et al. Is routine intraoperative angiography in the surgical treatment of cerebral aneurysms justified? A consecutive series of 147 aneurysms. Neurosurgery. 2006; 58(4):719–727, discussion 719–727

[31] Klopfenstein JD, Spetzler RF, Kim LJ, et al. Comparison of routine and selective use of intraoperative angiography during aneurysm surgery: a prospective assessment. J Neurosurg. 2004; 100(2):230–235

[32] Martin N, Doberstein C, Bentson J, Vinuela F, Dion J, Becker D. Intraoperative angiography in cerebrovascular surgery. Clin Neurosurg. 1991; 37:312–331

[33] Tang G, Cawley CM, Dion JE, Barrow DL. Intraoperative angiography during aneurysm surgery: a prospective evaluation of efficacy. J Neurosurg. 2002; 96 (6):993–999

[34] Bailes JE, Tantuwaya LS, Fukushima T, Schurman GW, Davis D. Intraoperative microvascular Doppler sonography in aneurysm surgery. Neurosurgery. 1997; 40(5):965–970, discussion 970–972

[35] Gruber A, Dorfer C, Standhardt H, Bavinzski G, Knosp E. Prospective comparison of intraoperative vascular monitoring technologies during cerebral aneurysm surgery. Neurosurgery. 2011; 68(3):657–673, discussion 673

[36] Fischer G, Stadie A, Oertel JMK. Near-infrared indocyanine green videoangiography versus microvascular Doppler sonography in aneurysm surgery. Acta Neurochir (Wien). 2010; 152(9):1519–1525

[37] Amin-Hanjani S, Meglio G, Gatto R, Bauer A, Charbel FT. The utility of intraoperative blood flow measurement during aneurysm surgery using an ultrasonic perivascular flow probe. Neurosurgery. 2006; 58(4) suppl 2:305– 312, discussion 312

[38] Raabe A, Beck J, Gerlach R, Zimmermann M, Seifert V. Near-infrared indocyanine green video angiography: a new method for intraoperative assessment of vascular flow. Neurosurgery. 2003; 52(1):132–139, discussion 139

[39] de Oliveira JG, Beck J, Seifert V, Teixeira MJ, Raabe A. Assessment of flow in perforating arteries during intracranial aneurysm surgery using intraoperative near-infrared indocyanine green videoangiography. Neurosurgery. 2007; 61(3) suppl:63–72, discussion 72–73

[40] Imizu S, Kato Y, Sangli A, Oguri D, Sano H. Assessment of incomplete clipping of aneurysms intraoperatively by a near-infrared indocyanine green-video angiography (NIICG-VA) integrated microscope. Minim Invasive Neurosurg. 2008; 51(4):199–203

[41] Li J, Lan Z, He M, You C. Assessment of microscope-integrated indocyanine green angiography during intracranial aneurysm surgery: a retrospective study of 120 patients. Neurol India. 2009; 57(4):453–459

[42] Ma C-Y, Shi J-X, Wang H-D, Hang C-H, Cheng H-L, Wu W. Intraoperative indocyanine green angiography in intracranial aneurysm surgery: microsurgical clipping and revascularization. Clin Neurol Neurosurg. 2009; 111(10):840–846

[43] Jing Z, Ou S, Ban Y, Tong Z, Wang Y. Intraoperative assessment of anterior circulation aneurysms using the indocyanine green video angiography technique. J Clin Neurosci. 2010; 17(1):26–28

[44] Khurana VG, Seow K, Duke D. Intuitiveness, quality and utility of intraoperative fluorescence videoangiography: Australian neurosurgical experience. Br J Neurosurg. 2010; 24(2):163–172

[45] Oda J, Kato Y, Chen SF, et al. Intraoperative near-infrared indocyanine greenvideoangiography (ICG-VA) and graphic analysis of fluorescence intensity in cerebral aneurysm surgery. J Clin Neurosci. 2011; 18(8):1097–1100

26(9):1553–1557

[46] Wang S, Liu L, Zhao Y, Zhang D, Yang M, Zhao J. Evaluation of surgical microscope-integrated intraoperative near-infrared indocyanine green videoangiography during aneurysm surgery. Neurosurg Rev. 2010; 34(2):209–215

[47] Washington CW, Zipfel GJ, Chicoine MR, et al. Comparing indocyanine green videoangiography to the gold standard of intraoperative digital subtraction angiography used in aneurysm surgery. J Neurosurg. 2013; 118(2):420–427

[48] Moon H-S, Joo S-P, Seo B-R, Jang J-W, Kim J-H, Kim T-S. Value of indocyanine green videoangiography in deciding the completeness of cerebrovascular surgery. J Korean Neurosurg Soc. 2013; 53(6):349–355

[49] Della Puppa A, Volpin F, Gioffre G, Rustemi O, Troncon I, Scienza R. Microsurgical clipping of intracranial aneurysms assisted by green indocyanine videoangiography (ICGV) and ultrasonic perivascular microflow probe measurement. Clin Neurol Neurosurg. 2014; 116:35–40

[50] Özgiray E, Aktüre E, Patel N, et al. How reliable and accurate is indocyanine green video angiography in the evaluation of aneurysm obliteration? Clin Neurol Neurosurg. 2013; 115(7):870–878

[51] Caplan JM, Sankey E, Yang W, et al. Impact of indocyanine green videoangiography on rate of clip adjustments following intraoperative angiography. Neurosurgery. 2014; 75(4):437–443, 444

[52] Hardesty DA, Thind H, Zabramski JM, Spetzler RF, Nakaji P. Safety, efficacy, and cost of intraoperative indocyanine green angiography compared to intraoperative catheter angiography in cerebral aneurysm surgery. J Clin Neurosci. 2014; 21(8):1377–1382

[53] Lai LT, Morgan MK. Use of indocyanine green videoangiography during intracranial aneurysm surgery reduces the incidence of postoperative ischaemic complications. J Clin Neurosci. 2014; 21(1):67–72

[54] Roessler K, Krawagna M, Dörfler A, Buchfelder M, Ganslandt O. Essentials in intraoperative indocyanine green videoangiography assessment for intracranial aneurysm surgery: conclusions from 295 consecutively clipped aneurysms and review of the literature. Neurosurg Focus. 2014; 36(2):E7

[55] Sharma M, Ambekar S, Ahmed O, et al. The utility and limitations of intraoperative near-infrared indocyanine green videoangiography in aneurysm surgery.World Neurosurg. 2014; 82(5):e607–e613

[56] Hoh BL, Curry WT, Jr, Carter BS, Ogilvy CS. Computed tomographic demonstrated infarcts after surgical and endovascular treatment of aneurysmal subarachnoid hemorrhage. Acta Neurochir (Wien). 2004; 146 (11):1177–1183

[57] Bruneau M, Appelboom G, Rynkowski M, Van Cutsem N, Mine B, De Witte O. Endoscope-integrated ICG technology: first application during intracranial aneurysm surgery. Neurosurg Rev. 2013; 36(1):77–84, discussion 84–85

[58] Nishiyama Y, Kinouchi H, Senbokuya N, et al. Endoscopic indocyanine green video angiography in aneurysm surgery: an innovative method for intraoperative assessment of blood flow in vasculature hidden from microscopic view. J Neurosurg. 2012; 117(2):302–308

[59] Kamp MA, Slotty P, Turowski B, et al. Microscope-integrated quantitative analysis of intraoperative indocyanine green fluorescence angiography for blood flow assessment: first experience in 30 patients. Neurosurgery. 2012; 70(1) suppl operative:65–73, discussion 73–74

[60] Murai Y, Nakagawa S, Matano F, Shirokane K, Teramoto A, Morita A. The feasibility of detecting cerebral blood flow direction using the indocyanine green video angiography. Neurosurg Rev. 2016; 39(4):685–690

[61] Dashti R, Laakso A, Niemelä M, Porras M, Hernesniemi J. Microscopeintegrated near-infrared indocyanine green videoangiography during surgery of intracranial aneurysms: the Helsinki experience. Surg Neurol. 2009; 71(5):543–550, discussion 550

[62] Barrow DL, Boyer KL, Joseph GJ. Intraoperative angiography in the management of neurovascular disorders. Neurosurgery. 1992; 30(2): 153–159

[63] Popadić A, Witzmann A, Amann T, et al. The value of intraoperative angiography in surgery of intracranial aneurysms: a prospective study in 126 patients. Neuroradiology. 2001; 43(6):466–471

第19章　吲哚菁绿视频血管造影在脑动静脉畸形治疗中的应用

Indocyanine Green Videoangiography and Arteriovenous Malformations

Justin R. Mascitelli　Jan–Karl Burkhardt　Michael T. Lawton　**著**

潘奕旻　**译**

李毅锋　**校**

摘要：吲哚菁绿视频血管造影（ICG-VA）是术中明确脑动静脉畸形（AVM）解剖结构和评估手术切除程度的有效手段。ICG 是一种可静脉注射的造影剂，使用只透过相应波长荧光的滤光片，其发出的荧光就能经红外摄像机在手术显微镜上显示出来。ICG-VA 可以在 AVM 切除术前、术中和术后进行，整个过程安全、简便，且便于区分 AVM 血管与正常血管。但是，ICG-VA 仅能显示显微镜下直视的血管，因此对难以辨认的解剖结构、深部病变和深部引流静脉，以及被脑实质或血肿遮盖的血管显示不佳。部分研究显示，高达 12.5% 的病人术后进行 ICG-VA 未能发现残留 AVM。因此，ICG-VA 仅能作为术中或术后数字减影血管造影（DSA）的辅助手段，并不能取代它。FLOW 800 软件能够定量监测血流，并在颅内 AVM 切除过程中促进 ICG-VA 显影，但它对术中决策或患者预后的影响尚未得到验证。ICG-VA 在脑 – 脊髓硬脑膜动静脉瘘的治疗中也非常实用，因为通过荧光造影识别和切除瘘口非常便捷。

关键词：吲哚菁绿视频荧光造影（ICG-VA）；脑动静脉畸形（AVM）；动静脉瘘；荧光

一、概述

脑动静脉畸形（AVM）切除的手术目标是在保留正常的血管和神经组织的前提下全切除动静脉畸形。然而，实现这一目标颇具挑战性。AVMs 可以靠近或直接累及功能区脑组织，且常接受穿通动脉的血供，往往这些动脉也供血重要的大脑结构，它们的完全闭塞肉眼难以分辨。在整个手术过程中，外科医生一直在 AVM 和正常大脑结构之间操作，如履薄冰。这种微妙的平衡会转化为一定程度的 AVM 不完全切除，这也是难以避免的。

术后 DSA 是评价 AVM 切除效果的金标准。然而，DSA 通常在术后进行。相反，如果能在术中同时进行，就有机会切除残留 AVM。为了解决这个问题，一系列术中技术孕育而生，在术后 DSA 前充分评估切除的范围，让外科医生在必要时继续切除残余 AVM，从而避免二次手术。这些技术包括使用微血管多普勒和血流探头测量、术中 DSA 和 ICG-VA。

二、术中 DSA

术中 DSA 自 20 世纪 60 年代就开始在脑血管手术中使用[1,2]，是术中评估的金标准。尽管使用已久，但其是否应该作为术中常规步骤始终存在争议。其安全性、有效性和可行性等都受到了质疑。此外，鉴于 ICG-VA 广泛的使用以及复杂性脑血管病例采用血管介入治疗的趋势，术中 DSA 的实用性也有待考究。Chalouhi 等回顾了 1000 多例脑血管手术，其中包括 100 多例 AVM 切除，发现其并发症都是轻微短暂的，且仅仅发生在不到 1% 的病例中[3]。此研究中，术中 DSA 对残余 AVM 的检出率为 9.8%，在以往研究报道的 3.7%～27.3% 的范围内[4]。术中使用 DSA 的实用性也受医疗机构和手术团队的影响。而且，术中 DSA 需要介入放射科医生（如果进行手术的神经外科医生没有接受过双重培训），使用移动透视单元时影像图像质量较差，且会导致手术时间延长。目前，复合手术室的逐步应用可能缓解术中 DSA 实用性的问题[5]。

三、吲哚菁绿视频血管造影

ICG 是一种用于观察脑血管结构的荧光分子。麻醉医生通过外周静脉给药（通常为 25mg 加入 10ml 生理盐水），注射后 3～12s 就可在大脑动脉内显影。ICG 经动脉给药也有报道，但非常规途径[6]。给药后，ICG 分子立即与球蛋白结合，停留在血管内，并由肝脏代谢。其吸收峰和发射峰分别为 805nm 和 835nm。显微镜可以通

过使用只允许 ICG 发射波长的荧光透过的滤光片进行实时记录。造影剂会迅速进入毛细血管，然后进入静脉。动脉化静脉则会提前在动脉晚期显影。因此，ICG-VA 可用于评估生理及病理状态，如脑动静脉畸形。重要的是，ICG-VA 只能显示术区内显微镜下的可见血管[4]。

在眼科手术中，荧光造影也被用于评估视网膜血管情况。尽管早在 19 世纪 60 年代就有报道 ICG-VA 能使颅内血管显影[7]，但直至 21 世纪初才首次应用到神经外科手术中[8,9]。ICG-VA 首先被用于颅内动脉瘤[10]和搭桥手术[11]，随后才在脑动静脉畸形手术中开始使用[4]。

（一）吲哚菁绿血管造影在脑动静脉畸形治疗中的应用

AVM 切除术前、术中和术后均可进行 ICG-VA。通常，一打开硬脑膜，直视到颅内血管后，就可注射造影剂。此外，在打开硬膜之前进行 ICG-VA，能透过硬脑膜显示颅内血管，从而提高操作安全性[12]。ICG-VA 在动静脉畸形切除术前、术中和术后的应用中，对可直视解剖结构的浅表动静脉畸形最为实用（图 19-1，图 19-2）。最初的 ICG-VA 侧重于通过识别供血动脉、畸形血管巢和引流静脉来充分了解 AVM 的解剖结构。外科医生必须区分病变与正常血管（图 19-3），这些血管可能包括初级、次级引流静脉，终末型、假终末型（穿通型）血管和间接型（过路型）供血动脉[13]。应该特别注意保护初级引流静脉，识别和保留穿通动脉和过路动脉，这两类动脉都会继续供应正常脑组织。ICG-VA 常常无法显露深部血管（深部引流静脉、穿支动脉和脉络膜供血动脉），因为畸形血管巢和正常脑实质会遮蔽视野（图 19-4）。

表 19-1 总结了目前对传统 ICG-VA 辅助 AVM 治疗的一系列研究（不使用 FLOW 800 软件，后文将对此进行讨论）[4, 14-20]。2009 年，Killory 等首次发表，利用 ICG-VA 对 10 例脑动静脉畸形患者进行了检查，ICG-VA 在 9 名患者中显

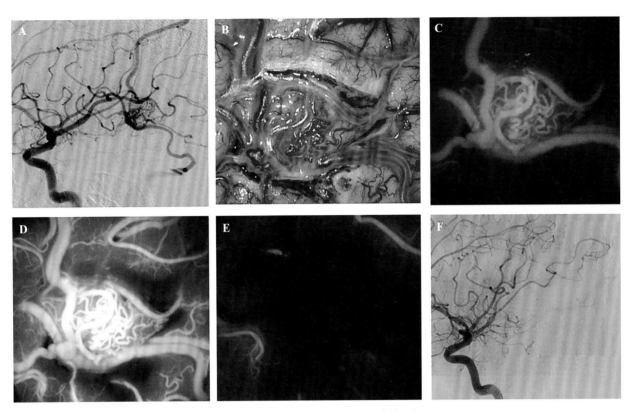

▲ 图 19-1　图示动静脉畸形（AVM）切除前后行 ICG-VA

患者为 53 岁男性，以癫痫起病，继发于右侧颞叶小型密集型未破裂 AVM[Spetzler-Martin（SM）分级 1 级；SM 补充分级 5 级]，该病灶由右侧大脑中动脉下干供血，浅表引流至上矢状窦和乙状窦(A)。患者经右侧颞下入路行开颅手术切除(B)。切除 AVM 前行 ICG-VA 检查，比较早期动脉相（C）和早期静脉相（D）的影像，显示 AVM 存在较大的早期引流静脉。供血动脉和畸形血管巢同样也能荧光显影。术后 ICG-VA（E）和 DSA（F）均显示完全切除。该病例展示了 ICG-VA 在评估 AVM 解剖结构和确定简单、浅表动静脉畸形切除的过程中是如何发挥作用的

示有效 [4]。两名患者在术中 DSA 显示有残余的 AVM，而其中一名患者的 ICG-VA 当时被认为是阴性，但后续回顾为阳性。ICG 还有助于确定血肿内小的残留病灶。作者的结论是，当应用于深部病灶或者 AVM 血管没有位于浅表时，ICG-VA 的使用受到了限制。Hänggi 等报道了 17 例患者(15 例动静脉畸形和 2 例动静脉瘘) [14]。其中两例根据术中荧光造影影像调整了手术策略。1 例患者 ICG-VA 假阴性，未能显示术后 DSA 上发现的小残留病灶。Bilbao 等报道了 37 例动静脉畸形患者，并将 ICG-VA 与术中和术后的 DSA 进行了比较。术中 DSA 检查发现 2 例 AVM 残留，1 例残留 AVM 在术后 DSA 检查发现。作者得出结论，ICG-VA 只能作为一种辅助手段，深在或高级别的动静脉畸形很难被显影。

在评价 ICG-VA 应用于动静脉畸形的大宗病例研究中，Zaidi 等比较了 56 例使用 ICG 的病例和 74 例未使用 ICG 的病例，以明确其是否改善了切除程度或临床结果（通过识别穿通血管）[17]。研究发现二次手术率（12.5% vs 14.9%；$P = 0.8$）或改良 Rankin 评分的变化（0.6 vs 0.4；$P = 0.17$）无统计学差别。Della Puppa 等描述了使用 ICG-VA 结合多普勒流量测量和临时动脉阻断与神经生理监测相结合的方法 [20]。他们发现，这三种方法的联合使用能较好地评估动静脉畸形切除术中情况，但在检测术后残留的畸形血管巢方面，多普勒流量测量比 ICG-VA 更好。在所有已发表的研究中，ICG 给药未发现明显不良反应。

总之，ICG-VA 具有安全、简便以及能区分 AVM 病变血管和正常血管等优势。但它仅限于

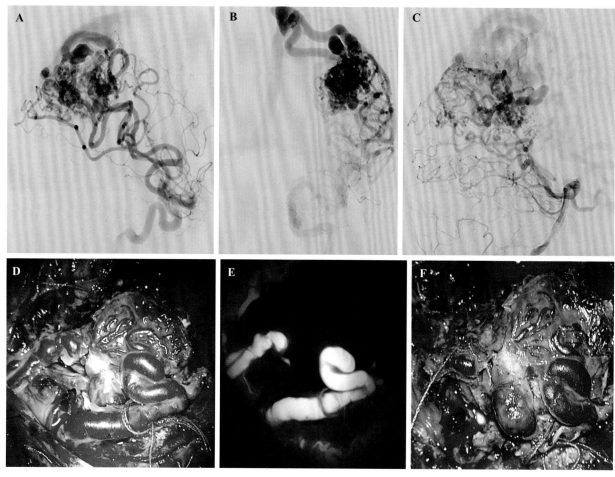

▲ 图 19-2　动静脉畸形（AVM）切除术中行 ICG-VA

患者为 41 岁女性患者，以癫痫起病，诊断为左额叶中等大小密集型未破裂 AVM[Spetzler-Martin（SM）]分级 3 级；SM 补充分级 7 级]，主要由左侧大脑中动脉（A 和 B）和大脑后动脉分支（C）供血，通过两条主要浅表引流静脉进入上矢状窦。AVM 手术切除后即时行 ICG-VA，发现大的引流静脉（D）有残余血流。在完全切除 AVM 后，引流静脉已与切除的 AVM 组织完全分离（E 和 F）。该例展示了如何使用术中 ICG-VA 指导进一步的切除

显示显微镜下能直视的血管，而对深部病变、深部静脉引流以及被脑实质或血肿覆盖的血管显示率很低。因此，ICG-VA 仅为术中或术后 DSA 的辅助手段，而非替代检查。

（二）FLOW 800 在吲哚菁绿血管造影中的应用

传统的 ICG-VA 取决于外科医生对动脉和静脉显影率的主观解读。FLOW 800（Carl Zeiss Meditec，Inc.，Dublin，CA）是一种分析性彩色可视化成像图谱，为术中 ICG-VA 影像提供客观评估[21]。其根据血液流动的方向，对血管进行不同颜色的标记。红色代表最先进入的血液，随后是后续流量的梯度范围，该梯度范围提供了血流动力学的时间分辨率。该图谱可以辅助区分供血动脉、正常皮质动脉和引流静脉。Kato 等在 2011 年报道了它的首次使用，认为 FLOW 800 技术易于解读，重复性高，能实时识别供血动脉，对夹闭前后 AVM 的血流动力学提供横向对比，提高了手术的安全性[22]。此外，在 AVM 的切除过程中，应用 FLOW 800 进行多次的 ICG-VA 可以定量地显示血流量的减少。FLOW 800 具有与 ICG-VA 相同的限制，它同样只能显示显微镜可以直视的血管。

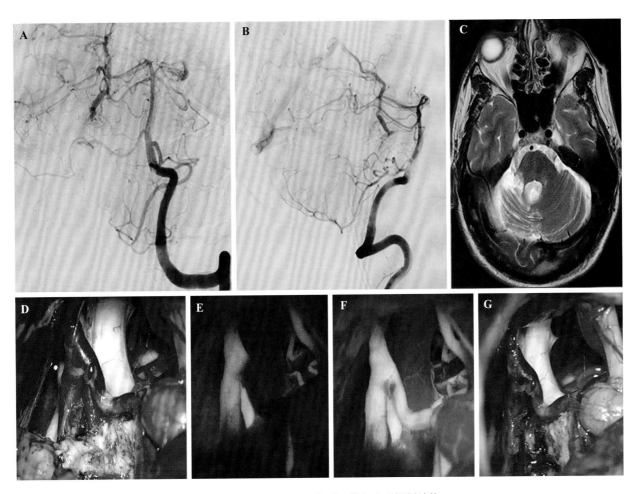

▲ 图 19-3　**ICG-VA 鉴别正常和病理解剖结构**

患者为 62 岁男性，4 年前有剧烈头痛的病史，被诊断为右侧脑桥外侧动静脉畸形（AVM）破裂，即时接受了 AVM 部分栓塞，3 个月后行伽马刀治疗。随访脑血管造影和 MRI 显示右侧脑桥外侧 AVM 有少量残留，周围存在放射性损伤。病灶长度不到 1cm，经岩静脉引流至 Galen 静脉 [Spetzler-Martin（SM）分级 3 级；SM 补充分级 6 级]。A 至 C. 乙状窦后入路开颅后，充分开放桥小脑池，在面神经、前庭神经正上方可见动脉化引流静脉，走行至岩静脉。术中影像证实在正常小脑引流静脉旁有动脉化引流静脉（D），在 ICG-VA（E 和 F）早、晚期可辨别动脉化引流静脉，继而分离引流静脉，切除 AVM（G）。该病例展示了如何利用 ICG-VA 区分正常静脉和病变静脉

随后，陆续有研究报道了 FLOW 800 技术的应用 [23-25]。Ye 等报道了 FLOW 800 在 87 例患者中的使用情况，其中 25 例患有脑动静脉畸形 [23]。他们发现，与正常血管相比，AVM 中供血动脉和引流静脉的最大荧光强度和 ICG 曲线的斜率更高，血流通过 AVM 的时间短于正常血管，AVM 切除后正常脑血流增加。Fukuda 等报道了使用 FLOW 800 的 7 个案例，展示了彩色血流图如何量化时间间隔以达到最大染色强度，如何使用 FLOW 800 更好地评估 AVM 内的细微血流模式，以及 AVM 如何改变邻近组织的正常灌注 [25]。然

而 Kalyvas 和 Spetzler 认为，FLOW 800 并没有突破传统 ICG-VA 的诸多限制，而且目前还没有研究表明 FLOW 800 改善了术中决策水平或提高了技术和临床预后 [26]。

（三）吲哚菁绿血管造影在颅内动静脉瘘治疗中的应用

尽管目前血管内治疗是硬脑膜动静脉瘘（dAVFs）的治疗趋势，但出于对解剖学和介入风险等方面的考虑，仍有一部分需要显微手术治疗。ICG-VA 可用于颅内 dAVF 的手术治疗。与

表 19-1 动静脉畸形（AVM）手术中吲哚菁绿（ICG）评价文献摘要

作 者	数 量	假阴性率	优 点	局限性
Killory 等 [4]	10	10.0%	• 鉴别正常组织和 AVM	• 深部病变
Hänggi 等 [14]	15	6.7%	• 快速，易用，安全 • 区分动脉期、早期静脉期、毛细血管期和静脉期 • 调整手术策略	• 深部病变
Taddei 等 [15]	9	0.0%	• 易于使用 • 能够证实全切	• 高级别病变 • 血肿或实质覆盖的病变
Takagi 等 [16]	11	0.0%	• 能有效显示病灶、浅表引流静脉和切除过程中血流的变化	• 实质覆盖的病变 • 深部病变
Zaidi 等 [17]	56	12.5%	• 快速，安全	• 深部病变 • 不能改善对残留病变临床结果的识别
Bilbao 等 [18]	37	8.1%	• 对小型、浅表 AVM 有帮助	• 探查残留病变 • 深部病变
Oya 等 [19]	8[a]	0.0%	• 通过浅表引流定位微小动静脉畸形的动静脉分流 • 确认完全闭塞	• 伴有深静脉引流的病变
Della Puppa 等 [20]	27	3.7%	• 多模态血流评估方法可在不同阶段辅助动静脉畸形手术切除	• 血流计比 ICG 更能可靠地检出切除时遗漏的残留病灶

a. 研究只包括"微型动静脉畸形"

需要系统性明确解剖并切除供血动脉、畸形血管巢和引流静脉的 AVM 不同，多数 AVFs 可以通过简单地夹闭瘘口来治疗。因此，选择准确的夹闭位置尤为重要。一方面，夹闭瘘口过近可能仅能临时阻断血流，远期有出现新生侧支血管从而导致动静脉瘘复发的可能。另一方面，夹闭离瘘口过远则有可能牺牲大脑正常的静脉回流，会导致脑水肿、癫痫、脑出血或卒中。暴露病灶后，ICG-VA 能帮我们明确瘘口确切的位置，且能在夹闭后反复确认瘘口是否完全离断（图 19-5）。

2010 年，Schuette 等报道了 25 例使用 ICG-VA 辅助的 AVFs 病例（13 例颅脑动静脉瘘），通过 ICG-VA 发现并证实 13 例均阻断瘘口 [27]。其中病灶位于天幕 7 例，颅前窝 3 例，枕大孔区 3 例，均为血管内治疗的高风险部位。

（四）吲哚菁绿血管造影在脊髓血管畸形治疗中的应用

ICG-VA 也可用于脊髓血管畸形的外科手术治疗（图 19-6）。切除椎板并打开硬脊膜后，通过 ICG-VA 即可显示瘘口。在这一步骤中，瘘口的确切位置及相邻节段的受累情况都可被明确。瘘口夹闭后，再次进行 ICG-VA 时应注意动静脉分流是否消失，脊髓周围静脉丛是否存在延迟充盈。对于更复杂的瘘口，ICG-VA 可在整个手术过程中反复使用，以显示引流静脉血流量的逐步下降。鉴于患者采取俯卧位时进行术中 DSA 尤为不易，ICG-VA 对于脊髓血管病变显得尤为实用。

2010 年，Hanel 等最先报道了 ICG-VA 在 6 例

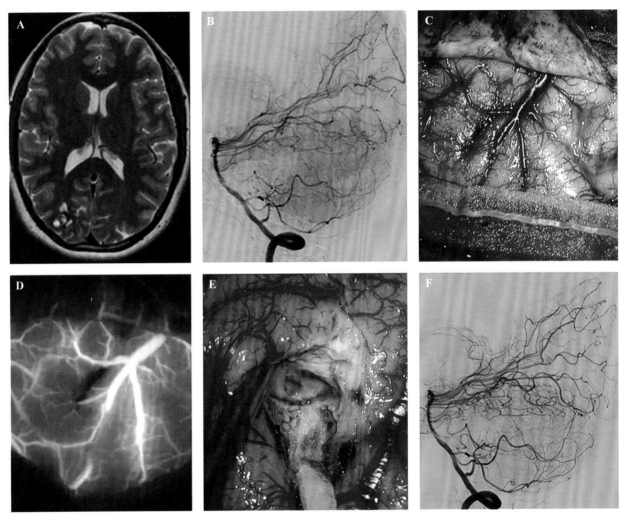

▲ 图 19-4　ICG-VA 在深部 AVM 的治疗过程中应用有限

患者为 26 岁女性，表现为右枕部小型密集型破裂动静脉畸形，即时紧急行栓塞治疗。MRI 显示畸形血管巢位于皮质表面以下（A）。随访 DSA 显示残留的 AVM 由右侧大脑后动脉供血，向内侧引流至上矢状窦（B）。手术时，直视下（C）和 ICG-VA（D）均可在脑表面看到正常静脉。畸形血管巢和含铁血黄素沉积则位于皮质表面深处（E）。术后反复行 ICG-VA 并未提供有效信息，但常规 DSA 证实了 AVM 闭塞（F）。这个例子反映了 ICG-VA 的局限性，它仅能显示显微镜下可直视的血管，对难辨的解剖结构（如皮质表面以下的动静脉畸形）的成像效果不佳

硬脊膜动静脉瘘患者中的应用[28]。所有病例均明确了瘘口、供血动脉和引流静脉。在其中一个病例中，ICG-VA 发现血管畸形并无来自邻近节段的额外血供。此外，ICG-VA 在识别瘘口部位过程中显得最为实用，因为这些瘘口有时很难用肉眼辨别。6 例患者术后均行 DSA 检查，证实动静脉瘘完全离断。同年，Schuette 等报道了 25 例动静脉瘘患者（13 例硬脊膜动静脉瘘），他们均通过 ICG-VA 发现并证实 13 例均阻断瘘口[27]。2013年，Walsh 等报道了 27 例患者，其中 I 型硬膜动

静脉瘘 21 例，Ⅱ 型髓内动静脉畸形 2 例，Ⅳ 型髓周动静脉瘘 4 例[29]。该研究认为 ICG-VA 在识别脑脊膜动静脉瘘解剖结构上，优于术前 DSA。对于 I 型病变，ICG-VA 对于低流量瘘最为实用，因为在这种情况下，夹闭并不会带来肉眼可见的变化。然而，在其中一个 Ⅱ 型病变，ICG-VA 并不能显影切除后隐藏在脊髓内的残余血管巢。此外，ICG-VA 在 Ⅳ 型病变的诊疗过程中非常有帮助，其中很大程度上是因为这四位患者（由于其他原因）术前 DSA 不充分或没有 DSA。在一项包含超过

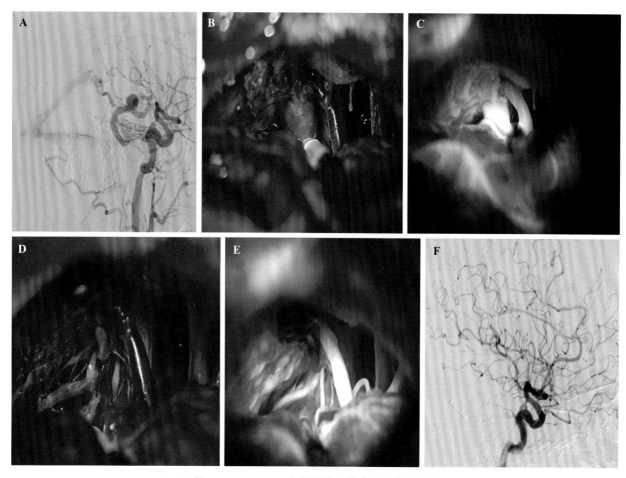

▲ 图 19-5　**ICG-VA 在硬脑膜动静脉瘘治疗中的应用**

患者为 58 岁男性，症状表现为头痛与进行性步态障碍，诊断为右侧岩侧小脑幕 dAVF，病灶主要由颈内动脉通过脑膜－垂体干的分支供血，尤其是其天幕支（Bernasconi-Cassinari 动脉）。引流静脉通过与 Rosenthal 基底静脉相连的岩静脉逆行，伴发静脉曲张压迫脑干（Borden Ⅲ 型，Cognard Ⅳ 型，小脑幕 dAVF 型 51）（A）。扩大乙状窦后入路开颅后的术中图像显示动脉化的引流静脉从岩上窦流出（B）。ICG-VA 证实瘘口早期充盈（C），引流静脉用直夹式动脉瘤夹闭、烧灼，使之与瘘口断开（D）。再次 ICG-VA 显示瘘口完全闭塞，无残余分流进入引流静脉，并保留了正常岩静脉（E）。术后 DSA 显示 dAVF 完全闭塞，曲张静脉消失（F）

100 个脊髓 AVM 和 AVF 病例的研究中，Rangel-Castilla 等发现 ICG-VA 有助于识别动脉蒂和早期引流静脉，在 AVM 切除期间反复行 ICG-IV 有助于识别残留早期充盈的病变血管，从而将其切除[30]。

综上所述，ICG-VA 对于 Ⅰ 型硬脊膜动静脉瘘的诊治非常实用，用于 Ⅱ 型和 Ⅳ 型畸形的报道较少。理论上，ICG-VA 对隐藏在脊髓内的 Ⅱ 型病变和隐藏在脊髓腹侧的 Ⅳ 型病变应用有限，从背侧入路不能较好地发现病灶。尽管如此，我们使用 ICG-VA 治疗 Ⅳ 型瘘和圆锥动静脉畸形的个人经验是，反复造影对显示瘘口或动静脉畸形的进行性闭塞非常有用，尤其在使用原位闭塞技术时。

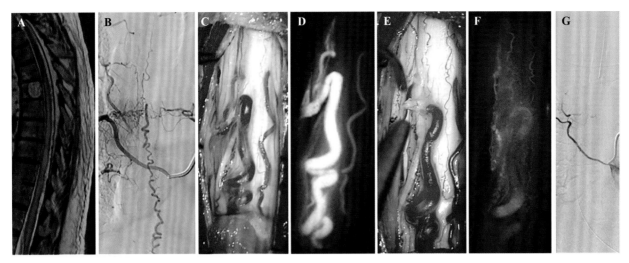

▲ 图 19-6　ICG-VA 在硬脊膜动静脉瘘（dAVF）治疗中的应用

患者为中年男性，表现为继发于 I 型 dAVF 的进行性脊髓病变，主要由右侧 T_5 肋间动脉引流至脊髓背侧静脉（A 和 B）。患者接受了椎板切除和 dAVF 切除术。硬脊膜切开后，右侧 T_5 神经远端可见瘘管，其下方有一明显引流静脉（C）。ICG-VA 证实引流静脉超早期充盈（D）。对瘘管进行凝固和切断（E）。再次 ICG-VA 证实引流静脉血流停滞（F），术后 DSA 证实瘘口完全闭塞（G）

参考文献

[1] Loop JW, Foltz EL. Applications of angiography during intracranial operation. Acta Radiol Diagn (Stockh). 1966; 5:363–367

[2] Bartal AD, Tirosh MS, Weinstein M. Angiographic control during total excision of a cerebral arteriovenous malformation. Technical note. J Neurosurg. 1968; 29(2):211–213

[3] Chalouhi N, Theofanis T, Jabbour P, et al. Safety and efficacy of intraoperative angiography in craniotomies for cerebral aneurysms and arteriovenous malformations: a review of 1093 consecutive cases. Neurosurgery. 2012; 71 (6):1162–1169

[4] Killory BD, Nakaji P, Gonzales LF, Ponce FA, Wait SD, Spetzler RF. Prospective evaluation of surgical microscope-integrated intraoperative near-infrared indocyanine green angiography during cerebral arteriovenous malformation surgery. Neurosurgery. 2009; 65(3):456–462, discussion 462

[5] Kotowski M, Sarrafzadeh A, Schatlo B, et al. Intraoperative angiography reloaded: a new hybrid operating theater for combined endovascular and surgical treatment of cerebral arteriovenous malformations: a pilot study on 25 patients. Acta Neurochir (Wien). 2013; 155(11):2071–2078

[6] Kono K, Uka A, Mori M, Haga S, Hamada Y, Nagata S. Intra-arterial injection of indocyanine green in cerebral arteriovenous malformation surgery. Turk Neurosurg. 2013; 23(5):676–679

[7] Feindel W, Yamamoto YL, Hodge CP. Intracarotid fluorescein angiography: a new method for examination of the epicerebral circulation in man. Can Med Assoc J. 1967; 96(1):1–7

[8] Kuroiwa T, Kajimoto Y, Ohta T. Development and clinical application of nearinfrared surgical microscope: preliminary report. Minim Invasive Neurosurg. 2001; 44(4):240–242

[9] Raabe A, Beck J, Gerlach R, Zimmermann M, Seifert V. Near-infrared indocyanine green videoangiography: a new method for intraoperative assessment of vascular flow. Neurosurgery. 2003; 52(1):132–139, discussion 139

[10] Raabe A, Nakaji P, Beck J, et al. Prospective evaluation of surgical microscopeintegrated intraoperative near-infrared indocyanine green videoangiography during aneurysm surgery. J Neurosurg. 2005; 103(6):982–989

[11] Woitzik J, Horn P, Vajkoczy P, Schmiedek P. Intraoperative control of

extracranial-intracranial bypass patency by near-infrared indocyanine green videoangiography. J Neurosurg. 2005; 102(4):692–698

[12] Della Puppa A, Rustemi O, Gioffrè G, Causin F, Scienza R. Transdural indocyanine green videoangiography of vascular malformations. Acta Neurochir (Wien). 2014; 156(9):1761–1767

[13] Lawton MT, ed. Seven AVMs: Tenets and Techniques for Resection. New York, NY: Thieme; 2014

[14] Hänggi D, Etminan N, Steiger HJ. The impact of microscope-integrated intraoperative near-infrared indocyanine green videoangiography on surgery of arteriovenous malformations and dural arteriovenous fistulae. Neurosurgery. 2010; 67(4):1094–1103, discussion 1103–1104

[15] Taddei G, Tommasi CD, Ricci A, Galzio RJ. Arteriovenous malformations and intraoperative indocyanine green videoangiography: preliminary experience. Neurol India. 2011; 59(1):97–100

[16] Takagi Y, Sawamura K, Hashimoto N, Miyamoto S. Evaluation of serial intraoperative surgical microscope-integrated intraoperative near-infrared indocyanine green videoangiography in patients with cerebral arteriovenous malformations. Neurosurgery. 2012; 70(1) suppl operative:34–42, discussion 42–43

[17] Zaidi HA, Abla AA, Nakaji P, Chowdhry SA, Albuquerque FC, Spetzler RF. Indocyanine green angiography in the surgical management of cerebral arteriovenous malformations: lessons learned in 130 consecutive cases. Neurosurgery. 2014; 10 suppl 2:246–251, discussion 251

[18] Bilbao CJ, Bhalla T, Dalal S, Patel H, Dehdashti AR. Comparison of indocyanine green fluorescent angiography to digital subtraction angiography in brain arteriovenous malformation surgery. Acta Neurochir (Wien). 2015; 157(3): 351–359

[19] Oya S, Nejo T, Fujisawa N, et al. Usefulness of repetitive intraoperative indocyanine green-based videoangiography to confirm complete obliteration of micro-arteriovenous malformations. Surg Neurol Int. 2015; 6:85

[20] Della Puppa A, Scienza R. Multimodal flow-assisted resection of brain AVMs. Acta Neurochir Suppl (Wien). 2016; 123:141–145

[21] Ahn JH, Cho YD, Kang HS, et al. Endovascular treatment of ophthalmic artery aneurysms: assessing balloon test occlusion and preservation of vision in coil embolization. AJNR Am J Neuroradiol. 2014; 35(11):2146–2152

[22] Kato Y, Jhawar SS, Oda J, et al. Preliminary evaluation of the role of surgical microscope-integrated intraoperative FLOW 800 colored indocyanine fluorescence angiography in arteriovenous malformation

surgery. Neurol India. 2011; 59(6):829–832

[23] Ye X, Liu XJ, Ma L, et al. Clinical values of intraoperative indocyanine green fluorescence video angiography with Flow 800 software in cerebrovascular surgery. Chin Med J (Engl). 2013; 126(22):4232–4237

[24] Ng YP, King NK, Wan KR, Wang E, Ng I. Uses and limitations of indocyanine green videoangiography for flow analysis in arteriovenous malformation surgery. J Clin Neurosci. 2013; 20(2):224–232

[25] Fukuda K, Kataoka H, Nakajima N, Masuoka J, Satow T, Iihara K. Efficacy of FLOW 800 with indocyanine green videoangiography for the quantitative assessment of flow dynamics in cerebral arteriovenous malformation surgery.World Neurosurg. 2015; 83(2):203–210

[26] Kalyvas J, Spetzler RF. Does FLOW 800 technology improve the utility of indocyanine green videoangiography in cerebral arteriovenous malformation surgery?World Neurosurg. 2015; 83(2):147–148

[27] Schuette AJ, Cawley CM, Barrow DL. Indocyanine green videoangiography in the management of dural arteriovenous fistulae. Neurosurgery. 2010; 67(3): 658–662, discussion 662

[28] Hanel RA, Nakaji P, Spetzler RF. Use of microscope-integrated near-infrared indocyanine green videoangiography in the surgical treatment of spinal dural arteriovenous fistulae. Neurosurgery. 2010; 66(5):978–984, discussion 984– 985

[29] Walsh DC, Zebian B, Tolias CM, Gullan RW. Intraoperative indocyanine green videoangiography as an aid to the microsurgical treatment of spinal vascular malformations. Br J Neurosurg. 2014; 28(2):259–266

[30] Rangel-Castilla L, Russin JJ, Zaidi HA, et al. Contemporary management of spinal AVFs and AVMs: lessons learned from 110 cases. Neurosurg Focus. 2014; 37(3):E14

第 20 章　吲哚菁绿与脑血运重建
Indocyanine Green and Cerebral Revascularization

Lars Wessels　Nils Hecht　Peter Vajkoczy　**著**

向　烽　**译**

彭　刚　**校**

摘要：维持脑血流量是预防脑缺血的关键。在 10% 的缺血性脑卒中患者中，脑血管旁路移植手术被认为可用来治疗动脉硬化或烟雾病引起的慢性脑血管闭塞。另外，血管旁路移植还可以治疗复杂的颅内动脉瘤及一部分颅底肿瘤，用来重建颅内重要血运。虽然通过颅内 – 颅内（IC–IC）或颅外 – 颅内（EC–IC）血管旁路移植的方式可增加或替代血流，但同时也可导致术中缺血性卒中或旁路移植手术失败的风险，可能导致神经功能缺失，甚至死亡。因此，术中维持旁路移植血管的通畅性和功能非常重要。近年来，除了术中数字减影血管造影（DSA）可作为评估移植血管通畅情况的金标准外，还开发和实施了更简单、更安全的术中即刻评估旁路移植通畅的方法。在这里，吲哚菁绿视频血管造影已被证实是一种可靠、成本效益高、易于使用的工具，可即时实时地显示旁路通畅性及脑血管血流动力学。

关键词：吲哚菁绿；旁路移植；脑血管重建；旁路移植手术；脑动脉瘤；烟雾病；慢性脑缺血；脑血管病；脑卒中

一、概述

直接脑血运重建主要有两个适应证：①慢性血流动力学受损，需要增加脑血流量；②在治疗复杂的血管病变或颅底肿瘤时，在必须牺牲维持脑血流量（CBF）的重要血管后，需要血管重建来完全替代脑血流量。

在这两种情况下，术中及时准确评估旁路通畅性具有重要意义，特别是在大血管阻断后，如果旁路也被阻断将导致缺血性卒中。为了预防这种并发症，术中对脑血管的可视化至关重要。因此，有必要提供关于受者血管内血流、旁路通畅性和旁路内血流的视觉信息以评估其性能。以下篇章概述了脑血管重建术中吲哚菁绿视频血管造影（ICG-VA）的历史及优缺点。

二、ICG 作为脑血管重建质量把控的工具

1975 年，Flower 和 Hochheimer 首次描述了

ICG 在眼科视网膜血管造影中的应用[1]。2003年，ICG-VA 被引入脑血管外科，用于无创性血管造影以实时显示大脑浅血管系统的血流[2]。第一个 ICG-VA 技术装置操作起来相对复杂，它由一个单独的摄像机组成。此外，荧光染料在血管内的运输时间分析必须手动进行。尽管最初的操作流程存在局限性，但 ICG-VA 与术中数字减影血管造影相比有很大的优势，主要是因为它的风险低、操作简单、成本低、效率高，手术可以由外科医生单独进行和操作，而无须放射科和 / 或神经放射科的辅助。同时，ICG-VA 与手术显微镜的组合则大大简化了操作流程，最近，一款新的软件 FLOW 800 被引入，它可对荧光 ICG 染料随时间的动态分布进行即时可视化编码和伪定量分析[3]。

一般来说，ICG-VA 和 FLOW 800 是基于 ICG 的荧光特性，在外科显微镜允许的成像范围内进行血管造影显示流经血管的血流。静脉注射染料 [0.3mg/kg 体重（25mg 溶于 2.5ml 水中）]后[4]，按下手术显微镜手柄上的按钮，激活 ICG-VA 滤光片，激活红外激光照射（780nm 波长），同时用特定滤光片记录摄像机发出的光，ICG 的吸收和发射峰分别为 805nm 和 835nm。获得的图像以黑白录像的形式记录下来，回放并投射到手术显微镜的视野中。注射后荧光强度平均上升时间为 5.2s，峰值时间为 9.4s。荧光强度半衰期约为 20s，但取决于心输出量和血管内的血流量[5, 6]。ICG 染料的荧光与其浓度呈非线性关系，当浓度增加 10 倍时荧光强度加倍。如果没有血管渗漏，ICG 染料仍留在血管内[7]。间隔 15min 后，可重复注射[8]。ICG 在体内不会代谢，在全身给药后，它与转运蛋白(谷胱甘肽 S- 转移酶)结合，在排入胆汁之前未发现与其他物质相互作用，它的血浆半衰期为 4min[9]。

ICG-VA 技术很容易实现，但也有一些陷阱需要避免。首先，在静脉应用中应采用标准静脉通路。中心静脉注射会导致更快的脑血管分布。此外，注射速度和注射染料后注入的液体量会导致手术期间荧光峰值时间的显著变化。由于其为全身应用，心输出量对 ICG 染色分布亦有影响。房颤和心功能不全可延长信号发出的时间。如果注射后信号丢失，应检查是否存在血管外注射，或由于造影剂暴露在光线下分解而不显影，需要重新注入。

除了显示动脉瘤夹闭后穿支动脉的通畅性外，确认颅外 – 颅内（EC-IC）或颅内 – 颅内（IC-IC）旁路的通畅性也是 ICG-VA 的关键指标之一。这主要是因为 ICG-VA 确保了旁路手术的质量控制和患者的血管内血流的即时可视化，为脑血管外科医生提供了单纯血流控制的相关信息。

采用颞浅动脉 – 大脑中动脉（STA-MCA）旁路移植术，血流显像和局部脑灌注及血管直径的半定量信息有助于在外侧裂找到合适的靶血管[8, 10, 11]。结合基于解剖标志的标准化手术入路，能够达到血管吻合术后最佳效果[12]。此外，ICG 不能透过完整的血脑屏障（BBB）。由于这种特性，ICG-VA 可显示缺血区或周围病理血管的 BBB 受损或中断，如缺血性脑卒中患者所示[7, 8]。

FLOW 800 软件提供手术期间血流动力学参数的彩色编码显像。这可在血管重建前后对微循环和大循环的变化进行比较评估[6]（图 20-1）。然而，应注意，存在一些可能影响 FLOW 800 的血流动力学读数的混杂因素，如静脉注射的速度和路径，或心输出量的循环时间，FLOW 800 不会直接或连续地测量灌注，因此，在设置前后，理想情况为基于 ICG-VA 的荧光染料平均通过时间的半定量主要用于任意时段相对流速的估计。为了进一步确保移植血管的通畅性，术中可通过血管周围超声血流测量[13]和荧光强度激光散斑成像获得旁路移植血管内血流的定量信息以及大脑皮质组织灌注的半定量信息[14, 15]。然而，基于 ICG 的血管重建后血流分析可帮助评估术后高灌注综合征的风险，这可能有助于这些患者术后加强血压的监测[7]。此外，ICG-VA 可以评估血管壁的直径，因为 ICG 只填充血管腔，在白光下可

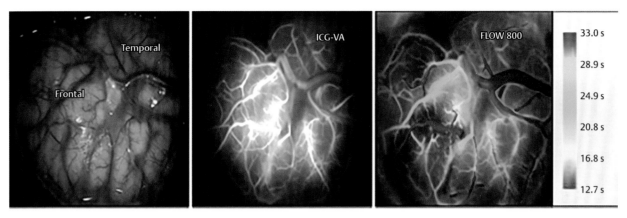

▲ 图 20-1 手术显微镜下显示一名 14 岁患有烟雾病的女孩的右半球计划进行血管重建。打开硬脑膜后，用彩色编码的 FLOW 800 图像在彩色血流图中显示了吲哚菁绿染料的平均通过时间

以从血管直径中减去，这可能有助于确定动脉粥样硬化的程度，或在血管壁上发现可增加吻合不足风险的病理性薄区[16]。最后，开颅前 ICG 可以帮助 1/3 的烟雾病患者在 STA-MCA 旁路移植术前看到脑膜中动脉的额支，并有助于保护这些血管，如果计划进行额外的间接血运重建，这是一个潜在的益处[17]。

ICG-VA 在脑血管重建中最重要的作用仍然是在手术中保证旁路的通畅性。ICG-VA 可直接控制手术中的旁路通畅性，如果没有最佳通畅性，外科医生可直接修改吻合口。这有助于防止早期移植失败，ICG-VA 有助于确定闭塞点[4, 18]。ICG-VA 存在的一个问题是无法看到周围组织。黑白图画不能提供关于周围结构的信息，这可能导致术中判断困难，特别是在解剖结构复杂的情况下。一种新的技术可能有助于解决这个问题，除了传统的 ICG-VA 外，还可以使用双图像视频血管造影，为外科医生提供由 ICG-VA 信号覆盖的白光图像。这可将荧光信号直接整合到解剖结构中。

三、吲哚菁绿在不同旁路移植术中的应用

对于各种旁路移植技术来说，尽管不同的技术和适应证在其他各方面要求都很重要，但术中对旁路和脑血管的可视化却是必不可少的。

（一）脑血运重建治疗慢性血流动力学损害

慢性脑缺血占所有缺血性卒中的 10%，在脑血管储备能力（CVRC）显著降低的患者中，脑卒中风险高达 30%[19, 20]。慢性脑缺血通常是由于动脉血管壁的内源性改变所导致的动脉硬化性狭窄和闭塞，常见于烟雾病或烟雾综合征。由于闭塞的过程缓慢，大脑灌注压的降低可以通过软脑膜交通支及位于大脑底部的 Willis 环前后交通动脉分支的代偿得到一定程度的补偿[7]。该机制的失调通常会导致短暂性脑缺血发作（TIAs），此表明内源性代偿机制不能维持足够的脑血供。预防脑卒中的保守治疗包括戒烟、控制血压、使用降胆固醇或降血脂药和两组血小板抑制剂。然而，尽管有最好的药物治疗，但是长期减少的脑灌注问题没有得到根本的解决。在这种情况下，可能需要进行旁路移植手术以增加侧支循环。1985 年以来的 EC-IC 随机旁路移植试验结果表明，即使是急性和血栓性缺血性卒中亦可使用旁路移植重建血流[21]，同时，在 EC-IC 旁路移植被认为是预防缺血性卒中的治疗之前，血流动力学衰竭已被确定为影响患者预后的主要因素[19, 22, 23]。因此，今天对于脑血管重建的患者评估有严格的标准，如血管造影诊断为颈内动脉

（ICA）或 MCA 闭塞或重度狭窄，在乙酰唑胺刺激下经 PET 或氙气 CT 证实的 TIAs 复发，CVRC 降低。

慢性脑缺血的典型血运重建技术是从 STA 到 MCA 皮质分支进行标准 EC-IC 旁路移植。虽然用于增强血流的 STA-MCA 旁路移植失败通常不会直接导致与手术失败相关的缺血，但由于旁路移植失败后血流动力学脑卒中风险持续升高，因此必须在术中对旁路移植手术的通畅性进行常规评估，以便在必要时术中进行弥补。为此，ICG-VA 提供了一种有价值的常规的工具，经证实它有助于减少早期旁路移植失败的发生率[4]。此外，ICG-VA 有助于确定最佳的旁路移植受体血管，新引进的 FLOW 800 软件可以在术中用彩色编码显示 ICG 染料的动态特性，在一定范围内可以识别移植物下游皮质区血流动力学的改善或降低[6]（图 20-1）。然而，为了测量髓质内的脑灌注，需要用直接和连续灌注评估的光学成像技术，例如无创激光散斑成像[6, 14]（图 20-2）。

（二）复杂动脉瘤和颅底肿瘤的脑血管重建治疗

尽管大多数脑动脉瘤可以显微手术直接夹闭或介入治疗，但某些动脉瘤仍然无法直接夹闭或填塞，需要行 EC-IC 或 IC-IC 旁路移植术以重建血流。最常见的动脉瘤如整个血管段病变、常累及穿支动脉的梭形或多发性大（20～25mm）或巨大（> 25mm）动脉瘤需要流量置换和夹闭相结合。除了解剖上的复杂性外，大动脉瘤和巨大动脉瘤的破裂率也明显高于较小的典型囊状动脉瘤[4, 15]。基本上，有 3 种形式的血流替代：① 标准流量 STA-MCA 旁路移植；② 中间流量桡动脉介入旁路移植；③ 高流量隐静脉介入旁路移植术。

由于每种旁路移植技术有一个风险曲线，通常随着流量的增加而增加，必须在术前准确评估所需的血流代换量，以获得在主动脉闭塞试验期间个体的侧支循环模式和血流动力学耐受性的信息。典型的颈内动脉瘤晚期患者的金标准是球囊

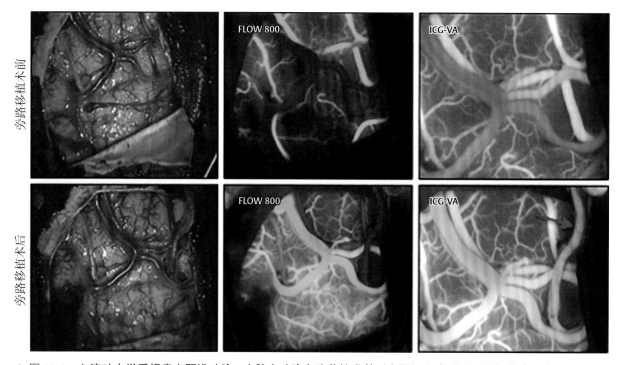

▲ 图 20-2　血流动力学受损患者颞浅动脉 - 大脑中动脉旁路移植术前（上图）和术后（下图）的皮质表面 ICG-VA 和 FLOW 800 图像。红色箭头表示旁路移植（经 Prinz 等[6] 许可转载）

闭塞试验（BOT）和神经评估。在我们的研究机构中，我们还使用热扩散微探针进行功能性 CBF 监测，该探针在球囊闭塞试验之前通过一个小孔经局部麻醉植入。在闭塞期间，我们进行乙酰唑胺激发，以量化由扩散探针侵入测量的血流动力学储备[24]。根据 BOT 的结果，可以确定旁路移植类型（表 20-1）。在最好的情况下，如果在 BOT 期间没有出现任何症状，同时有稳定的基线灌注和完整的 CVRC，ICA 可以在不需要旁路移植的情况下夹闭。

在其他情况下，将动脉瘤完全排除在循环之外可能需要 IC-IC 旁路移植，在这种情况下，基本上血流不是由颅外来源代替，而是在两个颅内来源之间重新分配[25]。这种治疗最常见的指征是累及小脑后下动脉（PICA）的动脉瘤，其中两个 PICA 环的侧对侧吻合术允许在吻合口的远端牺牲 PICA 和动脉瘤。然而，值得注意的是，即使是最有经验的外科医生，原位旁路移植在技术要求上也是很苛刻的，因为手术部位通常很深，而且围手术期缺血的风险会普遍增加，因为吻合口的移植需要暂时闭塞两条而不是一条大脑动脉，失败意味着两条血管都会失去，这是最坏的结果。最后，选择累及脑血管的颅底复杂肿瘤和根治性肿瘤切除的目标，也可能需要牺牲主要供血动脉进行脑血管重建。然而，肿瘤切除术中血管牺牲的指征是罕见的，尤其是在恶性肿瘤中，旁路移植手术和侵袭性肿瘤切除术的益处和风险应分别单独用跨学科治疗策略的肿瘤整体疗效进行权衡[26]。最重要的是，复杂血管病变和颅底肿瘤的脑血运重建应在专业治疗中心进行，不仅涉及神经外科团队，还涉及专门的麻醉、神经放射、神经和神经重症监护团队。

表 20-1 旁路类型、血流和血流动力学标准，根据 BOT 的结果，选择不同的旁路移植类型

旁路移植类型	血流（ml/min）	CBF 降低（%）	CVRC（%）	BOT 期间的临床症状
标准流（即 STA-MCA）	20～70	< 30	< 10	无
中等血流（桡动脉移植）	60～100	30～50	–	无
高流量（隐静脉移植）	100～200	> 50	–	有

CBF. 脑血流量；CVRC. 脑血管储备能力；STA-MCA. 颞浅动脉 – 大脑中动脉

参考文献

[1] Flower RW, Hochheimer BF. A clinical technique and apparatus for simultaneous angiography of the separate retinal and choroidal circulations. Invest Ophthalmol. 1973; 12(4):248–261

[2] Raabe A, Beck J, Gerlach R, Zimmermann M, Seifert V. Near-infrared indocyanine green videoangiography: a new method for intraoperative assessment of vascular flow. Neurosurgery. 2003; 52(1):132–139, discussion 139

[3] Uchino H, Kazumata K, Ito M, Nakayama N, Kuroda S, Houkin K. Intraoperative assessment of cortical perfusion by indocyanine green videoangiography in surgical revascularization for moyamoya disease. Acta Neurochir (Wien). 2014; 156(9):1753–1760

[4] Woitzik J, Horn P, Vajkoczy P, Schmiedek P. Intraoperative control of extracranial-intracranial bypass patency by near-infrared indocyanine green videoangiography. J Neurosurg. 2005; 102(4):692–698

[5] Kamp MA, Slotty P, Turowski B, et al. Microscope-integrated quantitative analysis of intraoperative indocyanine green fluorescence angiography for blood flow assessment: first experience in 30 patients. Neurosurgery. 2012; 70(1) suppl operative:65–73, discussion 73–74

[6] Prinz V, Hecht N, Kato N, Vajkoczy P. FLOW 800 allows visualization of hemodynamic changes after extracranial-to-intracranial bypass surgery but not assessment of quantitative perfusion or flow. Neurosurgery. 2014; 10 suppl 2:231–238, discussion 238–239

[7] Awano T, Sakatani K, Yokose N, et al. EC-IC bypass function in moyamoya disease and non-moyamoya ischemic stroke evaluated by intraoperative indocyanine green fluorescence angiography. Adv Exp Med Biol. 2010; 662: 519–524

[8] Woitzik J, Peña-Tapia PG, Schneider UC, Vajkoczy P, Thomé C. Cortical perfusion measurement by indocyanine-green videoangiography in patients undergoing hemicraniectomy for malignant stroke. Stroke. 2006; 37(6): 1549–1551

[9] Alander JT, Kaartinen I, Laakso A, et al. A review of indocyanine green fluorescent imaging in surgery. Int J Biomed Imaging. 2012; 2012:940585

[10] Esposito G, Durand A, Van Doormaal T, Regli L. Selective-targeted extraintracranial bypass surgery in complex middle cerebral artery aneurysms: correctly identifying the recipient artery using indocyanine green videoangiography. Neurosurgery. 2012; 71(2) suppl operative: :274–284, discussion 284–285

[11] Rodríguez-Hernández A, Lawton MT. Flash fluorescence with

indocyanine green videoangiography to identify the recipient artery for bypass with distal middle cerebral artery aneurysms: operative technique. Neurosurgery. 2012; 70:209–220

[12] Peña-Tapia PG, Kemmling A, Czabanka M, Vajkoczy P, Schmiedek P. Identification of the optimal cortical target point for extracranial-intracranial bypass surgery in patients with hemodynamic cerebrovascular insufficiency. J Neurosurg. 2008; 108(4):655–661

[13] Charbel FT, Hoffman WE, Misra M, Ostergren L. Ultrasonic perivascular flow probe: technique and application in neurosurgery. Neurol Res. 1998; 20(5): 439–442

[14] Hecht N, Woitzik J, Dreier JP, Vajkoczy P. Intraoperative monitoring of cerebral blood flow by laser speckle contrast analysis. Neurosurg Focus. 2009; 27(4):E11

[15] Hecht N, Woitzik J, König S, Horn P, Vajkoczy P. Laser speckle imaging allows real-time intraoperative blood flow assessment during neurosurgical procedures. J Cereb Blood Flow Metab. 2013; 33(7):1000–1007

[16] Nakagawa D, Shojima M, Yoshino M, et al. Wall-to-lumen ratio of intracranial arteries measured by indocyanine green angiography. Asian J Neurosurg. 2016; 11(4):361–364

[17] Tanabe N, Yamamoto S, Kashiwazaki D, et al. Indocyanine green visualization of middle meningeal artery before craniotomy during surgical revascularization for moyamoya disease. Acta Neurochir (Wien). 2017; 159 (3):567–575

[18] Januszewski J, Beecher JS, Chalif DJ, Dehdashti AR. Flow-based evaluation of cerebral revascularization using near-infrared indocyanine

green videoangiography. Neurosurg Focus. 2014; 36(2):E14

[19] Grubb RL, Jr, Derdeyn CP, Fritsch SM, et al. Importance of hemodynamic factors in the prognosis of symptomatic carotid occlusion. JAMA. 1998; 280 (12):1055–1060

[20] Klijn CJ, Kappelle LJ, Tulleken CA, van Gijn J. Symptomatic carotid artery occlusion. A reappraisal of hemodynamic factors. Stroke. 1997; 28(10):2084–2093

[21] EC/IC Bypass Study Group. Failure of extracranial-intracranial arterial bypass to reduce the risk of ischemic stroke. Results of an international randomized trial. N Engl J Med. 1985; 313(19):1191–1200

[22] Schmiedek P, Piepgras A, Leinsinger G, Kirsch C-M, Einhäupl K. Improvement of cerebrovascular reserve capacity by EC-IC arterial bypass surgery in patients with ICA occlusion and hemodynamic cerebral ischemia. J Neurosurg. 1994; 81(2):236–244

[23] Powers WJ. Management of patients with atherosclerotic carotid occlusion. Curr Treat Options Neurol. 2011; 13(6):608–615

[24] Vajkoczy P, Roth H, Horn P, et al. Continuous monitoring of regional cerebral blood flow: experimental and clinical validation of a novel thermal diffusion microprobe. J Neurosurg. 2000; 93(2):265–274

[25] Lawton MT, Quiñones-Hinojosa A, Chang EF, Yu T. Thrombotic intracranial aneurysms: classification scheme and management strategies in 68 patients. Neurosurgery. 2005; 56(3):441–454, discussion 441–454

[26] Cornelius JF, George B, Kolb F. Combined use of a radial fore arm free flap for extra-intracranial bypass and for antero-lateral skull base reconstruction: a new technique and review of literature. Acta Neurochir (Wien). 2006; 148 (4):427–434

神 经 外 科 经 典 译 著

中国科学技术出版社·荣誉出品

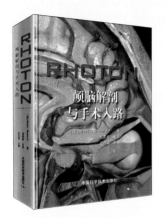

原著　Albert L. Rhoton Jr.
主译　刘庆良
定价　320.00 元

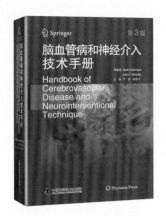

原著　Mark R. Harrigan 等
主译　王 君　梁永平
定价　599.00 元

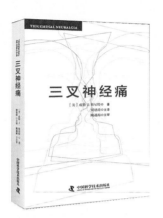

原著　Peter J. Jannetta
主译　梁建涛
定价　88.00 元

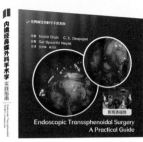

原著　Nishit Shah 等
主译　张洪钿　吴日乐
定价　128.00 元

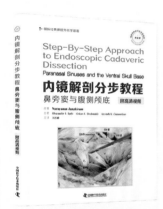

原著　Narayanan Janakiram
主译　刘丕楠
定价　128.00 元

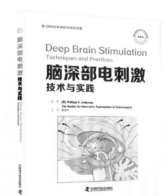

原著　Willian S. Anderson 等
主译　张建国
定价　128.00 元

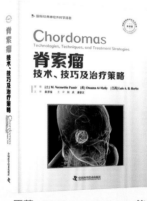

原著　M. Necmettin Pamir 等
主译　刘 庆　潘亚文
定价　168.00 元

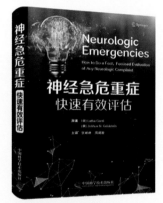

原著　Latha Ganti 等
主译　张琳琳　周建新
定价　98.00 元

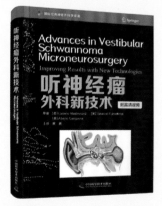

原著　Luciano Mastronardi 等
主译　夏 寅
定价　128.00 元

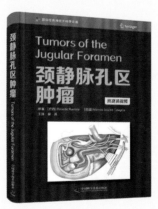

原著　Ricardo Ramina 等
主译　夏 寅
定价　128.00 元

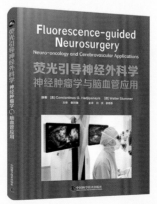

原著　Constantions G. Hadjipanayis 等
主译　刘 庆　姜维喜
定价　158.00 元

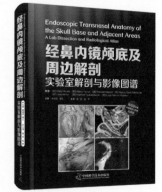

原著　Piero Nicolai 等
主译　周 兵　张 罗
定价　298.00 元

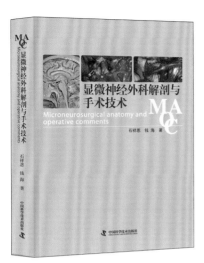
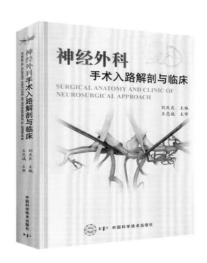
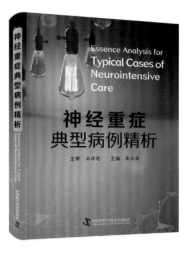
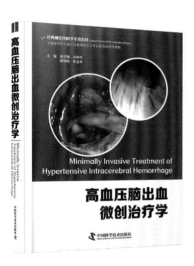
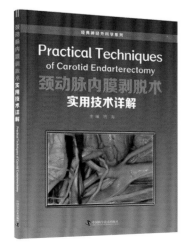